Neurologie, neurochirurgie et soins infirmiers

ÉTUDIANTS IFSI

DIRIGÉE PAR Nicole Loraux

Neurologie, neurochirurgie et soins infirmiers

2e édition

Marie-Claire Guillemin
Christiane Michel
Pascale Pradat
Colette Riéra
Hélène Vignard

module n°10

Éditions Lamarre
1, avenue Édouard-Belin
92500 Rueil-Malmaison

Directrice de collection : Nicole Loraux

ISBN 2-85030-925-7

table des matières

Notes

1

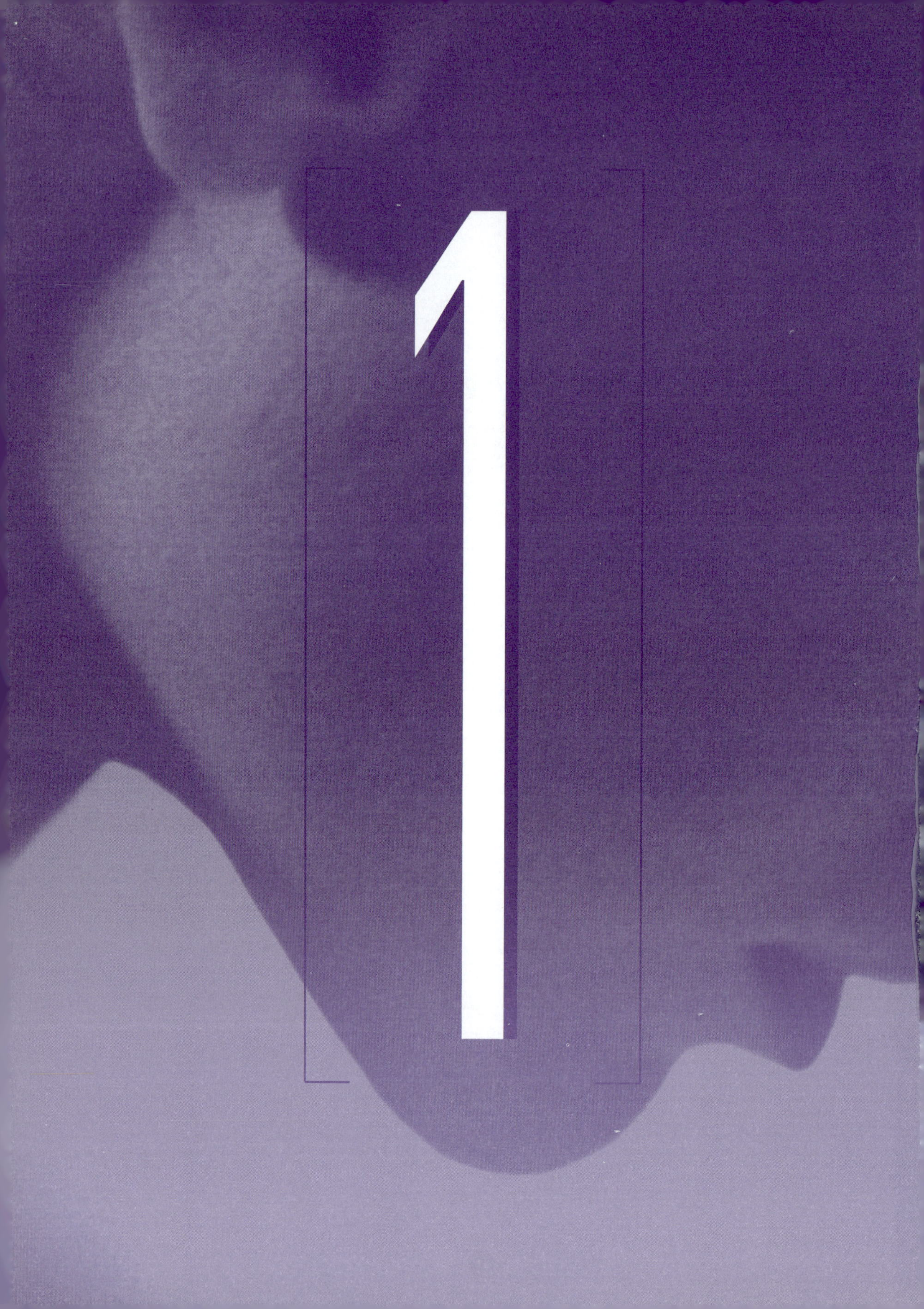

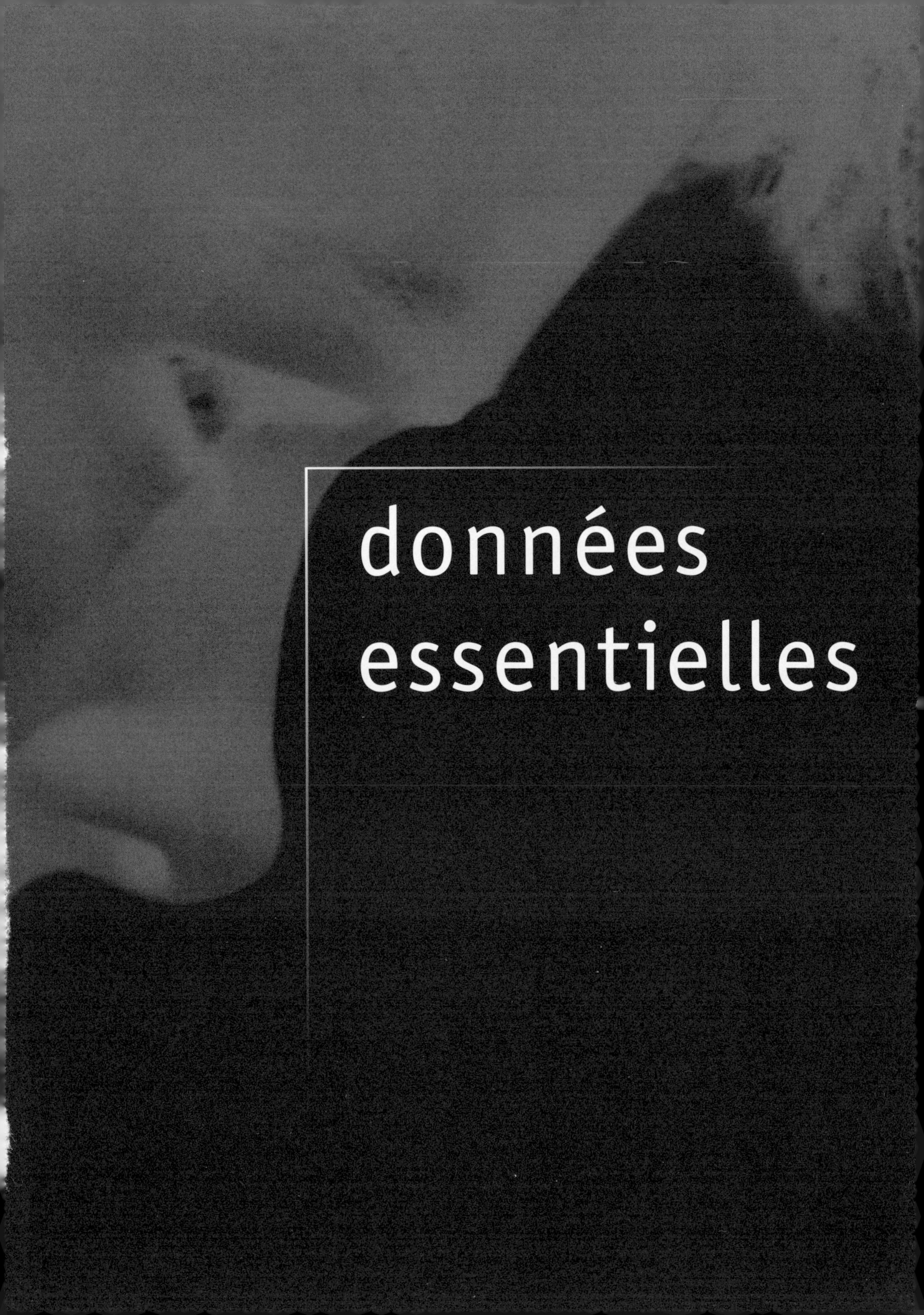

données essentielles

1 épidémiologie des maladies neurologiques

Les maladies neurologiques sont fréquentes, elles sont causes de mortalité, de morbidité et, plus que les autres pathologies, de handicaps permanents retentissant sur la vie personnelle, familiale et professionnelle.

L'épidémiologie étudie d'abord la fréquence des maladies en utilisant la mesure de la *prévalence* et de l'*incidence*.

La **prévalence** correspond au nombre de cas constatés de façon concomitante. C'est un très bon indicateur pour les pathologies chroniques (maladie de Parkinson, maladie d'Alzheimer, etc.).

L'**incidence** correspond au nombre de nouveaux cas sur une année, et a plus d'intérêt dans les pathologies aiguës (accidents vasculaires cérébraux, traumatismes crâniens, etc.). Les caractéristiques de la population (âge, sexe) peuvent être étudiées, ainsi que des facteurs de risques ou les facteurs associés qui pourraient expliquer la survenue de la pathologie.

Les **accidents vasculaires cérébraux** (AVC) sont la troisième cause de mortalité en France. L'incidence est évaluée autour de 150 pour 100 000 habitants par an. Plus fréquente chez les sujets âgés, ils peuvent plus rarement toucher des sujets jeunes (moins de 45 ans). Les facteurs de risques retrouvés sont ceux de l'athérosclérose : hypertension artérielle, diabète, hyperlipidémie et tabagisme.

Les pathologies dégénératives touchent en premier lieu les personnes âgées. Ces maladies sont encore de cause inconnue et les études épidémiologiques recherchent des facteurs de risques génétiques ou environnementaux.

La **prévalence de la maladie de Parkinson** est de 1 500 sur 100 000 personnes de plus de 65 ans. Un facteur environnemental a été recherché et le rôle de pesticides a été discuté car il y a une plus forte prévalence de la maladie de Parkinson dans certaines régions rurales et dans des zones fortement industrialisées. Cependant aucun toxique n'a jamais été identifié. Les facteurs génétiques, étudiés à partir de l'observation de jumeaux ou de familles touchées par la maladie, interviennent certainement aussi. L'hypothèse est que la maladie de Parkinson peut être d'origine multifactorielle avec une prédisposition génétique plus sensible à un toxique.

La **maladie d'Alzheimer a une prévalence** de 4 310 pour 100 000 sujets de plus de 65 ans (enquête PAQUID dans le département de la Gironde). L'augmentation est exponentielle avec l'âge (0,96 % entre 65 et 69 ans ; 9,64 % entre 85 et 89 ans) et on estime en France à 360 000 le nombre de personnes démentes dont 270 000 atteintes de la maladie d'Alzheimer. Aucun facteur de risque ne fait l'objet d'un consensus. La place des facteurs génétiques a été renforcée par la découverte d'un allèle particulier du gène de l'apoprotéine E, l'allèle E4, présent chez 40 % des sujets atteints (contre 15 % des témoins). Il n'y a cependant pas un caractère familial très fort dans cette maladie. Le rôle des facteurs environnementaux, rôle toxique de l'aluminium ou rôle protecteur du tabac, n'est pas prouvé.

La **prévalence de la sclérose en plaques** (SEP) est estimée entre 25 à 60 pour 100 000. En France, 50 000 personnes seraient atteintes par cette maladie, qui touche les sujets jeunes. Dans cette pathologie inflammatoire de cause inconnue, là encore des facteurs environnementaux et génétiques sont discutés. L'argument principal en faveur de facteurs environnementaux est l'existence d'un gradient de distribution géographique (globalement prévalence plus forte dans les pays du Nord que du Sud). Le suivi du risque de population migrant entre des zones de risques différents montre que les personnes ayant migré après l'âge de 15 ans gardent le risque de leur population d'origine, alors que celles ayant migré avant cet âge rejoignent le risque de la population d'accueil. Le rôle d'une infection virale au cours de la petite enfance est discuté mais non prouvé. Un facteur de prédisposition génétique est probable.

La recherche en génétique est en plein développement et tente d'identifier les marqueurs génétiques de certaines maladies. Certains gènes ont déjà pu être identifiés, en particulier pour la chorée de Huntington, maladie familiale, cause de démences et de mouvements anormaux, et un diagnostic génétique prénatal peut être proposé. Cet immense espoir n'est pas (encore ?) concrétisé dans d'autres maladies familiales comme la maladie de Charcot-Marie (polynévrite) ou la paraplégie spasmodique familiale.

Les **traumatismes crâniens** sont une pathologie fréquente dont l'incidence est estimée à 200 pour 100 000 par an. Parmi ces patients, 4 000 par an gardent des séquelles invalidantes. Il s'agit d'une population d'adultes jeunes, le pic maximal de fréquence se situant entre 15 et 25 ans, avec une forte prédominance masculine. Les accidents de la route, dont le nombre a pourtant été réduit par les mesures de sécurité routière (port obligatoire de la ceinture de sécurité, limitation de vitesse, port du casque pour les motards, sièges adaptés aux enfants), demeurent la première cause de traumatisme crânien.

La connaissance de l'épidémiologie des maladies neurologiques permet une meilleure compréhension de leur mécanisme causal et ainsi qu'une meilleure adaptation de la politique de santé et de la prise en charge sociale.

Sémiologie de la motricité

Syndrome pyramidal

Le syndrome pyramidal correspond à une lésion de la voie motrice du système nerveux central (cerveau, moelle épinière) et est l'association :

- d'un trouble de la commande motrice ;
- d'un trouble du tonus avec hypertonie spastique ;
- d'une modification des réflexes ostéo-tendineux qui sont anormalement vifs ;
- d'un signe de Babinski.

Le trouble de la commande motrice prédomine sur les muscles distaux. Il peut s'accompagner de syncinésies (survenue de mouvements involontaires lors de mouvements volontaires). L'hypertonie musculaire est dite spastique, elle survient lors des mobilisations passives étirant un muscle.

Les réflexes ostéo-tendineux

Ils sont recherchés en percutant les tendons avec un marteau à réflexes. La réponse est une contraction du muscle correspondant.

Le réflexe le plus connu est le réflexe rotulien : on percute le tendon sous la rotule et on obtient l'extension de la jambe.

D'autres réflexes peuvent être recherchés :

- au membre inférieur, en plus du rotulien, réflexe achilléen : percussion du tendon du triceps sural qui entraîne l'extension du pied ;
- au membre supérieur :
  - réflexe bicipital : percussion du tendon du biceps qui entraîne la flexion de l'avant-bras ;
  - réflexe tricipital : percussion du tendon du triceps qui entraîne l'extension de l'avant-bras.

Normalement, la vivacité des réflexes est variable suivant les individus ; certaines personnes ont des réflexes vifs, d'autres des réflexes très faibles. C'est la symétrie des réflexes qui caractérise la normalité.

Les réflexes sont augmentés en cas d'atteinte centrale pyramidale et diminués ou abolis en cas d'atteinte des nerfs périphériques.

Le signe de Babinski

Le réflexe cutané plantaire est recherché en grattant la plante du pied, du bord externe vers la base du gros orteil.

Dès l'acquisition de la marche, la réponse est une flexion du gros orteil.

En cas de lésion de la voie pyramidale, le réflexe est inversé avec une réponse en extension : c'est le signe de Babinski.

Syndrome myogène

Le vaste champ des maladies musculaires regroupe de nombreuses affections correspondant à des physiopathologies distinctes, touchant le tissu musculaire squelettique ou la jonction neuromusculaire. Le terme de syndrome myogène s'applique plus précisément aux maladies caractérisées par une atteinte intrinsèque des fibres musculaires, mais il ne saurait préjuger de leur pronostic puisqu'il s'applique aussi bien à la maladie de Duchenne, toujours létale, qu'à des affections beaucoup moins sévères.

La faiblesse musculaire

Son installation peut être lentement progressive, sur plusieurs années, ou plus rapide (quelques semaines ou quelques mois), orientant alors vers une affection acquise. Cette diminution de la force musculaire peut se traduire, lorsqu'elle touche les *membres inférieurs*, par des difficultés pour marcher, courir, monter des escaliers, se lever d'une chaise, et peut se compliquer de chutes. Lorsqu'elle touche les *épaules* et les *bras*, le patient peut se plaindre de difficultés pour lever les bras, se coiffer ou se raser. L'atteinte des *muscles du cou* peut entraîner une chute de la tête, et celle des *muscles pharyngés* des troubles de la déglutition. Enfin, une paralysie plus ou moins sévère des *muscles oculaires* (ophtalmoplégie), associée parfois à une *chute des paupières* (ptosis), se rencontre plus spécifiquement dans certaines pathologies.

L'hypotonie

Chez le nourrisson ou le tout petit enfant, une hypotonie musculaire diffuse peut s'accompagner d'une diminution de la mobilité et de la force des extrémités.

L'atrophie ou l'hypertrophie

Une atrophie ou une hypertrophie de certains territoires musculaires peut coexister avec le déficit moteur.

Les difficultés de décontraction musculaire

Des difficultés à la décontraction musculaire peuvent se rencontrer, majorées parfois par le froid (myotonie).

L'intolérance à l'effort

Il peut exister une intolérance à l'effort, avec survenue au cours des exercices physiques de *douleurs musculaires*, puis de *courbatures* ne s'atténuant parfois qu'en quelques jours.

Les accès de paralysie

Des accès paralytiques peuvent s'installer très rapidement après un effort ou un repas riche en glucides et s'améliorent spontanément. Ce type de symptôme se rencontre de façon spécifique dans les *paralysies périodiques*.

Sémiologie neuropsychologique

Troubles neuropsychologiques des hémisphères gauche et droit

Des troubles neuropsychologiques sont fréquemment rencontrés au décours de lésions cérébrales. La nature de ces troubles dépend de la localisation lésionnelle car il existe, pour les activités neuropsychologiques, une spécialisation hémisphérique latéralisée.
L'hémisphère gauche est plus particulièrement spécialisé pour les activités du langage et du geste et une lésion sera cause d'aphasie et d'apraxie ; l'hémisphère droit prend en charge l'espace corporel et extracorporel, et l'attention. Les troubles seront une négligence, une hémiasomatognosie ou une anosognosie.
Cette latéralisation est celle décrite chez les droitiers, cependant la plupart des gauchers ont une organisation comparable à celle des droitiers.
Certains troubles neuropsychologiques sont causés par des lésions bilatérales ; lésions postérieures bilatérales pour une agnosie visuelle, lésion frontale pour un syndrome frontal.

L'aphasie

L'aphasie est un trouble du langage acquis, secondaire à une lésion cérébrale localisée dans l'hémisphère gauche.
Quand un patient est aphasique, il faut explorer ses possibilités de langage en se posant trois questions. Comment parle-t-il ? Comment comprend-il ? Peut-il lire ou écrire ?

➡ L'expression orale : comment parle le patient ?

Il faut faire parler le patient en le questionnant sur sa vie ou sur sa maladie, et l'écouter… Certains patients parlent peu *(langage réduit ou aphasie non fluente)*, d'autres de façon non contrôlée *(logorrhée)* mais pas toujours compréhensible *(jargon)*. On peut entendre un manque du mot, le patient butant sur un mot qu'il ne trouve pas, ou bien prenant un mot pour un autre *(paraphasie)*. Il peut y avoir aussi des troubles articulatoires. Enfin certains patients ont un langage réduit et n'utilisent qu'un seul mot ou un seul phonème, qu'ils modulent *(stéréotype)*.

Mais surtout, il faut se poser la question du langage. Celui-ci, même réduit, peut cependant permettre le passage d'informations ou, au contraire, il peut être très abondant mais incompréhensible.

➡ La compréhension : comment comprend le patient ?

La compréhension peut être testée facilement par des ordres simples (fermez les yeux, donnez-moi un objet), ou complexes (vous prenez le grand papier, vous me donnez le petit papier, vous jetez à terre le moyen papier). L'aphasie entraîne le plus souvent une difficulté pour le patient à comprendre le langage oral ; certains patients n'ont des difficultés que pour le langage complexe, avec des formules grammaticales longues (plus grand que…), d'autres patients au contraire ont des troubles importants ne permettant pas la compréhension d'items simples (exemple : montrez-moi le lit).

Certains patients qui ont une aphasie sévère gardent cependant une certaine compréhension, dans le contexte, par des informations qui ne relèvent pas du langage mais des gestes qui l'accompagnent (la mimique).

➡ Le langage écrit : le patient peut-il lire ou écrire ?

L'atteinte du langage écrit est quasiment constante, mais son importance n'est pas toujours parallèle à celle du langage oral. Il est souvent illusoire de penser qu'un malade mutique pourra écrire ce qu'il ne peut dire. Cependant, dans certains cas, le langage écrit, sans être normal, peut être meilleur que le langage oral et permettre une communication moins limitée.

L'apraxie

L'apraxie est définie comme un trouble de la réalisation des gestes sans qu'il y ait paralysie ou trouble sensitif. Il peut s'agir de difficultés pour la réalisation de gestes symboliques (salut militaire, signe de croix) ou pour l'imitation de gestes réalisés par autrui. Ces difficultés importantes pour le diagnostic ou pour la prise en charge en rééducation ont peu de conséquence dans la vie quotidienne. Cependant l'apraxie peut toucher également les gestes d'utilisation d'objets : par exemple un patient qui ne sait plus comment utiliser l'objet ou comment l'orienter.

L'objet peut être utilisé à la place d'un autre (par exemple, le patient se coiffe avec la brosse à dents) ou être mal orienté (la brosse à dents tournée vers les lèvres et non vers les gencives). La manipulation des couverts est difficile et amène les patients à utiliser la cuillère plutôt que la fourchette et le couteau.

Cette apraxie peut être rencontrée dans le cas d'accidents vasculaires cérébraux. Elle est alors associée à une hémiplégie droite, mais surtout à une aphasie sévère comprenant des troubles de compréhension et d'expression.

L'anosognosie

C'est la méconnaissance du déficit : ainsi les patients hémiplégiques gauches ne se rendent pas compte de l'hémiplégie, disant pouvoir se lever et marcher.

L'hémiasomatognosie

C'est un trouble très déroutant, le patient ne reconnaît pas son hémicorps gauche comme lui appartenant. Il peut ainsi se plaindre qu'on a placé un bras ne lui appartenant pas dans son lit.

La négligence

Elle se définit comme l'impossibilité de réagir à des stimuli présents dans l'espace négligé, et elle est responsable d'oublis.

La négligence visuospatiale *(fig. 1)* est le plus souvent gauche, secondaire à une lésion hémisphérique droite.

Elle est observable dans la vie quotidienne. L'installation asymétrique, dans le lit ou au fauteuil, peut être évocatrice, le patient collé sur les barrières à droite, risquant de tomber alors que la partie gauche du lit est vide. Au fauteuil, le membre supérieur gauche pend le long du corps. Lors de ses déplacements, le patient longe les couloirs à droite ou heurte les obstacles à gauche. Les situations de toilette et d'habillage peuvent être particulièrement démonstratives : les patients ne sont rasés, maquillés ou coiffés qu'à droite, l'habillage est asymétrique ou bien omis à gauche. Au repas, ils ne mangent que la moitié droite des aliments contenus dans l'assiette, commencent par les aliments situés à droite du plateau, réclamant les couverts ou les plats situés à gauche.

Des épreuves simples de dessin, de lecture ou d'écriture confirment l'oubli de l'espace gauche et l'omission des détails situés dans l'hémi-espace gauche.

L'agnosie visuelle

C'est un trouble de la reconnaissance des objets ou des visages en l'absence de trouble visuel ; ce sont des patients qui voient, mais qui ne reconnaissent pas.

Le syndrome frontal

Il est associé à des lésions unilatérales ou, plus souvent, bilatérales des lobes frontaux. Les lobes frontaux sont particulièrement développés dans l'espèce humaine. Leur rôle est :

- le contrôle du comportement social ;
- l'initiation et le contrôle de l'action ;
- la mise en place d'une stratégie.

Leur lésion est responsable de troubles du comportement social.

Les troubles de l'initiative avec inhibition motrice

En cas d'inhibition, on peut observer un patient prostré adynamique ne bougeant ou ne parlant que sur incitation ; au minimum les patients n'ont plus d'initiative.

À l'inverse, les patients peuvent être désinhibés avec une activité motrice désordonnée. La désinhibition comportementale se manifeste par des plaisanteries inadaptées, des propositions sexuelles, un comportement d'urination, le patient urinant dans des lieux inappropriés.

Ces difficultés comportementales sont difficiles à comprendre dans un service, il faut bien penser qu'elles sont d'origine neurologique et non psy-

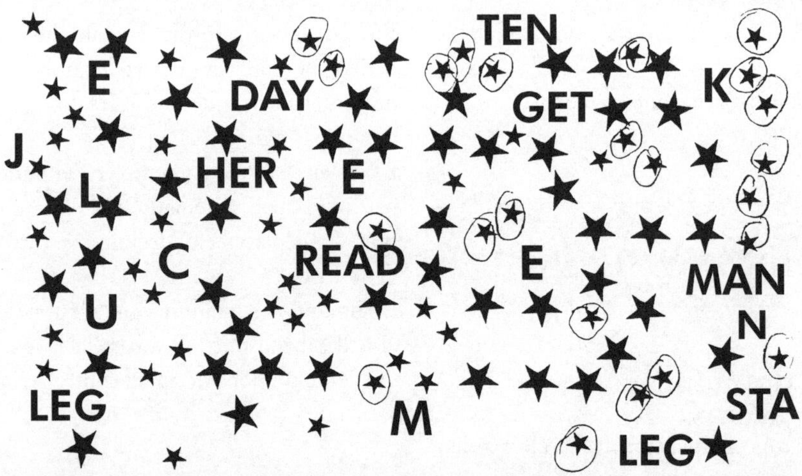

Figure 1 : *Négligence visuospatiale. Le patient a pour consigne d'entourer toutes les petites étoiles. Ce patient oublie toutes les étoiles situées dans l'hémi-espace gauche.*

chiatrique. Il faut cependant ne pas laisser le patient continuer à se comporter ainsi mais essayer de le contrôler sans agressivité.

Les troubles de la mémoire

Un syndrome amnésique peut être observé en cas de lésions cérébrales bilatérales touchant les régions frontales, temporales ou thalamiques.

Les troubles de la mémoire sont le plus souvent caractérisés par une incapacité à fixer des événements récents survenus après le début de la maladie neurologique (amnésie antérograde).

Le patient ne peut garder en mémoire les visites qui lui ont été faites, les repas. Au maximum, il peut présenter un oubli au fur et à mesure, oubliant la réponse à la question qu'il vient de poser : il reformule alors sans cesse la même question.

À l'opposé, l'amnésie des faits anciens survenus avant la maladie neurologique (amnésie rétrograde) est rare. Dans ce cas, les patients ne se souviennent pas des événements anciens mais se rappellent bien les événements récents.

L'oubli des données personnelles (le nom, les données biographiques) n'est jamais observé.

Les causes des troubles amnésiques sont :

- le syndrome de Korsakoff, d'origine alcoolique et carentiel ;
- les traumatismes crâniens ;
- les maladies dégénératives type maladie d'Alhzeimer ;
- certains accidents vasculaires cérébraux ;
- les encéphalites.

Sémiologie visuelle

Examen des pupilles

Les pupilles sont normalement de même diamètre. Elles peuvent se dilater en mydriase dans l'obscurité ou être contractées en myosis ; le réflexe photomoteur normal (RPM) est une réaction en myosis quand on éclaire brutalement la pupille. L'inégalité du diamètre pupillaire est l'anisocorie.

L'anomalie pupillaire la plus significative est la mydriase unilatérale aréactive, c'est-à-dire une mydriase spontanée sans réaction en myosis à l'éclairement de la pupille de la recherche du RPM. Cela traduit une paralysie du troisième nerf crânien (III) du même côté.

Hémianopsie latérale homonyme

L'hémianopsie latérale homonyme (HLH) est un déficit unilatéral du champ visuel touchant les deux yeux depuis le centre du champ visuel jusqu'à la périphérie. Il ne s'accompagne pas de baisse de l'acuité visuelle.

L'hémianopsie latérale homonyme est recherchée à l'examen neurologique en demandant au patient de fixer un point en face de lui, sans déplacer les yeux ; l'examinateur situé en face de lui bouge ses doigts latéralement de chaque côté du champ visuel. Le patient doit dire s'il voit ou non les doigts bouger. L'examen est pratiqué les deux yeux ouverts et œil par œil.

En cas d'hémianopsie latérale homonyme, le patient ne voit pas bouger les doigts d'un côté, droit ou gauche, que ce soit les deux yeux ouverts ou œil par œil.

L'examen clinique est complété en ophtalmologie par un examen systématisé œil par œil par détection du déplacement de lumière (périmétrie de Goldman).

L'hémianopsie traduit une lésion des voies visuelles hémisphériques pariétale, temporale ou une lésion du lobe occipital controlatéral.

Scanner ou tomodensitométrie (TDM) cérébral ou médullaire

Principe

Apparu dans les années 70, le scanner cérébral a révolutionné la neurologie et la neurochirurgie qui ne disposaient jusqu'alors que de moyens invasifs et donc dangereux.
Le scanner utilise les techniques de radiologie conventionnelle (les rayons X) et les capacités plus récentes de calcul de l'ordinateur permettant la reconstruction des images suivant les densités mesurées des différents tissus.
Le scanner peut être réalisé sans préparation ou après l'injection d'un produit de contraste iodé. Il nécessite la participation du patient pour maintenir l'immobilité. L'allergie à l'iode n'est pas une contre-indication absolue, mais elle doit être recherchée systématiquement afin de mettre en route un traitement préventif.
Spontanément, sans injection d'iode, les aspects radiologiques des différents tissus sont :
- l'os et le sang, hyperdenses (blancs) ;
- l'eau (LCR), hypodense (noir) ;
- le parenchyme cérébral (gris).

Après injection d'iode, certaines zones pathologiques (AVC récent, tumeur) sont hyperdenses.

Indications

Le scanner est utilisé dans les cas suivants :
- exploration des pathologies cérébrales parenchymateuses : AVC, tumeurs cérébrales ;
- bilan des traumatismes crâniens.

Contre-indications

L'allergie à l'iode qu'il faut rechercher et dépister.

Soins infirmiers

Il faut informer le patient de la possibilité ou non d'une injection de produit radio-opaque par voie intraveineuse, de l'obligation d'une immobilité totale pendant toute la durée de l'examen (de 45 minutes à 1 heure), de la sensation de claustrophobie que peut entraîner l'habitacle clos.
En cas d'allergie, une prémédication sera effectuée selon le protocole du service. Si une injection de produit de contraste est prévue, il est nécessaire de ne donner au patient qu'un repas léger. Au moment du départ pour l'examen, bijoux, prothèses dentaires, etc., sont ôtés pour éviter de fausses images. Après l'examen, aucune surveillance particulière n'est nécessaire.

Imagerie par résonance magnétique (IRM) ou résonance magnétique nucléaire (RMN)

Principe

L'IRM correspond à un procédé radiologique très différent de la radiologie classique. Il correspond à l'analyse de modification d'axe de protons constituant le noyau des atomes d'hydrogène soumis à un champ magnétique.

Indications

L'IRM permet une excellente analyse anatomique du système nerveux central, et particulièrement des zones d'étude difficilement accessibles par le scanner, comme le tronc cérébral ou la moelle.
L'IRM permet le diagnostic et la localisation précise des tumeurs cérébrales et des accidents vasculaires cérébraux. En pathologie vasculaire, l'exploration des axes artériels et veineux est possible en angio-IRM. À l'inverse de l'artériographie conventionnelle, l'angio-IRM ne nécessite pas de ponction artérielle ni d'injection de produit de contraste. La qualité des images obtenues est maintenant suffisante pour le bilan de sténoses artérielles ou de malformations vasculaires, mais une artériographie conventionnelle peut rester nécessaire avant un traitement chirurgical. En urgence lors de la survenue de l'AVC, la réalisation d'IRM de perfusion et de diffusion permet le bilan de l'AVC.
En pathologie inflammatoire, et en particulier pour la sclérose en plaques (SEP), l'IRM montre des signes très évocateurs bien que non spécifiques. Il s'agit d'hypersignaux de la substance blanche autour des ventricules latéraux.
Au niveau médullaire, l'imagerie par résonance magnétique a presque totalement remplacé la myélographie ou la sacco-radiculographie. Les images de compressions radiculaires ou médullaires par une hernie discale, une tumeur ou un traumatisme sont d'excellente qualité.
Enfin, l'IRM peut être utilisée pour la recherche sur le fonctionnement cérébral. L'IRM fonctionnelle peut, dans certains cas, mettre en évidence les zones cérébrales impliquées dans certaines tâches motrices, sensorielles ou cognitives.

Contre-indications ou précautions d'emploi

L'IRM a des contre-indications qu'il faut connaître. La présence de *métaux ferreux* dans le corps est une **contre-indication absolue** à la pratique d'une IRM en raison du risque d'échauffement du métal.
Le patient doit donc être systématiquement interrogé afin de rechercher :

- un pacemaker ;
- un corps étranger chirurgical : clou, vis, prothèses orthopédiques, clips vasculaires (sur un anévrisme intracérébral, par exemple). Cependant, les matériaux utilisés sont maintenant souvent compatibles avec la pratique de l'IRM ;
- un éclat de matériel, un éclat d'obus ou un corps métallique intra-oculaire.

Par ailleurs, l'appareil étant étroit et fermé, la claustrophobie contre-indique cet examen. Une prémédication anxiolytique peut aider le patient.
Une charge pondérale supérieure à 100 kg est un obstacle technique rendant l'examen impossible. Une nouvelle génération d'appareil à coupole ouverte supprime ces inconvénients.

Soins infirmiers

Le patient est informé du caractère normalement bruyant de l'appareil. Cet examen parfaitement indolore nécessite toutefois d'enlever tout objet métallique (bijoux, épingle à cheveux, appareil dentaire, etc.) et de signaler le port d'un pacemaker qui interfère dans le champ magnétique, ainsi que les lentilles de contact, le maquillage, la laque. Le patient est également informé de la possibilité d'injection d'un produit de contraste non iodé.
La durée de l'examen est de l'ordre de 30 à 45 minutes et aucune surveillance particulière n'est nécessaire.

Écho-Doppler des vaisseaux du cou

Principe

L'échographie utilise une technique basée sur les ultrasons.
Le Doppler permet de mesurer le flux sanguin et de déterminer le diamètre des vaisseaux.

Indications

Il permet d'étudier les vaisseaux du cou, plus particulièrement l'origine de la carotide interne, mais aussi les artères vertébrales dans les bilans des accidents vasculaires cérébraux. L'examen Doppler peut montrer :

- une sténose artérielle ;
- une occlusion artérielle.

L'échographie visualise une plaque athéromateuse et son aspect éventuellement ulcéré.
Le Doppler intracrânien permet en outre d'étudier la perfusion cérébrale et l'occlusion ou la sténose des vaisseaux intracrâniens (artères cérébrales antérieure et moyenne).
Il ne nécessite aucune préparation et peut être réalisé en urgence.

Contre-indications

Il n'y a aucune contre-indication, ni complication à craindre.
En revanche, il existe des limites : le Doppler est totalement dépendant de l'examinateur et ne peut être relu comme des radiographies.

Soins infirmiers

Cet examen parfaitement indolore ne nécessite aucune surveillance particulière.

Artériographie cérébrale (angiographie)

Principe

C'est une technique radiologique conventionnelle (rayons X) permettant la visualisation du système artériel après injection d'un produit de contraste (PDC) iodé.
Une ponction artérielle permet l'injection du produit de contraste. Le point de ponction est :

- soit fémoral avec cathétérisme rétrograde de l'aorte (méthode de Seldinger), puis cathétérisme sélectif des différentes artères ;
- soit carotidien et/ou au pli du coude, ce qui permet l'injection directe du PDC.

L'injection est suivie de clichés radiologiques successifs permettant de suivre l'injection artérielle, capillaire et le drainage veineux du système vasculaire extra- et intracrânien.

Indications

Elles sont à visée diagnostique ou thérapeutique (artériographie interventionnelle).
Bilan d'accident vasculaire cérébral :

- recherche d'une sténose carotidienne ou d'une pathologie vasculaire, d'une occlusion ou d'une sténose d'un vaisseau intracrânien ;
- recherche d'une malformation vasculaire, d'anévrismes intracrâniens ;
- bilan de certaines tumeurs cérébrales.

L'artériographie interventionnelle permet le traitement par embolisation intravasculaire de malformations vasculaires intracérébrales.
Les indications d'artériographie conventionnelle à visée diagnostique ont diminué, cet examen étant maintenant remplacé par l'angio-IRM. À l'inverse, les indications interventionnelles se développent et l'embolisation des anévrismes cérébraux, asympto-

matiques ou après hémorragie méningée, est souvent réalisée en première intention, à la place de la neurochirurgie classique. L'embolisation des malformations artério-veineuses peut être suffisante seule, ou bien précéder l'acte chirurgical afin de diminuer les complications hémorragiques.

Contre-indications

L'artériographie reste un examen qui comporte des risques :
- l'allergie à l'iode, qui doit être prévenue par une recherche systématique et un traitement préalable ;
- un spasme artériel au point de ponction ;
- l'embolisation d'une plaque athéromateuse détachée lors du cathétérisme.

Soins infirmiers

Avant l'examen

Le patient est informé du caractère invasif de l'examen (injection d'un produit opaque par voie artérielle). Il est important de lui signaler la sensation de chaleur intense mais fugace ressentie dans tout le corps lors de l'injection, ainsi que la durée de l'examen, 1 heure environ.
Les facteurs de risques allergiques (notamment l'allergie à l'iode) sont vérifiés lors de l'interrogatoire médical. S'ils sont nombreux, une prémédication visant à les supprimer est faite 3 jours avant l'examen. Un rasage de la région ponctionnée est également réalisé si nécessaire.
Pour les patients hypertendus ou coronariens, la prise du traitement est possible le jour de l'examen, sans précautions particulières.
Les traitements anticoagulants sont arrêtés avant l'examen : 4 heures pour l'héparinothérapie, 8 à 12 heures pour la calcithérapie, 3 jours pour les antivitamines K.
Le contrôle de la crase sanguine est effectué systématiquement le matin de l'examen.
Les traitements par les biguanides pour les patients diabétiques sont également arrêtés 3 jours avant l'examen.

Au moment du départ pour l'examen

Une surveillance neurologique est effectuée. Elle porte sur l'état de conscience, sur les réflexes pupillaires, sur la mobilité des membres et sur la tension artérielle, de façon à avoir des éléments de comparaison pour la surveillance post-examen.
Le malade est à jeun et il lui est demandé également de vider sa vessie et d'enlever tout objet de valeur (bijoux, prothèses, lunettes, etc.).
Il faut aussi veiller à préparer le dossier du patient qui doit comporter une radiographie pulmonaire, un électrocardiogramme, un bilan d'hémostase, le groupe sanguin, une numération formule sanguine, un bilan sérique. Il convient également de joindre des étiquettes et le billet de salle pour les mineurs (autorisation parentale).

Au retour de l'examen

Le patient est installé au repos, au lit pendant 24 heures, la tête légèrement surélevée.
Si la ponction a été réalisée au niveau d'un membre, il est important :
- de surveiller le point de ponction (coude, pli inguinal) pour déceler un éventuel hématome ;
- d'éviter de plier le membre pour limiter les phénomènes de compression ;
- de surveiller la couleur et la température du membre ainsi que les pouls distaux (fémoraux, huméraux, radicaux, pédieux ou tibiaux postérieurs en fonction du point de ponction) pour dépister une éventuelle thrombose ; ceci toutes les heures pendant 4 heures puis toutes les 3 heures.

Si la ponction est carotidienne, le risque essentiel reste l'hématome local qui pourrait entraîner des gênes respiratoires et/ou de déglutition. C'est pourquoi les pouls carotidiens sont surveillés

toutes les demi-heures et qu'il est demandé au patient de limiter les mouvements de la tête.
Quel que soit le point de ponction, la surveillance portera sur les signes vitaux (pulsations, tension artérielle, diurèse) et sur les signes neurologiques (motricité, sensibilité, réflexe pupillaire, céphalées) de façon à dépister tout déficit nouveau.
Enfin, l'infirmière veillera à l'hydratation du patient (1,5 litre d'eau environ) de façon à favoriser l'élimination du produit de contraste.

Électroencéphalogramme

Principe

C'est l'enregistrement de l'activité électrique cérébrale au moyen d'électrodes placées sur le cuir chevelu (durée : 20 minutes).

Indications

L'utilisation de l'électroencéphalogramme est préconisée dans le cas :
- d'épilepsies ;
- d'encéphalopathies.

Il n'y a pas de risque, ni de contre-indications.

Soins infirmiers

Il est important d'informer le patient du caractère indolore de l'examen, dont la durée est de l'ordre de 30 minutes, et de la nécessité d'appliquer sur le cuir chevelu des électrodes enduites de pâte conductrice ou des électrodes munies de très fines aiguilles. L'examen se fait sur cheveux propres. Un shampooing après l'examen est nécessaire.
Il est également possible d'effectuer l'examen sous sommeil ou privation de sommeil, sous stimulation lumineuse ou sonore intermittente, ou sous hyperventilation.
L'enregistrement de l'électroencéphalogramme pendant 24 heures se fait sous contrôle vidéo et permet l'exploration de crises d'épilepsie complexes.

Électromyogramme

Principe

C'est l'enregistrement de l'activité musculaire électrique.

Indications

Il permet l'analyse du fonctionnement des nerfs périphériques et du fonctionnement musculaire. L'analyse des nerfs périphériques permet l'enregistrement musculaire des territoires stimulés et l'étude de la conduction de ces nerfs.
Dans le diagnostic des polynévrites, la diminution des vitesses de conduction nerveuse est en faveur d'une atteinte de la gaine de myéline, alors que la normalité de ces vitesses est en faveur d'une atteinte axonale. L'existence d'une interruption de conduction en un point peut permettre de localiser une compression focale (compression du nerf médian au canal carpien, du nerf radial dans la gouttière humérale, etc.).

Contre-indications

Cet examen ne comporte pas de contre-indication, mais il est désagréable, en particulier lorsqu'il est pratiqué à la face.

Soins infirmiers

Avant l'examen, qui dure de 30 minutes à 1 heure, l'infirmière informe le patient du caractère désagréable mais peu douloureux de l'électromyogramme. L'infirmière s'assure de la bonne hygiène corporelle du patient et l'informe que sa participation sera sollicitée lors de l'examen (contractions musculaires).

4 soins infirmiers et chirurgie crânienne

Rappel anatomique

Le crâne (fig. 2) est formé de 8 os :

- le frontal : il forme le front, une partie des orbites et des fosses nasales ;
- l'ethmoïde : il forme une partie des fosses nasales ;
- le sphénoïde : son corps est creusé d'une cavité, la *selle turcique*, qui loge la glande hypophyse ;
- l'occipital : il est percé d'un orifice, le *trou occipital*, par lequel l'encéphale intracrânien se continue par la moelle intrarachidienne ;
- les pariétaux ;
- les temporaux : chaque temporal comprend trois os soudés ; il s'agit de l'*écaille*, du *rocher*, et du *tympan*.

Ces 8 os forment la boîte crânienne avec un plafond, la voûte crânienne, et un plancher, la base du crâne.

Le cerveau (fig. 3) est logé dans la partie antérieure du crâne : la loge cérébrale. Il comprend 2 hémisphères cérébraux. Chaque hémisphère est divisé en lobes : frontal, pariétal, occipital, temporal, de l'insula, du corps calleux.

À l'intérieur du cerveau existent des cavités : les *ventricules latéraux* qui communiquent avec le 3e ventricule par le *trou de Monro*. Le 3e ventricule communique avec le 4e ventricule (situé au niveau du tronc cérébral) par l'*aqueduc de Sylvius*.

Le cervelet (fig. 4) est situé sous le cerveau dans la loge cérébelleuse dont il est séparé par une cloison formée par les méninges, la *tente du cervelet*.

Le tronc cérébral comprend : le bulbe rachidien, d'où émergent les *nerfs crâniens*, la protubérance annulaire, les pédoncules cérébraux.

Les méninges (fig. 5) : cerveau et moelle sont enveloppées, dans leurs cavités osseuses, par trois tuniques, les méninges : dure-mère, pie-mère, arachnoïde *(voir chapitre 10, p.70)*.

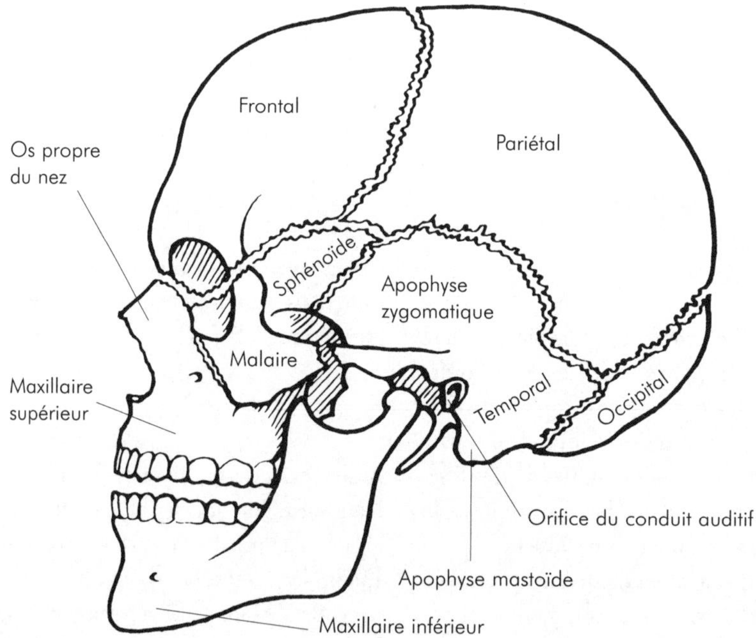

Figure 2 : *Tête vue d'ensemble (face gauche).*

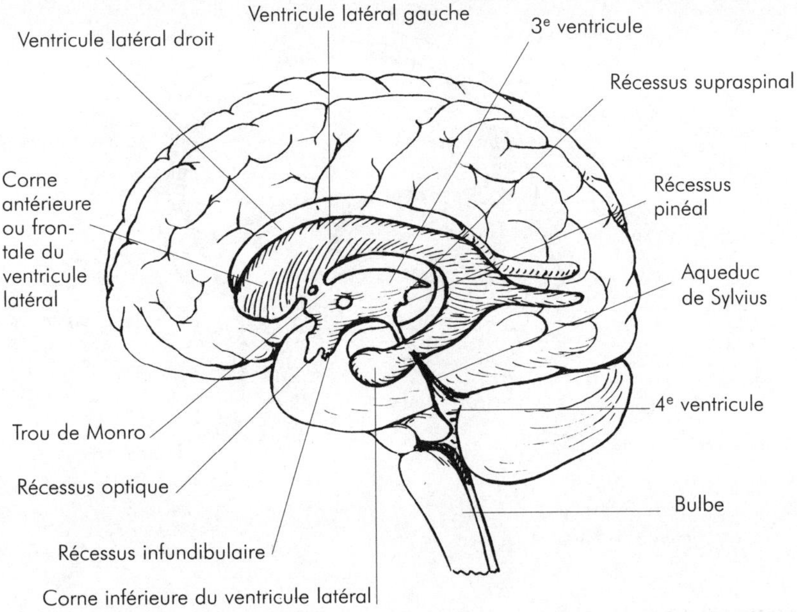

Figure 3 : *Configuration intérieure du cerveau (les cavités ventriculaires vues par transparence).*

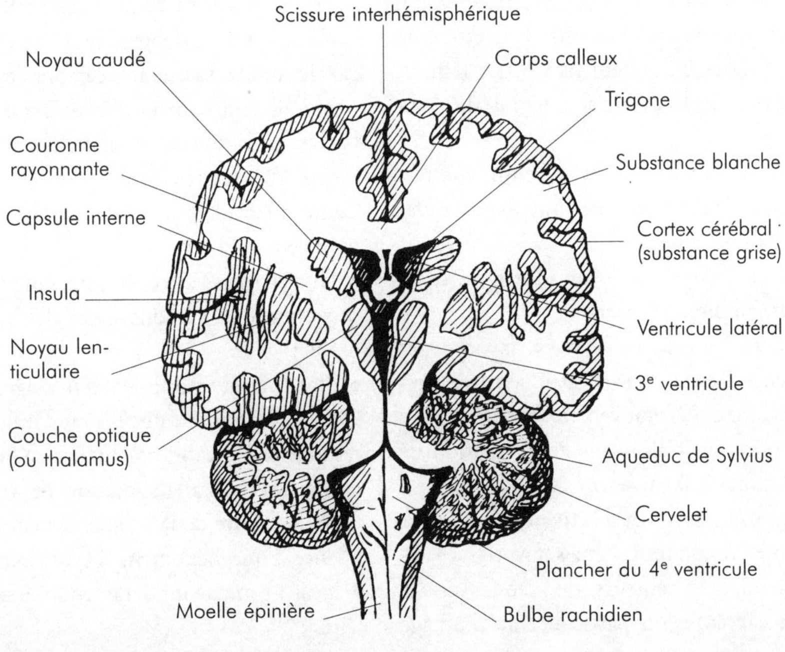

Figure 4 : *Configuration intérieure du cerveau (coupe frontale passant par les ventricules et l'aqueduc de Sylvius).*

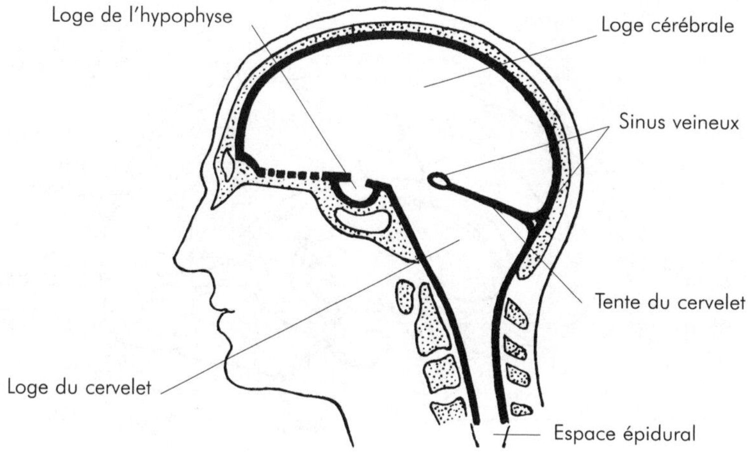

Figure 5 : *La dure-mère crânienne et les loges du crâne.*

Rappel physiologique

La vie cérébrale est tributaire de la fonction respiratoire. Le cerveau consomme 10 fois plus d'oxygène que les autres organes, 3 minutes d'anoxie entraînent des lésions cérébrales irréversibles. En outre, toute pathologie crânienne peut atteindre directement ou indirectement les centres respiratoires (situés au niveau du tronc cérébral) qui vont être :

- soit irrités, entraînant une hyperventilation ;
- soit déprimés ou détruits avec une hypoventilation et même une apnée.

La circulation cérébrale nécessite l'intégrité de la fonction respiratoire. En effet :

- le retour veineux du cerveau est favorisé par deux éléments, l'orthostatisme et le jeu des pressions thoraciques. Le mouvement thoracique en vue de l'inspiration réalise une augmentation de volume du thorax à laquelle correspond une pression négative qui provoque la pénétration d'air dans les voies respiratoires, mais favorise également la circulation veineuse de retour vers le cœur. Cela s'applique en particulier au drainage veineux du cerveau et évite ainsi toute stase veineuse à son niveau ;
- la quantité de sang qui traverse le lit vasculaire cérébral est liée à deux facteurs :
  - la pression de perfusion qui est égale à la pression artérielle systémique ;
  - les résistances vasculaires cérébrales.

À l'état basal, le débit sanguin cérébral varie peu car le tonus vasculaire cérébral est autorégulé, c'est-à-dire que lorsque la pression de perfusion baisse, les vaisseaux se dilatent et lorsqu'elle augmente, ils se contractent.

Toute atteinte respiratoire modifie le débit sanguin cérébral :

- l'hypercapnie élève le débit sanguin cérébral et provoque une vasodilatation des vaisseaux cérébraux ;
- l'hypocapnie réduit le débit sanguin cérébral.

L'œdème cérébral est une réaction cellulaire qui correspond à l'envahissement des cellules par l'eau, entraînant une augmentation de volume et une perte d'activité de la cellule. Il peut être la conséquence d'un phénomène d'agression :

- local : tumeur intracrânienne, lésion des capillaires ;
- général : hypoxie, hypercapnie.

Pathologies relevant d'une chirurgie crânienne

Elles sont de trois sortes :

- les tumeurs cérébrales primitives ou secondaires ;
- les épanchements hématiques *(voir chapitre 17, p. 130)* :
  - hématome extradural ;
  - hématome sous-dural ;
  - hématome intracérébral ;
- les malformations vasculaires :
  - anévrisme ;
  - angiome.

Tumeurs cérébrales

Il en existe une très grande variété mais les plus fréquemment rencontrées sont :

- pour les tumeurs bénignes :
  - les méningiomes ;
  - les neurinomes ;
  - les tumeurs de l'hypophyse *(voir chapitre 19, p. 142)* ;
- pour les tumeurs malignes :
  - les tumeurs gliales ;
  - les métastases cérébrales.

Le méningiome

C'est une tumeur bénigne développée à partir des méninges et qui évolue le plus souvent de façon extrêmement lente. La symptomatologie est fonction de la localisation, elle est parfois comitiale uniquement. Le traitement de ces tumeurs est essentiellement chirurgical mais peut faire appel à d'autres techniques (embolisation, radiothérapie classique ou radiothérapie stéréotaxique[1]).

Les méningiomes touchent surtout les femmes et représentent 15 % des tumeurs cérébrales de l'adulte.

Le neurinome

C'est une tumeur bénigne développée aux dépens de la gaine de Schwann. Au niveau intracrânien, sa localisation la plus fréquente siège sur le VIII (nerf cochléovestibulaire).

Le principal signe d'appel est une hypoacousie unilatérale. Son traitement est essentiellement chirurgical, mais si son volume reste restreint, il est accessible aux techniques de radiothérapie stéréotaxique.

Les tumeurs gliales : astrocytomes et oligodendrogliomes

Ces deux termes désignent un type de tumeur qui se développera aux dépens des cellules gliales étoilées : les astrocytes ou les oligodendrogliocytes. Leur agressivité est variable et prévisible en fonction de critères anatomopathologiques bien définis.

La médiane de survie va de 15 mois pour les plus malins (glioblastomes) à 5 ans pour les moins agressives (astrocytomes bénins). La symptomatologie est très souvent comitiale.

Les métastases cérébrales

Ce sont des localisations cérébrales de cancers périphériques. Chez la femme, ce sont les cancers du sein qui donnent le plus de métastases cérébrales. Chez l'homme, ce sont les cancers bronchiques. La symptomatologie initiale est fonction de la localisation ; il s'agit très souvent d'une comitialité tardive. Le traitement chirurgical d'une localisation unique et accessible chez un patient en bon état général est envisageable. Dans le cas contraire le pronostic global reste très sombre quelle que soit la thérapeutique engagée.

1. Radiothérapie stéréotaxique : technique d'irradiation en condition stéréotaxique qui permet de délivrer une très forte dose de rayons au niveau d'une zone cible en épargnant le tissu sain adjacent. Ce traitement peut être délivré en plusieurs séances ou une seule (radiochirurgie).

Malformations vasculaires cérébrales

Elles forment deux grandes catégories :
- les anévrismes ;
- les malformations artérioveineuses (angiomes).

Les anévrismes cérébraux

Il s'agit d'une hernie sur la paroi vasculaire artérielle. Cette excroissance correspond à une zone de grande fragilité. Les localisations les plus fréquentes répondent aux gros axes artériels intracérébraux, préférentiellement au niveau des zones de bifurcation. La symptomatologie est inaugurée par la rupture qui provoque le plus souvent une hémorragie méningée pure, parfois une hémorragie cérébro-méningée. Un tel accident est de gravité variable, s'échelonnant de la mort subite au simple syndrome méningé.

À l'issue d'une hémorragie méningée par rupture d'anévrisme, deux risques prédominent : la récidive hémorragique et le spasme vasculaire (ischémie réactionnelle). Le seul traitement radical est l'exclusion de la malformation (chirurgicalement ou dans certains cas aujourd'hui, par technique endovasculaire).

L'angiome

Il s'agit d'une malformation artério-veineuse. C'est un peloton vasculaire constitué de petits vaisseaux anormaux et fragiles. La symptomatologie est très variable en fonction de la taille et de la localisation. Il peut s'agir :
- d'un syndrome traduit par une comitialité ;
- d'un accident aigu : hémorragie cérébro-méningée.

L'hémorragie ou la récidive hémorragique constitue le principal risque évolutif. Ici le spasme réactionnel n'est jamais constaté. L'exclusion de la malformation est encore une fois la seule façon radicale de prévenir l'hémorragie. L'éventail thérapeutique est ici très large : chirurgie, embolisation, radiothérapie stéréotaxique. À l'heure actuelle, le traitement d'un angiome répondra souvent à l'association de 2 voire 3 techniques.

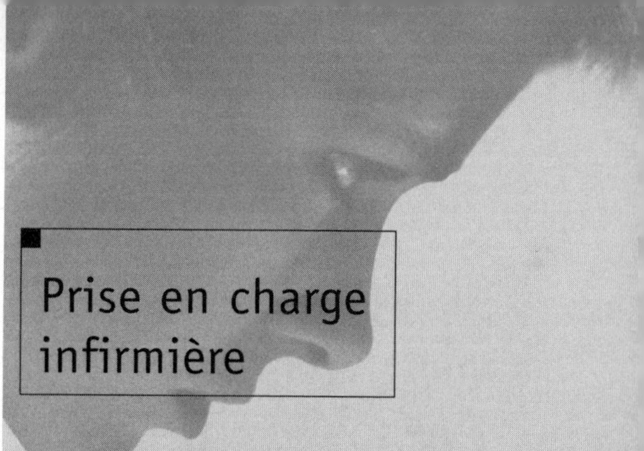

Prise en charge infirmière

Soins préopératoires

L'intervention est soit programmée, soit réalisée en urgence, la cause la plus fréquente étant la suspicion d'une collection hématique (hématome extradural) qui est l'urgence neurochirurgicale type (pour la surveillance préopératoire, voir chapitre 17, p. 130).

Préparation de la personne soignée :
- locale : shampooing à la Bétadine® puis parfois rasage au bloc ou tonte ;
- psychologique.

Préparation du dossier :
- joindre tous les examens radiologiques ;
- radio du crâne face et profil ;
- radio des poumons ;
- scanner ;
- et les examens sanguins :
  - groupage Rhésus ;
  - numération formule sanguine – hématocrite ;
  - bilan hémostase ;
  - ionogramme ;
  - glycémie ;
  - créatininémie ;
  - protidémie ;
  - bilan lipidique ;
  - bilan hépatique ;
  - bilan cardiaque ;
  - gazométrie.

Soins postopératoires

En collaboration avec l'équipe médicale, les objectifs de soins seront :
- maintenir les fonctions vitales ;
- identifier et prévenir les complications.

En conséquence, il faut éviter l'hypercapnie (source de vasodilatation importante), assurer un apport en oxygène optimal et maintenir la pression de perfusion. Il faut assurer une analgésie et une sédation tout en contrôlant l'état neurologique.

L'installation

Le patient est installé tête surélevée à 30° afin d'assurer un meilleur drainage du sang veineux intracérébral (en position demi-assise dans les malformations vasculaires).

La ventilation : éviter l'hypercapnie

Il s'agit d'une ventilation contrôlée par l'intermédiaire d'une sonde d'intubation (qui sera suivie ou non d'une trachéotomie) grâce à un respirateur de type Siemens® ou Cesar®. Elle a pour but d'assurer une oxygénation sanguine, donc cérébrale, correcte et d'éviter une hypercapnie.

La sédation permet aussi l'adaptation au respirateur car une désadaptation au respirateur est source d'augmentation des pressions intrathoraciques, qui sera une gêne au retour veineux.

La surveillance de la saturation artérielle (SaO_2) et des paramètres du respirateur nous renseigne sur la ventilation du patient.

La liberté des voies aériennes sera assurée par les aspirations bronchiques et surveillée par la radiographie des poumons.

S'il n'y a pas d'aggravation, la ventilation intermittente fera suite à la ventilation contrôlée et précédera l'extubation.

La sédation

Elle est réalisée par l'administration de benzodiazépines (Hypnovel®), de propofol ou GammaOH® et de morphomimétiques (phénopéridine, fentanyl) dont les buts sont :

- l'adaptation du patient au respirateur ;
- l'atténuation ou la disparition :
  - des grandes manifestations neurovégétatives : hyper- ou hypo-TA, tachy- ou bradycardie, hyperthermie ;
  - de l'hypertonie musculaire striée ;
  - de la décérébration.

Les manifestations non contrôlées sont responsables de cercles vicieux d'autoaggravation des lésions.

La surveillance clinique neurologique

Elle est effectuée sur :

- le score de Glasgow ;
- les réflexes photomoteurs ;
- la surveillance neurovégétative : TA, pulsations, température et monitorage de la pression intracrânienne à l'aide d'un capteur intraparenchymateux. Ce capteur à fibres optiques (Camino®) est inséré au niveau du parenchyme cérébral frontal et permet l'enregistrement de la pression intracrânienne. Il peut donc dépister une hypertension intracrânienne ou adapter un traitement dans le cas d'un œdème cérébral.

L'équilibre hémodynamique

En postopératoire d'une chirurgie crânienne, le patient est *monitorisé* afin de surveiller constamment :

- la tension artérielle qui doit être stable car une hypertension ou une hypotension artérielle aboutissent à une augmentation de l'hypertension intracrânienne. Dans le cas d'une hypertension intracrânienne, il se produit une augmentation de pression autour des vaisseaux ce qui diminue leur calibre et entraîne une diminution du débit sanguin cérébral puis une augmentation de l'œdème cérébral.

Un cathéter artériel mis en place au bloc opératoire permet la prise des pressions systolique, diastolique et moyenne et contrôle en permanence les facteurs tensionnels (hypo- ou hypertension) ;

- les pulsations ;

- l'électrocardiogramme ;
- la respiration ;
- la saturation en oxygène.

La réhydratation est souvent réalisée avec du chlorure isotonique (meilleure tolérance au niveau cérébral) et avec des électrolytes en fonction de l'ionogramme sanguin et du bilan des entrées et sorties.

Une sonde vésicale est mise en place en cas de rétention urinaire et pour surveiller la diurèse en cas de troubles hémodynamiques.

Il faut également surveiller les drains de Redon car il existe un risque hémorragique.

Le traitement préventif des complications

Il concerne le risque d'aggravation de l'œdème cérébral, de crises d'épilepsie et le risque infectieux.

L'œdème cérébral pourra être traité par :

- corticoïdes : Synacthène® immédiat ;
- Mannitol® 20 % si l'œdème cérébral induit une hyperosmolarité plasmatique.

L'épilepsie est traitée par Dépakine® à la seringue électrique (posologie en fonction du poids du patient) pour éviter les crises comitiales consécutives à l'irritation du cortex par la chirurgie.

L'infection est prévenue par des mesures prophylactiques :

- effectuer tout geste (aspirations trachéales, prélèvements, injections) avec une asepsie rigoureuse ;
- toujours maintenir des pansements propres et fermés ;
- protéger les rampes et robinets ;
- changer les rampes, les robinets et les tubulures quotidiennement ;
- surveiller les points de ponction et dépister toute inflammation à leur niveau ;
- effectuer les soins ORL : soins de bouche, de trachéotomie ou d'intubation. L'infection est dépistée grâce à la surveillance :
  - de la température ;
  - biologique, notamment par la numération formule sanguine ;
  - bactériologique : l'infirmière effectuera les prélèvements au niveau de la sphère ORL, des bronches, des urines et du sang. Si l'état du patient s'aggrave, il sera mis sous antibiothérapie.

Complications de décubitus

Il faut maintenir l'intégrité cutanée :

- le patient doit être installé sur un matelas spécial, à eau ou à modules. Cela permet d'effectuer des changements de position et des massages aux points d'appui ;
- la toilette doit être minutieuse et les changes fréquents ;
- la sonde vésicale ou un étui pénien sont maintenus car il peut exister une incontinence, source de macération.

Il faut éviter les positions vicieuses et l'amyotrophie. Rôle très important du kinésithérapeute qui assure à la fois :

- la kinésithérapie respiratoire ;
- la lutte contre les troubles trophiques et les complications thromboemboliques ;
- l'entretien articulaire ;
- la facilitation de la récupération motrice.

Il faut également éviter les complications thromboemboliques par la mise en place de bas de contention et, suivant la pathologie, par la prescription d'héparine à bas poids moléculaire.

Communication avec le patient

Différents moyens de communication sont utilisés, ils constituent des sollicitations auditives et sensorielles.

La parole est un outil qui permet d'évaluer l'état de conscience du patient et d'entretenir une relation. Il faut parler au patient même si l'on n'est pas sûr qu'il entende car il reste sensible à la voix. L'infirmière explique les soins, cherche à établir un contact pour ceux qui comprennent par un code : ouvrir les yeux, serrer la main, etc. Il faut éviter les discussions inutiles car le patient reste sensible au bruit.

Le toucher permet le contact humain, il constitue une donnée essentielle de communication. Il se retrouve dans tous les soins de base apportés au patient.

Le toucher rassure, réconforte, apporte un plus dans la relation humaine. Toucher, c'est instaurer un lien concret, palpable entre le patient et le soignant.

L'alimentation

Le patient revient du bloc avec une sonde gastrique en déclive pour éviter les problèmes digestifs liés à l'anesthésie.

Dès que le patient sera extubé, la reprise de l'alimentation se fera par voie orale avant l'arrêt total des perfusions.

Si l'état du patient ne s'améliore pas, l'alimentation sera d'abord parentérale puis entérale grâce à la sonde gastrique, à l'aide d'une nutripompe.

Les ressources

L'ouïe est un moyen de communication qui permet au patient de se sentir en liaison avec l'extérieur. C'est pourquoi il y a toujours un fond musical dans les unités de soins intensifs en neurochirurgie. En outre, il est demandé aux familles d'enregistrer des cassettes audio, pour favoriser l'éveil.

La famille : il faut favoriser les visites de la famille car elle a un rôle essentiel dans la communication. Elle intervient au niveau affectif et on remarque que le sujet est souvent plus réceptif en présence de sa famille.

La communication entre équipe soignante et entourage est primordiale, elle permet un soutien psychologique des proches qui, de ce fait, pourront maîtriser leur anxiété face au patient hospitalisé dans l'unité de soins intensifs.

Conclusion

La prise en charge neurochirurgicale d'un patient exige une vigilance de tous les instants. Elle repose sur des soins infirmiers efficaces et adaptés à chaque patient dans le souci permanent de maintenir les fonctions vitales et de prévenir les complications.

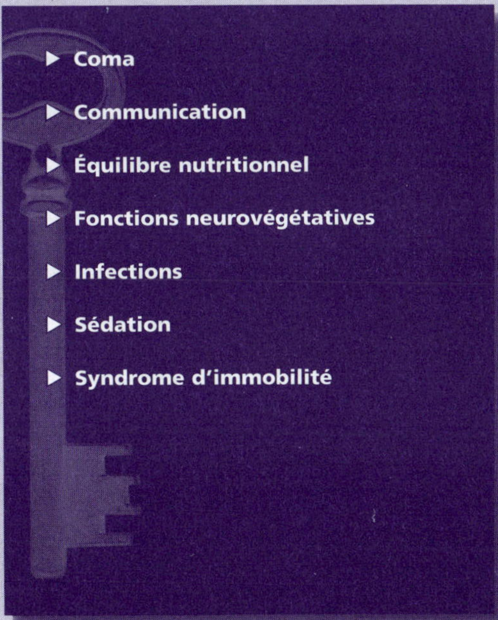

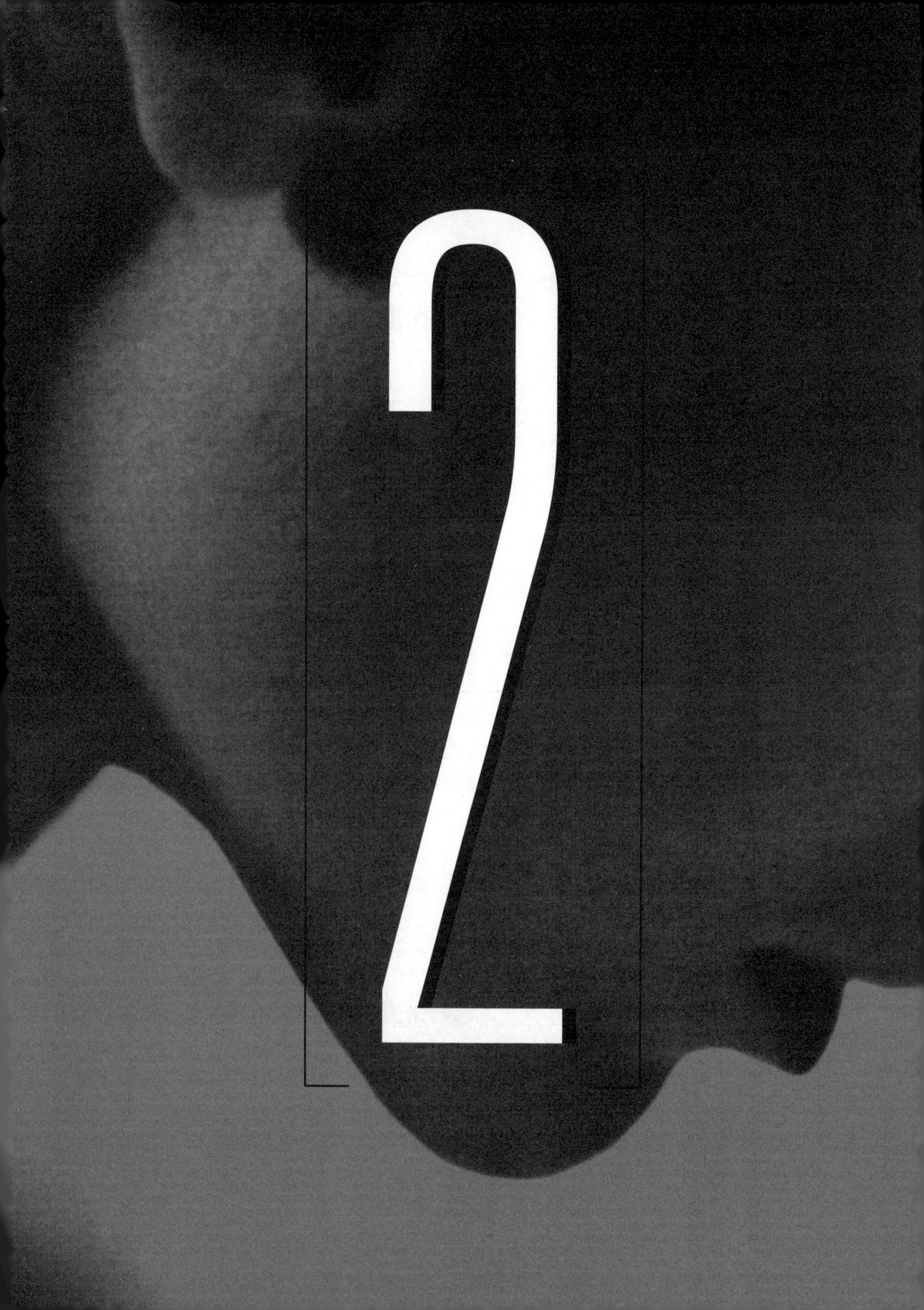
2

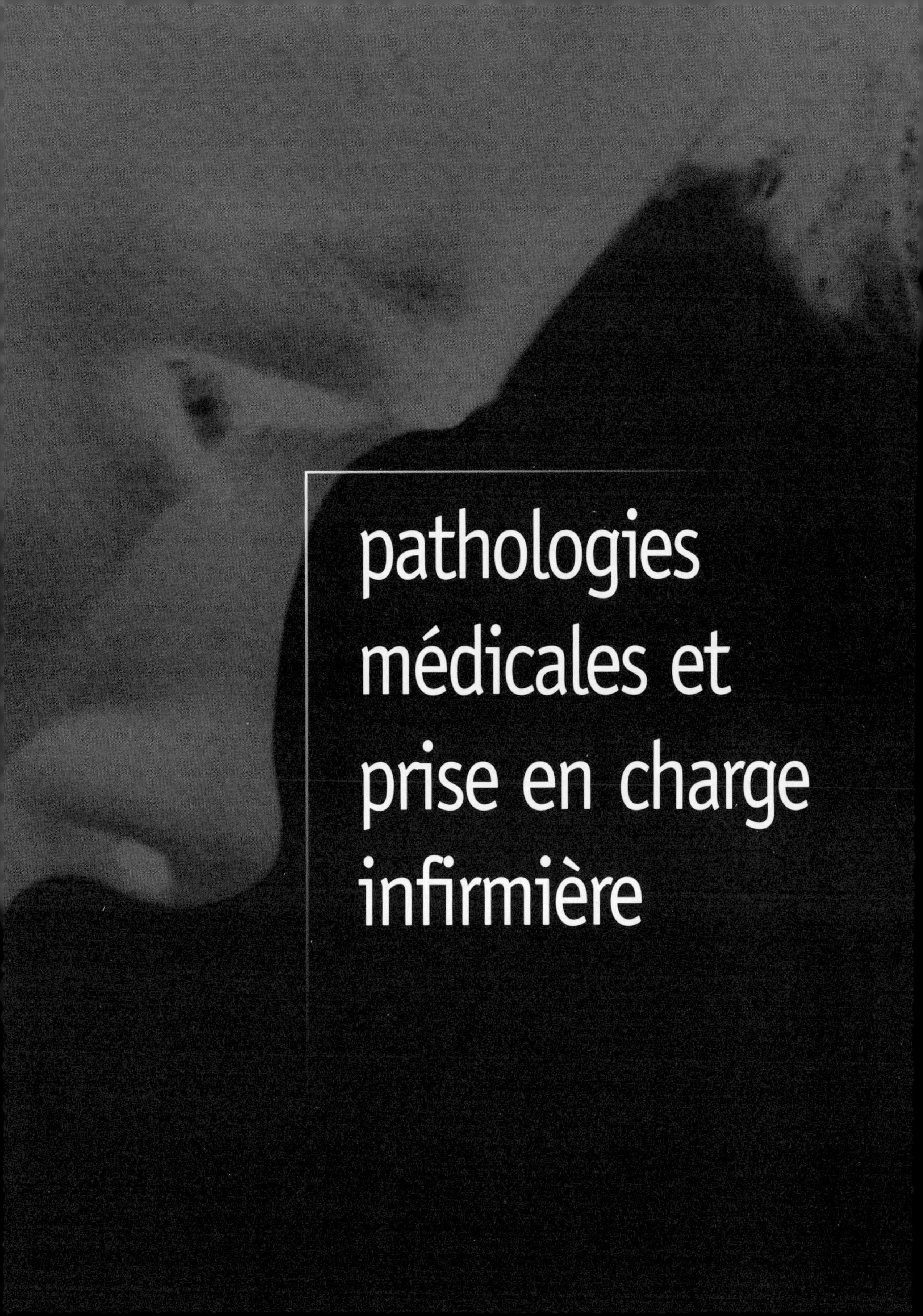

pathologies médicales et prise en charge infirmière

vous devez savoir faire...

Actes infirmiers

- Effectuer **une surveillance neurologique**.
- Repérer d'éventuels **troubles de déglutition**.
- Surveiller **les constantes cliniques**.
- Préparer le patient aux **examens complémentaires**.
- Effectuer **les soins de nursing**.
- Surveiller **l'alimentation** et **les fonctions d'élimination** du patient.
- Instaurer **le traitement prescrit** et le surveiller.
- Inciter le patient **à verbaliser ses peurs** et être rassurant.

→ un accident vasculaire cérébral en phase aiguë (AVC)

...donc vous devez savoir :

Connaissances requises

- Citer les grands axes de la **circulation artérielle du cerveau** et les **zones vascularisées**.
- Placer **les artères** sur un schéma muet.
- Définir ce qu'est un **accident vasculaire cérébral**.
- Décrire **la symptomatologie de l'AVC**.
- Citer les **deux mécanismes principaux responsables de l'AVC** et leurs étiologies les plus fréquentes.
- Citer **les facteurs de risque** des AVC.
- Justifier **les examens** à visée diagnostique.
- Définir **accident ischémique transitoire** (AIT).
- Citer **les grands principes de traitement** et la surveillance qui s'y rapporte.
- Expliquer **les soins de nursing** à apporter aux patients.
- Citer **les éléments de surveillance neurologique** et leur but.
- Décrire **l'évolution des AVC**.
- Citer **les grands principes** de la relation d'aide.

Accidents vasculaires cérébraux

Points essentiels d'anatomie et de physiologie sur la vascularisation cérébrale

Le système carotidien

La carotide primitive se divise en deux branches :

- l'artère carotide externe qui vascularise la face ;
- l'artère carotide interne qui pénètre dans la base du crâne et se divise en branches artérielles à destinée cérébrale (*fig. 6*) ;
- l'artère cérébrale moyenne ou artère sylvienne ;
- l'artère cérébrale antérieure (*fig. 7*) ;
- l'artère choroïdienne antérieure ;
- l'artère communicante postérieure.

Le système vertébro-basilaire

Il est constitué des deux artères vertébrales qui se réunissent pour former le tronc basilaire, qui se divise en collatérales vascularisant le tronc cérébral et se terminant en deux artères cérébrales postérieures.

Le polygone de Willis

Au niveau cérébral, il existe un réseau anastomotique reliant les systèmes carotidiens droit et gauche et le système vertébro-basilaire : c'est le polygone de Willis (*fig. 8*). Les artères cérébrales antérieures droite et gauche sont réunies par l'artère communicante antérieure ; l'artère communicante postérieure relie la terminaison de l'artère carotide interne à l'artère cérébrale postérieure homolatérale.

Ce réseau anastomotique permet de contourner une occlusion artérielle. Il a en fait de nombreuses variables anatomiques et ne permet complètement la suppléance que dans quelques cas.

La vascularisation des territoires intracérébraux

L'artère cérébrale moyenne a deux territoires distincts :

- le territoire superficiel qui comprend :
  - la région corticale motrice de la face et du membre supérieur en avant de la scissure de Rolando et la région sensitive en arrière (*fig. 9*) ;
  - le cortex assurant des fonctions neuropsychologiques. En fonction du côté : langage, calcul et geste dans l'hémisphère gauche, espace et attention dans l'hémisphère droit ;
- le territoire profond est celui de la capsule interne, région motrice, où sont regroupées toutes les fibres pyramidales.

L'artère cérébrale antérieure vascularise :

- la région corticale motrice et sensitive du membre inférieur ;
- la partie antérieure du lobe frontal.

L'artère cérébrale postérieure vascularise :

- le lobe occipital ;
- le thalamus.

En cas de lésion cérébrale, les troubles moteurs, sensitifs, visuels sont controlatéraux à la lésion cérébrale (*fig. 10*) :

- accident vasculaire cérébral hémisphérique gauche : hémiplégie droite ;
- accident hémisphérique droit : hémiplégie gauche.

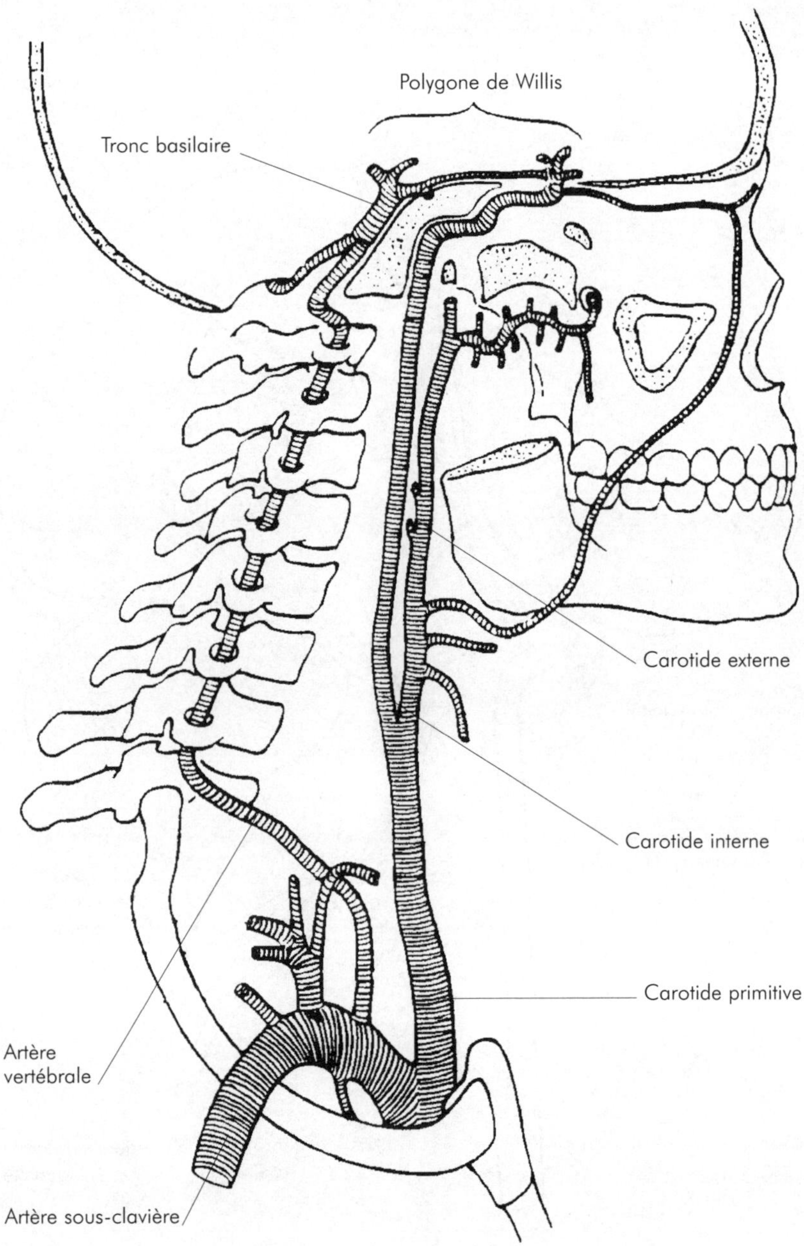

Figure 6 : *Circulation artérielle du cerveau.*

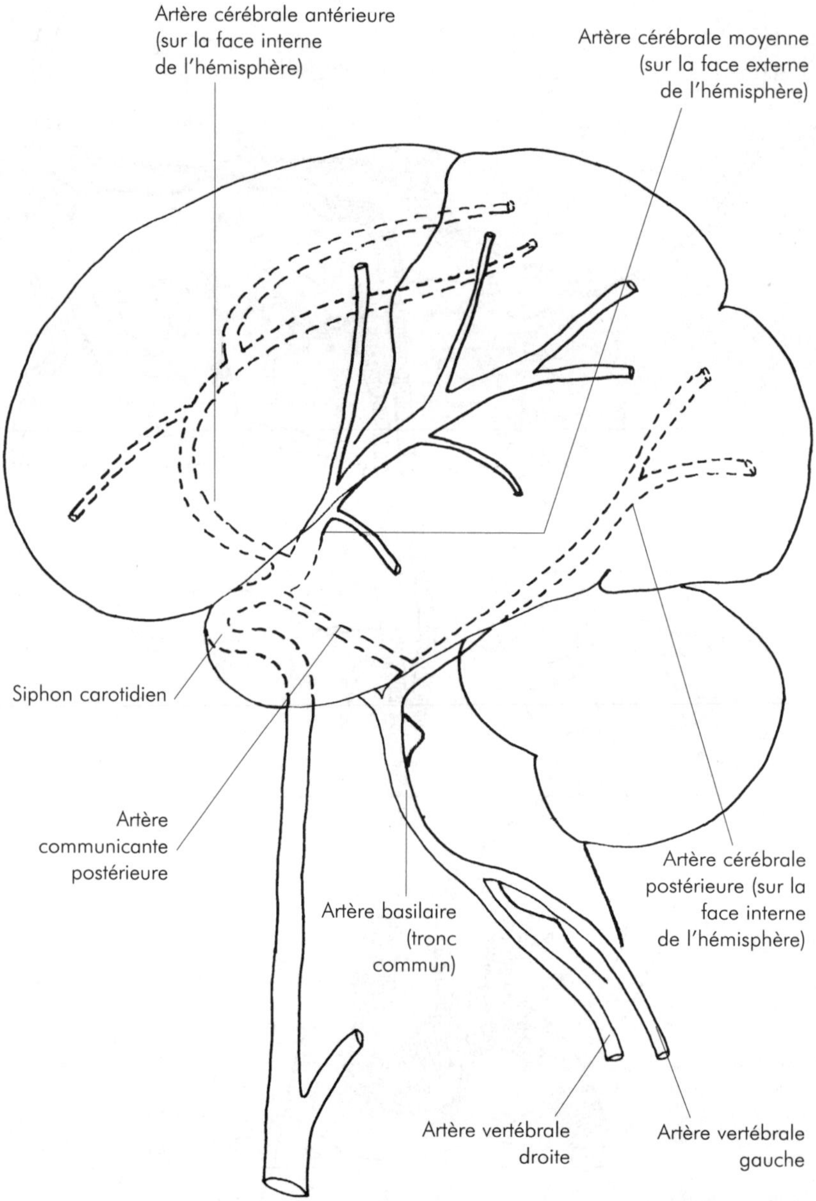

Figure 7 : *Vascularisation du cerveau.*

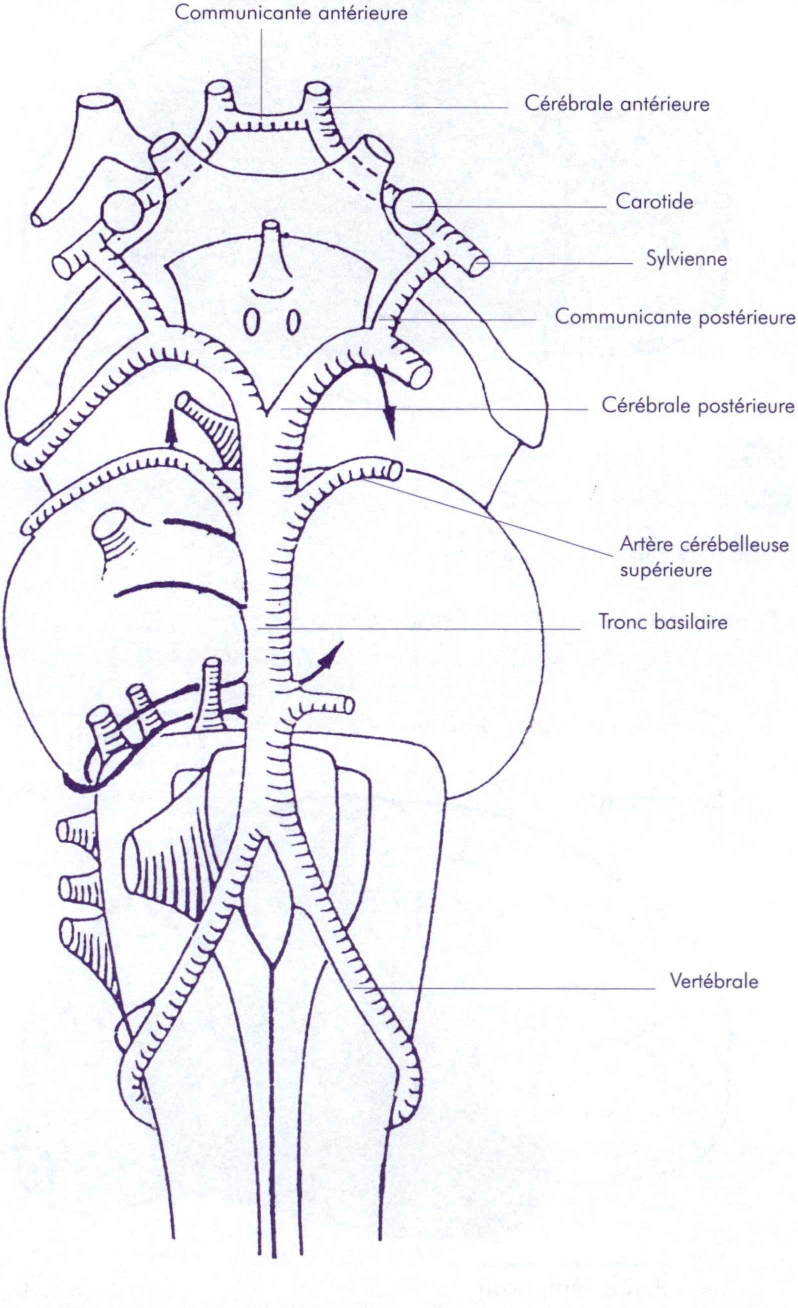

Figure 8 : *Vascularisation cérébrale : polygone de Willis.*

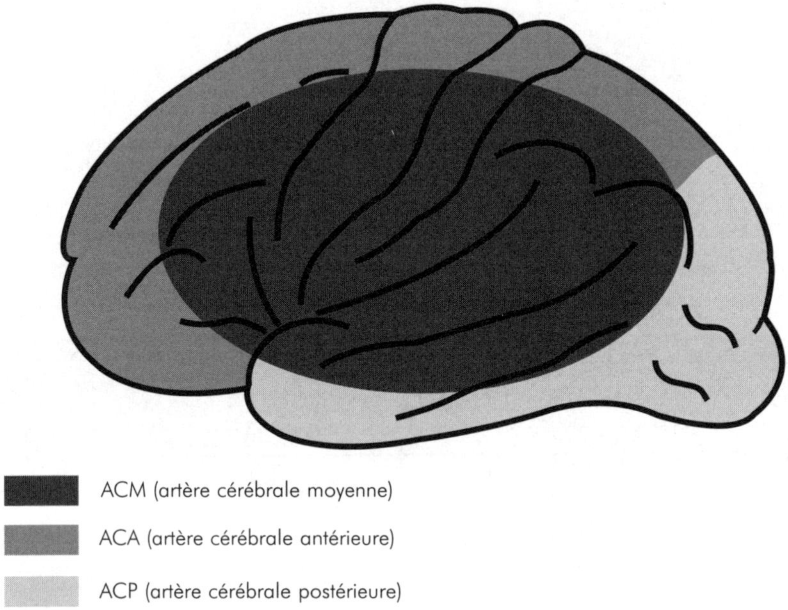

Figure 9 : *Face externe du cerveau : vascularisation cérébrale.*

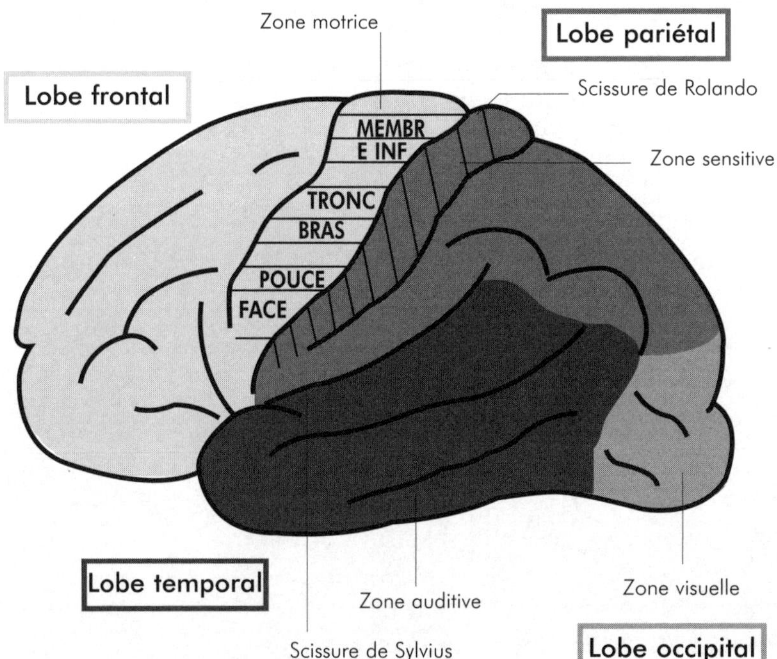

Figure 10 : *Face externe du cerveau : anatomie et fonctions.*

Définition de l'AVC

Les accidents vasculaires cérébraux sont des troubles neurologiques secondaires à une souffrance du parenchyme cérébral d'origine artérielle ischémique ou hémorragique *(fig. 11)*, plus rarement d'origine veineuse.

Le diagnostic clinique d'accident vasculaire cérébral est :

- évoqué devant un déficit neurologique focal (focal : qui correspond à une lésion anatomique précise, à un territoire artériel défini) ;
- d'installation rapide, de quelques secondes à quelques heures.

Le mode d'installation brutal s'oppose à l'installation plus progressive en quelques semaines ou mois d'une tumeur cérébrale.

Il faut évoquer le diagnostic différentiel d'un autre accident neurologique brutal et en particulier une crise d'épilepsie.

Épidémiologie spécifique

Les accidents vasculaires cérébraux sont la troisième cause de mortalité dans les pays industrialisés, et une cause majeure d'invalidité et de handicap persistant. L'incidence est d'environ 150 cas sur 100 000 habitants par an. L'étude de leurs facteurs de risque est une priorité épidémiologique. Les principaux sont l'âge, l'hypertension artérielle et une pathologie cardiaque.

Accidents ischémiques

Physiopathologie

Les accidents ischémiques sont la conséquence de l'arrêt de la circulation sanguine artérielle, entraînant une souffrance du parenchyme cérébral rapidement irréversible (ischémie cérébrale).

Le premier mécanisme est une *thrombose* artérielle : l'occlusion se fait en un point où l'artère est sténosée. C'est le cas de l'athérosclérose : la plaque d'athérome a réduit progressivement la lumière artérielle. La constitution d'un thrombus entraîne l'occlusion complète et l'interruption du flux sanguin.

L'autre mécanisme est *embolique* : un thrombus se détache dans la circulation sanguine et se bloque dans une artère qu'il occlut. L'origine la plus fréquente de ce thrombus est cardiaque.

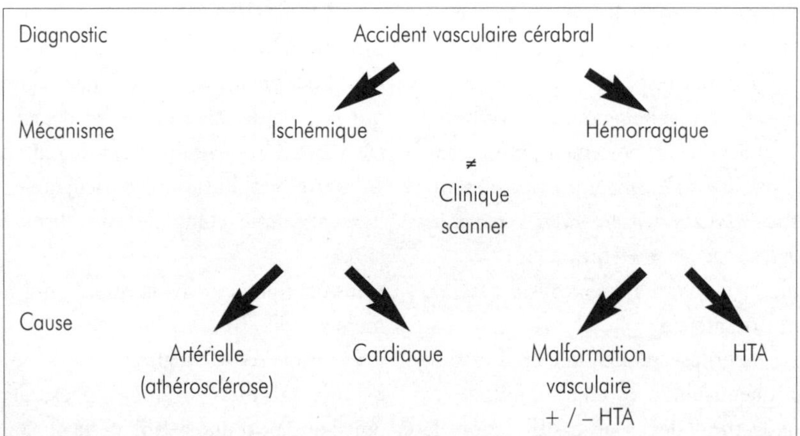

Figure 11 : *Diagnostic et causes des accidents vasculaires cérébraux.*

Présentation clinique

Elle est évocatrice d'un accident ischémique lorsque le déficit neurologique correspondant à un territoire artériel est d'installation brutale, quelques secondes à quelques minutes, et sans signes d'accompagnement : pas de céphalées ni de troubles de conscience.

Les signes cliniques sont fonction du territoire artériel touché. Le territoire le plus fréquemment atteint est celui de l'artère sylvienne ou artère cérébrale moyenne (ACM) *(fig. 4 et 5)*.

Les accidents vasculaires cérébraux dans le territoire de l'artère cérébrale moyenne entraînent :

- du côté opposé à l'atteinte artérielle :
  - une hémiplégie ;
  - des troubles sensitifs ;
  - une hémianopsie latérale homonyme ;
- du côté de l'hémisphère atteint, des troubles neuropsychologiques :
  - une aphasie en cas de lésion cérébrale gauche ;
  - une négligence de l'espace gauche en cas de lésion cérébrale droite.

Ce tableau peut être complet ou incomplet.

Les autres territoires artériels peuvent être atteints.

Les accidents vasculaires cérébraux dans le territoire de l'artère cérébrale antérieure entraînent :

- une hémiplégie alors à prédominance crurale du côté opposé à l'atteinte artérielle : le déficit prédomine sur le membre inférieur alors que le membre supérieur et la face sont respectés ;
- des troubles neuropsychologiques : syndrome frontal avec troubles du comportement, prostration ou agitation, *grasping reflex*, incontinence urinaire.

Les accidents vasculaires cérébraux dans le territoire de l'artère cérébrale postérieure entraînent :

- des troubles visuels : hémianopsie latérale homonyme controlatérale ;
- des troubles neuropsychologiques en fonction du côté de l'hémisphère atteint : aphasie et troubles de la lecture (alexie) en cas de lésion de l'hémisphère gauche, négligence de l'espace gauche en cas de lésion de l'hémisphère droit.

Les accidents vertébro-basilaires avec lésion du tronc cérébral et du cervelet sont caractérisés par un syndrome dit alterne :

- une hémiplégie du côté opposé à l'atteinte artérielle ;
- des troubles sensitifs du côté opposé à l'atteinte artérielle ;
- une atteinte des nerfs crâniens du côté de l'atteinte artérielle ;
- un syndrome cérébelleux.

Causes des accidents ischémiques

La sténose artérielle d'origine athéromateuse

L'athérosclérose siège préférentiellement à la bifurcation carotidienne et à l'origine de l'artère cérébrale moyenne.

L'auscultation peut retrouver un souffle. On recherchera les facteurs de risque vasculaire :

- hypertension artérielle ;
- tabac ;
- diabète ;
- hypercholestérolémie.

Les causes cardiaques emboligènes

De nombreuses pathologies cardiaques sont causes du développement intracavitaire d'un thrombus qui peut se détacher et migrer dans la circulation cérébrale. On distingue notamment :

- les troubles du rythme auriculaire et en particulier l'arythmie complète par fibrillation auriculaire ;
- les pathologies valvulaires, surtout le rétrécissement mitral ;
- les prothèses valvulaires ;
- l'infarctus du myocarde en phase aiguë ou à distance du fait d'une hypokinésie de la paroi.

Examens complémentaires et bilan étiologique

Le scanner cérébral met en évidence une hypodensité limitée au territoire artériel touché. La lésion artérielle n'est pas visualisée ; seules ses conséquences sur le parenchyme cérébral apparaissent au scanner. Ces images ne sont pas toujours visibles dans les premières heures suivant l'accident ischémique, mais un scanner pratiqué en urgence permet d'éliminer une hémorragie.

L'IRM de diffusion et de perfusion permet le diagnostique précoce de l'AVC et l'angio-IRM le bilan des lésions artérielles.

L'écho-Doppler des vaisseaux du cou, de pratique très courante du fait de son innocuité, peut mettre en évidence une plaque athéromateuse ou une occlusion artérielle. Il permet également d'évaluer les conséquences hémodynamiques du rétrécissement qui peut être chiffré (sténose à x %).

L'artériographie, moins systématique, permet d'explorer les vaisseaux extracrâniens et intracrâniens.

À la recherche d'une cause cardiaque emboligène, il sera pratiqué :

- un examen clinique par l'auscultation ;
- un électrocardiogramme ;
- un Holter permettant l'enregistrement sur 24 heures de l'électrocardiogramme ;
- une échocardiographie et en particulier une échographie transœsophagienne qui permet une meilleure exploration des cavités des oreillettes et la recherche de thrombus.

Traitement

La prise en charge dans des unités spécialisées d'urgences neurovasculaires est primordiale. Comme l'infarctus du myocarde, l'organisation des soins depuis l'appel en urgence et l'hospitalisation devrait être systématisé et spécialisé. Des Unités spécialisées se développent actuellement dans les grands hôpitaux, ce qui devrait réduire la morbidité et la mortalité liée à l'AVC.

Il a pour but essentiel d'éviter l'aggravation de l'accident vasculaire cérébral, la récidive ou les complications, il ne traite pas l'accident vasculaire cérébral déjà installé.

Le traitement thrombolytique commence a être utilisé dans les unités d'urgences neuro-vasculaires. Ce traitement doit être réalisé au plus tard 3 heures après la survenue de l'AVC ischémique confirmé par l'IRM ou éventuellement par le scanner. Ce traitement s'adresse à un petit nombre de patients.

Le traitement anticoagulant n'est débuté qu'après la réalisation du scanner éliminant une hémorragie. Il s'agit d'un traitement héparinique qui sera dans certains cas relayé *per os*.

En aucun cas la reperméabilisation d'une artère carotide occluse ne permet la récupération d'un déficit installé. Il est souvent choquant pour les patients et leur famille de savoir qu'une hémiplégie massive qui récupère mal ne fera pas l'objet d'une intervention chirurgicale pour désobstruer l'artère occluse. Il faut donc savoir expliquer l'inutilité d'un tel geste au patient et à son entourage.

Le traitement antiagrégant a pour but de prévenir une récidive. Deux médicaments sont utilisés : l'Aspirine entre 100 et 300 mg par jour, ou la ticlopidine (Ticlid®). Un enjeu essentiel est en effet la prévention des récidives d'AVC et pour cela le contrôle des facteurs de risques vasculaires est primordial. En particulier le traitement de l'hypertension artérielle doit être très rigoureux.

Accidents vasculaires transitoires

Il faut bien connaître cette forme d'accident vasculaire de présentation faussement rassurante, alors qu'il s'agit d'une urgence neurologique.

La définition est un déficit neurologique d'origine vasculaire durant moins de 1 heure. L'aspect bénin, rassurant puisque tout est rentré dans l'ordre spon-

tanément, doit être annulé par la connaissance du risque majeur de récidive d'un accident vasculaire cérébral cette fois constitué, c'est-à-dire non régressif, dans les heures ou les jours qui suivent.
Le bilan étiologique est comparable à celui des accidents vasculaires cérébraux ischémiques.
Le traitement anticoagulant est une urgence ; c'est un traitement héparinique à la seringue électrique.

Hémorragies cérébrales

Elles représentent 20 % des accidents vasculaires cérébraux.

Signes cliniques

Il s'agit d'un déficit neurologique focal correspondant à un territoire anatomique.
L'installation est souvent moins brutale que pour l'accident ischémique, elle s'effectue progressivement, de quelques minutes à quelques heures.
Les signes d'accompagnement sont plus fréquents que dans les accidents vasculaires cérébraux ischémiques : céphalées et troubles de la conscience.

Causes

Les causes des hémorragies cérébrales sont :
- l'hypertension artérielle par lésion progressive des petites artères perforantes, dont la paroi se fragilise et peut se rompre à l'occasion d'une poussée tensionnelle. Elle provoque des hématomes intracérébraux ;
- les malformations artério-veineuses (anévrismes) : leur rupture provoque des hémorragies extracérébrales ou méningées qui sont révélées par un syndrome méningé.

Examens complémentaires

Le scanner montre d'emblée une hyperdensité intraparenchymateuse localisée qui témoigne de la présence de sang. Dans certains cas, il y a présence de sang dans l'espace méningé et intraventriculaire. Les malformations artério-veineuses peuvent être visualisées sur l'artériographie et dans certains cas par une IRM.

Traitement

Il est le plus souvent symptomatique ; seuls quelques hématomes superficiels, le plus souvent liés à une rupture de malformation artério-veineuse, seront opérés en neurochirurgie.

Prise en charge infirmière

Le patient est positionné en décubitus dorsal, tête légèrement surélevée. Le repos strict au lit est obligatoire pendant les premiers jours.

Surveillance neurologique

Elle porte essentiellement sur l'apparition des signes d'aggravation à vérifier toutes les demi-heures environ au départ puis toutes les deux heures.
Les complications à dépister sont :
- l'aggravation du déficit, soit par extension de l'occlusion artérielle et de l'ischémie parenchymateuse, soit par l'augmentation de l'hématome ;
- l'hypertension intracrânienne par augmentation du volume lésionnel. Le risque est alors l'engagement cérébral et donc la compression du tronc cérébral responsable de troubles de conscience, d'hémiplégie, de troubles pupillaires : mydriase aréactive unilatérale du côté opposé au déficit moteur.

La surveillance s'exerce donc à cinq niveaux :
- la conscience ;
- la force et la mobilité des membres ;
- les réflexes pupillaires ;
- la déglutition ;

• les signes vitaux.

La surveillance du niveau de conscience

Le patient peut osciller entre un état de conscience normal, une somnolence, une confusion voire une agitation, et le trouble de conscience le plus profond (coma) d'installation parfois très rapide. Il est donc absolument nécessaire de tester l'état de conscience *(tab. 1)* :

• le patient répond aux *stimuli verbaux* (le patient est endormi mais réveillable) :
– de façon *parfaitement adaptée* : conscience normale ;
– de façon *adaptée* lorsque les questions sont simples, mais de façon imprécise si elles sont plus élaborées : coma stade I ;
– de façon *non adaptée* : pas de réponse aux ordres simples : coma stades II, III, IV ;

• Le patient répond aux *stimuli nociceptifs* (c'est-à-dire est sensible à toute sensation douloureuse) :
– de façon *adaptée*, la réponse motrice est logique, le patient chasse le stimulus : coma stade II ;
– de façon *non adaptée*, la réponse motrice est inappropriée ou n'existe pas : coma stade III ;
– *pas de réaction :* coma stade IV (coma dépassé) ;

• le patient présente ou non des *troubles neurovégétatifs :*

Tableau 1 : *Comas.*

Stade I Coma vigile	Stade II Coma moyen	Stade III Coma profond	Stade IV Coma dépassé
Réponse aux ordres simples	Réaction adaptée aux stimuli douloureux	Réaction inadaptée aux stimuli douloureux	Aucune réaction aux stimuli douloureux
Réaction aux stimuli nociceptifs	Aucun trouble neurovégétatif	Troubles neurovégétatifs associés cardio-respiratoires	Réflexes abolis
Obnubilation		Signes de décérébration	Gros troubles neurovégétatifs
Parfois agitation			Mort cérébrale

Tableau 2 : *Évaluation des comas par le score de Glasgow. (Le score est obtenu par l'addition des chiffres dans chacun des 3 items résultat normal = 15 ; le chiffre 7 ou 8 est considéré comme celui du coma.)*

Ouverture des yeux	Réponse verbale	Meilleure réponse motrice
		6 Obéit Obéit à l'ordre oral
	5 Orientée Le malade a conscience de soi et de son environnement	5 Orientée À au moins deux endroits, le mouvement de flexion tend à faire disparaître la cause de douleur là où elle se trouve : réponse orientée
4 Spontanée Ouverture spontanée des yeux avec respect des cycles éveil/sommeil	4 Confuse Conversation possible mais signes de confusion et de désorientation	4 Évitement Pas de réponse orientée mais flexion rapide du coude avec évitement

Ouverture des yeux	Réponse verbale	Meilleure réponse motrice
3 Au bruit À la parole	3 Inappropriée Mots incompréhensibles et conversation impossible	3 Décortication Membre supérieur : réponse en flexion lente Membre inférieur : extension
2 À la douleur Provoquée par un stimulus nociceptif au niveau des membres ou du tronc	2 Incompréhensible Mots incompréhensibles (gémissements – grognements)	2 Décérébration Membre supérieur : rotation interne et hyper-extension Membre inférieur : extension et flexion plantaire
1 Jamais	1 Rien	1 Rien

– pas de perturbations des grandes fonctions vitales, état normal : coma stade I et stade II ;
– présence de signes neurovégétatifs, hyperthermie, troubles du rythme, sueurs, etc. : coma stade III ;
– grosses perturbations neurovégétatives et signes de décérébration : coma stade IV.

Une autre échelle pour évaluer l'état de conscience peut être utilisée : l'échelle de Glasgow *(tab. 2)*.

La surveillance de la force musculaire et de la mobilité des membres

Pour évaluer toute modification, il est indispensable :

- d'apprécier l'asymétrie du visage du patient en lui demandant de faire une grimace ;
- de lui faire serrer la main ;
- de lui faire mobiliser les membres supérieurs et inférieurs.

La surveillance du réflexe photomoteur

Noter la position spontanée des pupilles :

- diamètre égal, intermédiaire, myosis bilatéral ou mydriase bilatérale ;
- diamètre inégal (anisocorie) avec mydriase unilatérale.

Noter le réflexe photomoteur (RPM) œil par œil. Il s'agit de rechercher la réaction de contraction pupillaire à la lumière : normalement, la réponse pupillaire est un myosis avec conservation du réflexe photomoteur alors qu'ici on peut observer une mydriase aréactive (ne réagissant pas à la lumière).

Attention : ne jamais dilater le malade pour un fond d'œil car la surveillance deviendrait impossible.

La surveillance des troubles de la déglutition

Ces troubles sont à tester avec quelques millilitres d'eau donnés à la cuillère ou à la seringue dans le but de dépister d'éventuelles fausses routes. Toute fausse route implique un arrêt de l'alimentation orale et la mise en œuvre d'une alimentation parentérale ou par sonde gastrique.

La surveillance des signes vitaux

Elle comporte la surveillance de la tension artérielle, des pulsations et de la température afin de dépister :

- les modifications tensionnelles (hypo- et hypertension) ;
- les troubles du rythme, à type d'arythmie (risque d'embolies), d'où la nécessité de mettre le

patient sous appareillage de surveillance cardiaque et de signaler toute modification du tracé électrique ;
- les hyperthermies qui peuvent être consécutives à un dérèglement des centres de la thermorégulation ou à un problème infectieux.

Outre cette surveillance, l'infirmière doit mettre en route le traitement et en surveiller l'efficacité :
- pour l'accident vasculaire cérébral *ischémique*, le traitement consiste en une héparinothérapie à la seringue électrique avec relais par anti-vitamineK par voie orale ou calciparine sous-cutanée (voir dans la même collection : *Cardiologie*, d'Alain Julliard) ;
- pour l'accident vasculaire cérébral *hémorragique*, il n'existe pas de traitement spécifique. Il est donc nécessaire de surveiller le patient de façon très suivie, de lui éviter les efforts et de lui assurer en conséquence tous les soins de suppléance.

Soins liés au décubitus

Assurer le confort du malade doit être une priorité de l'infirmière : il convient de mettre à portée de main du patient sonnette, urinal, etc.

Elle réalise la toilette quotidienne du patient, ainsi que les soins de bouche si besoin.

Le risque d'escarres étant réel, il est indispensable :
- de changer le patient de position toutes les deux ou trois heures pour alléger la compression des tissus ;
- de surveiller l'apparition de rougeurs et d'appliquer le protocole anti-escarres immédiatement ;
- d'installer un matelas anti-escarres si le déficit neurologique est important.

Soins liés au déficit neurologique

L'alimentation et l'hydratation

Si l'alimentation normale est possible, l'aide aux repas est souvent nécessaire : couper les aliments, aider le patient à s'alimenter, surveiller d'éventuelles fausses routes. Il faut également maintenir une bonne hydratation : faire boire au patient environ 1,5 litre par 24 heures en proposant de l'eau à intervalles réguliers, toutes les 2 heures par exemple, et noter la quantité de liquide ingérée.

L'élimination

Les soins à apporter :
- effectuer une diurèse des 24 heures ;
- signaler une éventuelle incontinence (en cas d'incontinence chez l'homme, poser un Penilex® de préférence) ;
- si la pose d'une sonde urinaire est prescrite, effectuer tous les soins avec une asepsie rigoureuse et fixer, pour les hommes, la sonde sur le ventre en respectant la position physiologique de la verge de façon à éviter les escarres de l'urètre.

Le retrait de la sonde doit être effectué dès que possible et la reprise de la diurèse doit être impérativement surveillée.

Pour *l'élimination intestinale*, le risque majeur est la constipation. Elle est liée à la paralysie et elle est renforcée par l'alitement. Il convient donc de noter le nombre et la qualité des selles.

Le transit sera facilité par une alimentation riche en fibres et par le maintien d'une bonne hydratation. L'infirmière est habilitée à administrer des laxatifs doux (suppositoires de glycérine et huile de paraffine).

Relation avec le patient

Du fait de la survenue brutale d'un handicap souvent sévère, le patient présente un niveau d'anxiété élevé que l'infirmière doit s'efforcer de réduire.

En cas d'aphasie, l'infirmière prendra le temps de lui expliquer clairement examens, soins et évolution et, selon les possibilités du patient, l'aidera à verbaliser ses peurs.

Conclusion

En phase aiguë dans les premières semaines, le pronostic vital est engagé, à cause de la pathologie neurologique ou des complications du décubitus. Ensuite lors du passage à la chronicité, le pronostic est fonctionnel avec un risque de handicap important retentissant sur les activités de la vie quotidienne. Les traitements médicamenteux ne peuvent pas actuellement modifier la récupération neurologique, et seule la rééducation peut modifier le handicap.

- **Accident ischémique transitoire**
- **Artère carotide interne**
- **Artère cérébrale**
- **Controlatéral**
- **Hématome**
- **Ischémie**
- **Mydriase**
- **Myosis**
- **Système vertébro-basilaire**
- **Vaisseaux extracrâniens**
- **Vaisseaux intracrâniens**

Notes

vous devez savoir faire...

Actes infirmiers

- **Installer le patient** dans son lit de façon adaptée.
- Effectuer **des changements de position fréquents** et **des massages aux points d'appui**.
- **Collaborer** à la rééducation passive.
- **Assurer les soins de suppléance** sur le plan de l'hygiène et de l'alimentation.
- **Lever précocement le malade** et l'installer dans un fauteuil.
- **Encourager** toute forme d'autonomie en proposant une participation active aux soins et à la rééducation.
- **Offrir un soutien** permanent au patient et à la famille.
- **Inciter le patient** à s'exprimer, en l'absence d'aphasie.
- **Identifier les signes précurseurs** d'un éventuel état dépressif.

...donc vous devez savoir :

Connaissances requises

- Définir **hémiplégie** et **syndrome pyramidal**.
- Caractériser **les fonctions des hémisphères** droit et gauche.
- Expliquer **la physiopathologie** d'une hémiplégie.
- Énumérer **les causes les plus fréquentes** et les facteurs de risque (voir chapitre 5).
- Décrire **les signes cliniques** présentés par le patient (voir chapitre 5).
- Citer **les traitements** à mettre en œuvre, leur surveillance et les complications possibles (voir chapitre 5).
- Décrire **les soins d'hygiène** et d'alimentation à réaliser auprès du patient.
- Citer **les grands principes d'ergonomie** à respecter pour le patient et le personnel.
- Citer **l'évolution** et **le pronostic** de la pathologie.
- Citer **les grands principes** de la relation d'aide.

Hémiplégie

Définition clinique et anatomopathologique

L'hémiplégie est une cause de handicap moteur, qui doit être bien connue des soignants.

L'hémiplégie est :

- un trouble de la commande motrice touchant un hémicorps (face, membre supérieur et membre inférieur) *(fig. 12)* ;
- secondaire à une lésion de la voie pyramidale dans le système nerveux central, dans le cerveau ou dans le tronc cérébral *(fig. 13)* ;
- controlatérale à la lésion cérébrale :
  - lésion de la voie pyramidale gauche → hémiplégie droite *(fig. 14)* ;
  - lésion de la voie pyramidale droite → hémiplégie gauche *(fig. 15)*.

Signes cliniques

L'hémiplégie est caractérisée par un syndrome pyramidal :

- réflexes plus vifs que du côté opposé normal et hypertonie spastique ;
- signe de Babinski ;
- déficit de la commande motrice prédominant :
  - sur les extrémités : le pied et la main sont plus déficitaires que l'épaule ou la cuisse ;
  - le plus souvent sur le membre supérieur que sur le membre inférieur.

Il s'accompagne d'une hypertonie spastique qui domine en extension sur le membre inférieur (ce qui entraîne une mauvaise position du pied à la marche) et en flexion au membre supérieur, ce qui peut provoquer une fermeture de la main en permanence.

Il faut bien sûr tenir compte des troubles neurologiques associés :

- troubles sensitifs ;
- troubles du champ visuel (hémianopsie latérale homonyme) ;
- troubles neuropsychologiques, en fonction du côté atteint du cerveau :
  - aphasie, apraxie, acalculie dans les lésions hémisphériques gauches ;
  - négligence visuospatiale, anosognosie, asomatognosie, apraxie de l'habillage dans les lésions hémisphériques droites.

Causes des hémiplégies

Il s'agit des lésions cérébrales touchant les voies motrices :

- accidents vasculaires cérébraux ;
- tumeurs cérébrales ;
- traumatismes crâniens ;
- infections, abcès.

La récupération est parfois complète, souvent malheureusement partielle. Le *traitement* spécifique de l'hémiplégie est la *rééducation* qui utilise la récupération motrice spontanée. La majorité des patients hémiplégiques pourront remarcher et cela même avec une récupération modeste de la commande musculaire. La fonction de la main n'est souvent pas récupérée. La spasticité quand elle est gênante peut bénéficier d'un traitement médicamenteux par voie générale (Lioresal®, Dantrium®). Dans certaines spasticités plus focalisées (varus équin du pied, hypertonie en flexion de la main) un traitement par injection de toxine botulique permet la réduction de l'hypertonie durant 2 à 4 mois.

Algoneurodystrophie ou syndrome épaule-main

Définition

C'est un rhumatisme inflammatoire réactionnel, réflexe à l'hémiplégie, une complication à prévenir.

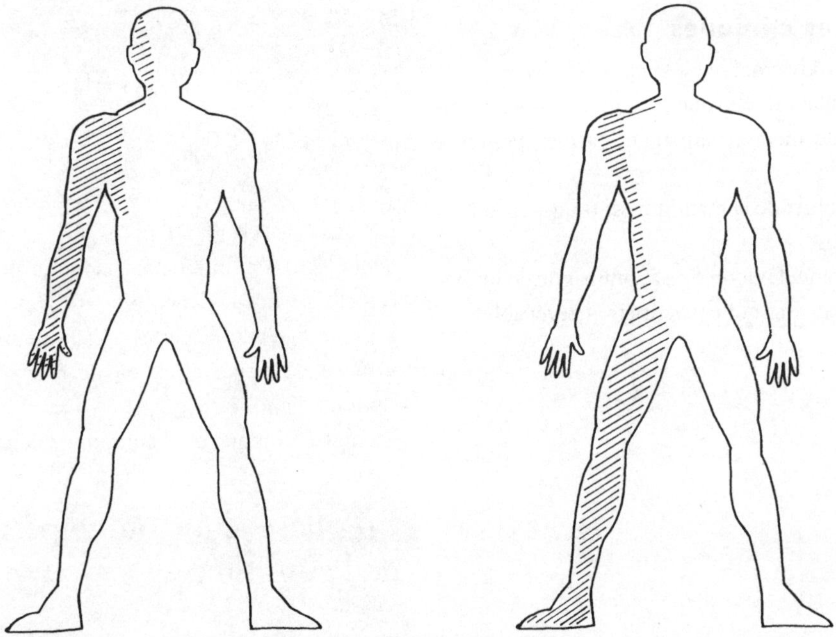

Figures 12 et 13 : *Distribution des troubles moteurs de l'hémiplégie.*
12. par infarctus dans le territoire superficiel de l'artère cérébrale moyenne : hémiplégie à prédominance brachio-faciale (ici droite).
13. par infarctus dans le territoire de l'artère cérébrale antérieure : hémiplégie à prédominance crurale.

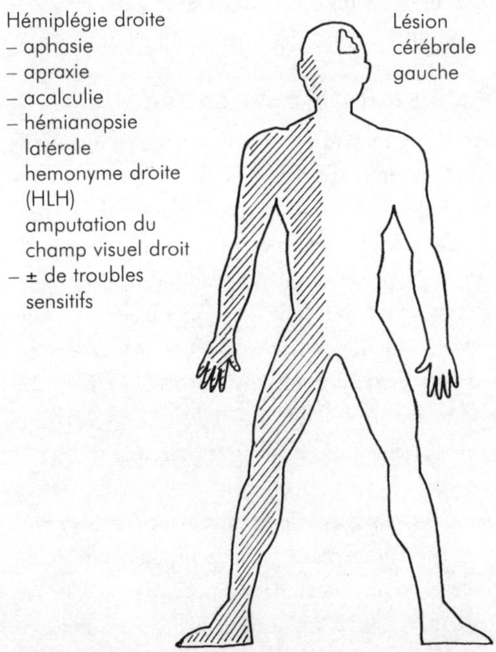

Figure 14 : *Hémiplégie droite, par lésion cérébrale gauche et signes associés.*

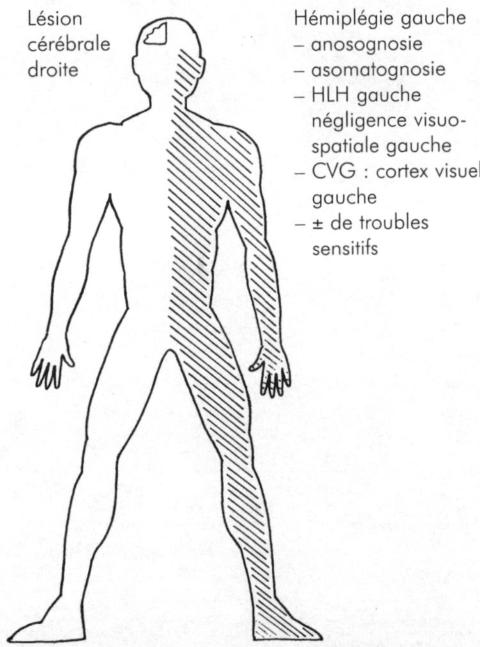

Figure 15 : *Hémiplégie gauche, par lésion cérébrale droite.*

Signes cliniques

L'algoneurodystrophie est caractérisée par :
- une douleur de l'épaule provoquée par les mobilisations du membre supérieur, parfois spontanée et nocturne ;
- une douleur de la main qui est rouge, chaude et œdémateuse.

Ce syndrome douloureux s'accompagne de limitations articulaires qui peuvent être irréversibles.

Prise en charge infirmière

La prise en charge d'un patient atteint d'une hémiplégie est différente selon la phase dans laquelle se situe le patient :
- phase aiguë ou de perte de l'autonomie ;
- phase de récupération ou de réacquisition de l'autonomie ;
- phase chronique ou d'autonomie déficitaire.

En phase aiguë ou de perte de l'autonomie

Les soins ont pour but, d'une part d'éviter l'apparition des troubles tels que les escarres *(voir chapitre 5)*, les rétractions tendineuses, l'ankylose, les troubles thromboemboliques, les troubles respiratoires et de l'élimination, et d'autre part, d'assurer une suppléance lors des soins quotidiens.

L'installation du patient

Il convient donc d'installer le malade en décubitus dorsal sur un matelas anti-escarres, de respecter les positions physiologiques (pieds à angle droit, bras en adduction) favorables à une bonne rééducation, et de placer des barrières de sécurité.

Le patient ne pouvant se mouvoir seul, il faut veiller à ce qu'il ne soit pas couché sur le côté paralysé pour éviter la compression tissulaire. Pour des raisons semblables, lors des prélèvements sanguins ou des perfusions, l'infirmière préférera utiliser le bras sain.

En ce qui concerne le membre supérieur déficitaire, il est important de soutenir le coude et de surélever la main à l'aide d'un coussin pour éviter l'œdème et la complication d'algoneurodystrophie. Il ne faut pas tirer sur ce membre quand on

relève le patient. On le maintiendra par le thorax sous les aisselles.
Au cours des soins, l'infirmière réalisera des mobilisations passives du pied pour éviter l'apparition de troubles thromboemboliques et testera la mobilité et la force musculaire, éléments en faveur d'une amélioration ou d'une aggravation.

L'habillement

À cette phase, le patient sera de préférence vêtu d'une chemise américaine, fonctionnelle. Le vêtement sera enfilé par le bras déficitaire, l'autre manche étant plus accessible au bras valide.

L'alimentation

Dans un premier temps, l'alimentation est normale ou semi-liquide (eau gélifiée), mixée pour éviter les fausses routes. Il est important d'observer les capacités du patient, de l'installer et de lui couper les aliments, de l'aider à s'alimenter si nécessaire. Si le patient présente des fausses routes, il faut envisager de le perfuser ou de lui poser une sonde gastrique, sur prescription médicale.

L'élimination urinaire

Le patient peut avoir une élimination normale mais, compte tenu de l'alitement, il présente fréquemment soit une stase urinaire, soit une incontinence. Dans ce cas, pour l'homme, il faut préférer le Pénilex® à la sonde urinaire ; pour la femme, il est souvent nécessaire de poser de façon transitoire une sonde vésicale.
Les soins de sonde sont effectués tous les jours, voire plusieurs fois par jour, avec toilette du méat urinaire à l'aide de compresses stériles et Dakin® ou Cequartyl®.
Le Pénilex® est à changer quotidiennement après une toilette rigoureuse du pénis (décalotter le gland et effectuer le soin avec compresse et Dakin® ou Cequartyl®, toujours recalotter pour éviter l'œdème du gland ; ne jamais fixer le Pénilex® avec du sparadrap).
La diurèse est à surveiller quotidiennement : si elle est basse, si les urines sont foncées, concentrées, malodorantes, il faut penser à une stase urinaire et poser sur prescription médicale une sonde vésicale.
L'observation de signes d'infection urinaire telles des urines troubles, une élévation de la température, doivent alerter l'infirmière qui pratiquera alors un examen cytobactériologique des urines sur prescription médicale.

L'élimination intestinale

L'alitement, le changement d'alimentation favorisent la constipation d'où une surveillance importante du nombre de selles émises (à noter sur la feuille de surveillance). Il est donc important d'adjoindre à une alimentation riche en fibres, de manière préventive, des laxatifs doux (huile de paraffine ou suppositoires glycérinés) et de veiller à une bonne hydratation (environ 1,5 à 2 litres par 24 heures).
Si les selles sont peu abondantes ou absentes, il est impératif de le signaler au médecin.
Les fécalomes sont des complications redoutables qu'il faut éviter, d'où la nécessité de déclencher précocement l'émission de selles par des touchers rectaux éventuellement.

L'encombrement pulmonaire

Le patient hémiplégique présente souvent un encombrement et des infections pulmonaires favorisés par l'alitement et une diminution du réflexe tissugène. Il est donc important de faire pratiquer régulièrement au patient des exercices respiratoires : le faire tousser et cracher, pratiquer des vibrations thoraciques qui favorisent l'expectoration. Des aérosols à base de mucolytiques et/ou d'antibiotiques et/ou de corticoïdes sont nécessaires pour fluidifier les sécrétions bronchiques.
Toute augmentation de la température doit faire craindre un processus infectieux et doit être signalée au médecin.

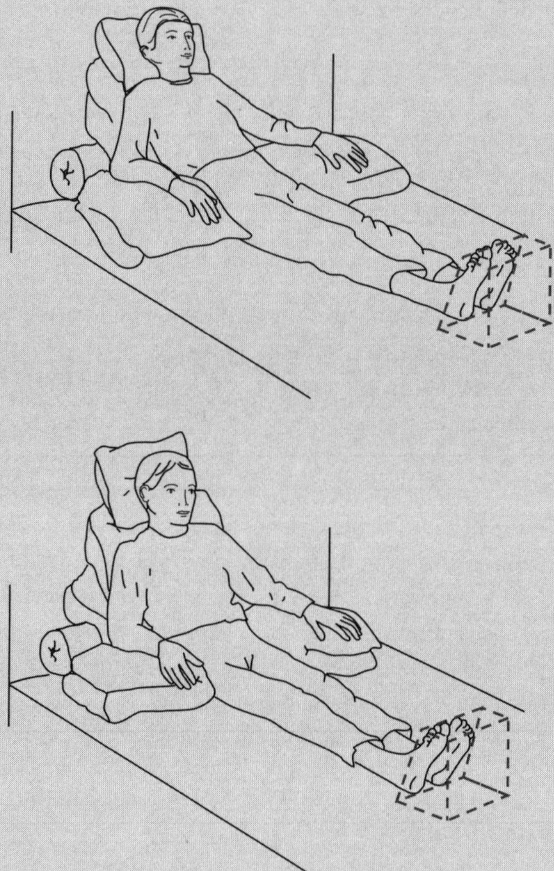

Figure 16 : *Position assise.*

En phase de récupération ou de réacquisition de l'autonomie

Les soins

En période de récupération, les soins infirmiers sont centrés sur la participation du malade aux activités de la vie quotidienne, l'objectif étant de favoriser une récupération maximale en vue d'une bonne réinsertion familiale et sociale.

Dès que le patient commence à acquérir une certaine indépendance, il convient de l'inciter à se mobiliser seul en lui installant un matériel approprié dit et en lui proposant des barrières au lit pour lui faciliter les mises en position latérale *(fig. 16)*.

Quant à la mise au fauteuil, elle se fera sur avis médical et le plus tôt possible, afin d'éviter au maximum les complications pulmonaires, circulatoires et de décubitus. Le premier lever se fera très progressivement et sous surveillance de la pression artérielle pour éviter une hypotension orthostatique. Il ne doit pas excéder, en principe, une demi-heure le premier jour. Il se fait avec le kinésithérapeute et nécessite la participation d'au moins deux personnes.

Le bras paralysé du patient doit être soutenu pour éviter une subluxation de l'épaule et reposer sur un oreiller ; la main doit être légèrement surélevée pour favoriser un drainage de retour.

Le corps doit être bien calé au fond du fauteuil, les pieds posés à plat sur le sol et chaussés.

Le plus tôt qu'il sera possible, il faut obtenir du malade sa participation à la rééducation de son bras paralysé pour favoriser l'entretien articulaire et la réintégration du schéma corporel. Il faut également lui apprendre à lâcher les objets, lui conseiller de tenir son bras paralysé au niveau du poignet avec sa main valide et de l'élever le plus haut possible. Cependant, il ne faut pas laisser le malade réaliser seul ces exercices trop souvent car ils augmentent la spasticité.

Cette rééducation passive est accompagnée d'une kinésithérapie active. Il est important que l'équipe soignante valorise tout effort et toute récupération si minimes soient-ils pour encourager le malade à persévérer.

L'hygiène

Le patient sera amené à prendre en charge sa toilette, progressivement. Dans un premier temps, il est nécessaire de l'installer confortablement assis dans son lit, bien calé par les oreillers et de disposer devant lui ses affaires de toilette. Il faut lui demander d'effectuer la toilette du visage puis, petit à petit, celle des bras et du thorax, l'aider si nécessaire et faire preuve de patience en l'encourageant.

Dans un deuxième temps, la toilette pourra se faire devant le lavabo (toujours complétée par l'infirmière), pour favoriser la réadaptation. Le plus tôt possible, on proposera une douche ou un bain au patient.

L'habillement

Favoriser le port de vêtements personnels, amples et de fermeture aisée (pressions, Velcro®) et conseiller au patient d'enfiler son vêtement au bras déficitaire avec son bras valide.

Dès qu'il peut marcher, lui demander de porter des chaussures qui assurent une bonne contention du pied (style baskets).

L'alimentation

Il est souvent nécessaire de couper les aliments, de verser l'eau, de disposer les couverts et les aliments du côté sain car, si le patient souffre de négligence visuospatiale, il risque de ne manger que ce qui est dans son champ visuel. Les gestes étant souvent maladroits, il est essentiel de faire preuve de patience et de valoriser les efforts accomplis.

L'élimination

➡ **L'élimination urinaire :** si l'incontinence urinaire persiste, des toilettes et des changes seront effectués aussi souvent que nécessaire. Dans le but de contrôler la diurèse et d'assurer un confort maximal au patient, l'élaboration d'une grille de surveillance permettra de pointer les heures des mictions et donc de proposer le bassin de façon systématique.

➡ **L'élimination intestinale :** : on continuera à favoriser l'élimination intestinale et à surveiller l'émission des selles. On proposera le bassin au fauteuil et le patient sera accompagné aux toilettes le plus tôt possible de façon à favoriser son autonomie.

La relation avec le patient

Au cours de cette phase de récupération, l'infirmière doit être attentive à l'état psychologique du patient qui peut passer par différentes phases : révolte, agressivité, repli sur soi, refus de s'alimenter et de collaborer. Elle doit faire preuve d'une grande patience, écouter le malade et l'encourager à exprimer verbalement ses sentiments.

En phase chronique ou d'autonomie déficitaire

Lors de cette phase, les problèmes psychologiques du patient peuvent être importants et majorés par des problèmes de réinsertion à domicile, par des problèmes socio-économiques et/ou de réinsertion professionnelle. Il convient donc d'envisager avec le patient et sa famille toutes les mesures concrètes pouvant lui assurer un maximum d'autonomie (cannes anglaises, tripodes, aménagements à domicile), et lui proposer de le mettre en contact avec des associations telles que l'Association des paralysés de France.

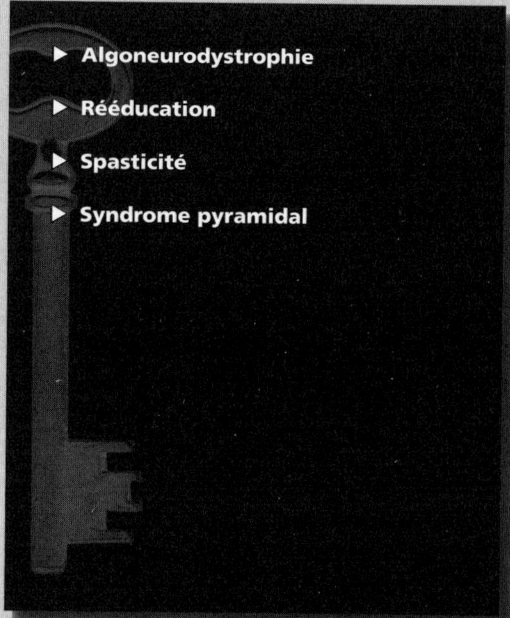

Conclusion

L'hémiplégie reste une maladie souvent invalidante, toujours très éprouvante pour le patient et sa famille. L'infirmière doit effectuer régulièrement un bilan de l'autonomie du patient ; les soins visent avant tout à limiter les rétractions et les malpositions grâce à la rééducation. Le but est de rendre la personne soignée la plus autonome possible.

Notes

* Anosognosie = Trouble de fonctions > caractérisé par 1 méconnaissance par le patient des troubles qu'il présente

* Asomatognosie : Ignorance d'1 partie de son corps (celle paralysée)

* Acalculie : Perte de la possibilité d'effectuer des opérations simples du calculs mentaux

* Hémianopsie : Amputation de la moitié du champ visuel, atteignant les 2 yeux.

[Glasgow] 15 normal / (7/8) Comas

Ouverture des yeux	Réponse verbale	Meilleure réponse motrice
—	—	(6) obéit aux ordres
—	(5) orientée	(5) orientée
(4) ouverture spontanée	(4) Confuse	(4) Évitement
(3) Au bruit/parole	(3) Inappropriée	(3) Décortication
(2) A la douleur	(2) Incompréhensible	(2) Décérébration
(1) jamais	(1) Rien	(1) Rien.

vous devez savoir faire...

Actes infirmiers

■ **Apprécier** la préservation ou non du canal de la communication et le degré d'incitation verbale *(voir p. 6)*.

■ **Utiliser** un langage adapté et simple.

■ **Aider le patient** à trouver tout moyen de communication substitutif nécessaire.

■ **Favoriser** la stimulation intellectuelle.

■ **Prendre le temps** d'écouter.

■ **Inciter** la famille à communiquer avec le patient en suivant les directives de l'équipe soignante.

Aphasie de Broca

■ **Inciter** le patient à parler pour garder le canal de la communication.

■ **Lutter** contre les stéréotypies.

■ **Stimuler** le patient et l'encourager pour éviter la dépression réactionnelle.

Aphasie de Wernicke

■ **Apprendre au patient** à se taire pour en faire un récepteur.

■ **Inciter** la famille à établir une relation proche dans le silence.

...donc vous devez savoir :

Connaissances requises

- Définir **l'aphasie** et différencier l'aphasie de Broca et de Wernicke.
- Citer **les zones anatomiques** atteintes.
- Définir **les termes suivants** :
  - logorrhée ;
  - jargon ;
  - négligence visuospatiale ;
  - stéréotypie ;
  - apraxie ;
  - anosognosie ;
  - anarthrie.
- Citer **les principes de rééducation** à respecter face à une aphasie de Broca ou Wernicke.
- Citer **l'évolution** et **les limites de la rééducation** des aphasies.
- Citer **les grands principes** de la relation d'aide.

Rappel anatomique

Les aphasies sont secondaires à une lésion touchant l'aire de la parole *(fig. 17)*.

L'examen systématique d'un patient aphasique permet d'analyser tous les aspects du langage, expression, compréhension, mais aussi répétition, langage écrit, et favorise la classification de l'aphasie.

Aphasie de Broca : sémiologie caractéristique

L'aphasie de Broca est caractérisée par une réduction du langage oral (aphasie non fluente), des troubles articulatoires, alors que la compréhension, sans être normale, est relativement préservée pour les ordres simples. La lecture est aussi partiellement respectée alors qu'il existe souvent un trouble de l'écriture. Cette aphasie est secondaire à une lésion frontale en avant de la scissure de Rolando, dans une région motrice. Elle est associée le plus souvent à une hémiplégie droite *(fig. 17)*.

Aphasie de Wernicke : sémiologie caractéristique

L'aphasie de Wernicke est caractérisée par un langage spontané abondant, fluent, mais incompréhensible (jargon) et des troubles massifs de la compréhension *(fig. 17)*.

Elle est secondaire à une lésion plus postérieure, pariéto-temporo-occipitale, zone où convergent les afférences sensorielles temporales, auditives (pour le langage oral) et occipitales, visuelles (pour la lecture). Elle peut s'accompagner d'un défaut du champ visuel par une hémianopsie latérale homonyme droite.

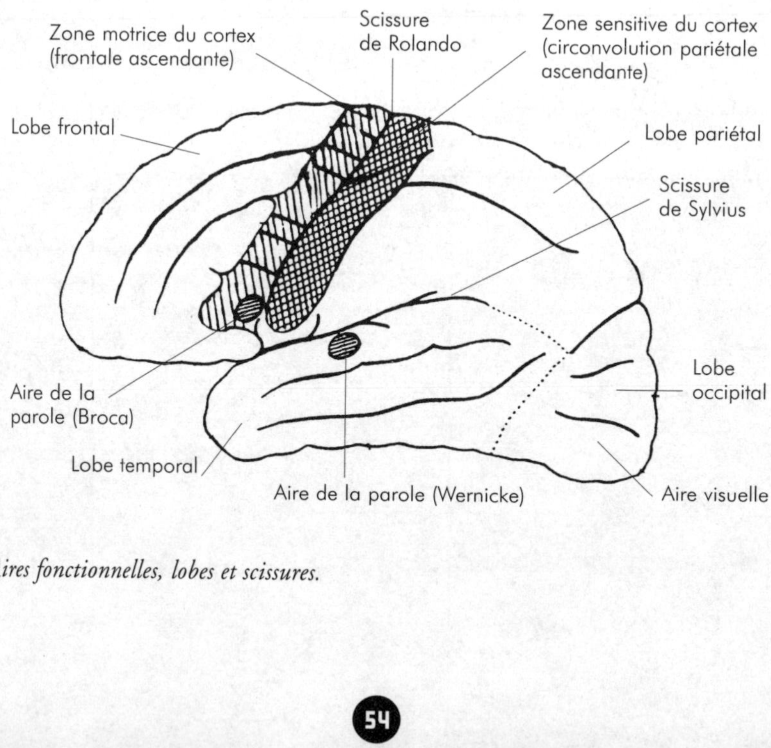

Figure 17 : *Aires fonctionnelles, lobes et scissures.*

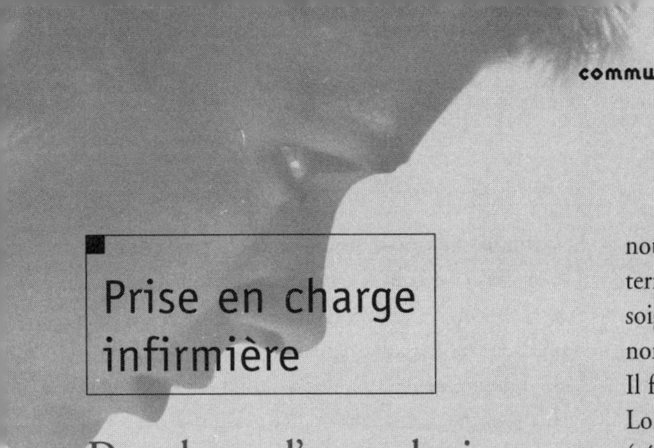

Prise en charge infirmière

Dans le cas d'une aphasie de Broca

Les patients peuvent présenter « un mutisme aphasique » avec une intelligence plus ou moins intègre. Ce sont des patients le plus souvent rejetés par l'entourage qui peut confondre mutisme aphasique avec trouble du caractère.

Il convient donc de les *stimuler*, de *maintenir* leur niveau de capacité opératoire, de tenter de les *faire progresser* en maintenant la communication verbale. En outre, cette stimulation permet souvent d'éviter une dépression réactionnelle.

Le mutisme aphasique peut s'accompagner d'une perte du langage écrit, notamment liée à un déficit moteur du bras droit. L'infirmière s'attache à faire réaliser à ces patients des exercices d'écriture avec la main gauche. Le langage écrit facilite la récupération orale.

Afin de faciliter la lecture, qui est souvent lacunaire, il est important de stimuler les malades :

- par la lecture de journaux : l'infirmière demande à la famille d'apporter journaux et magazines susceptibles d'intéresser le patient ;
- par l'écoute de la télévision.

Pour maintenir et faire progresser le patient dans la communication verbale, l'infirmière doit prendre le temps d'écouter le patient.

Les premiers mots sont souvent des automatismes verbaux (merci, bonjour, au revoir, etc.) ou des séries automatiques (lundi, mardi, etc.). L'infirmière écoute la série et effectue des ébauches de phrases (hier c'était dimanche, aujourd'hui nous sommes…). Elle demande aux patients de terminer leurs phrases et celles ébauchées par les soignants. Dans le même but, elle fait également nommer aux patients les objets qui les entourent. Il faut éviter le langage télégraphique.

Lorsque les patients présentent une *stéréotypie* (répétition du même mot ou de syllabes), il faut les faire taire, car le mot, la syllabe correctement émis parasitent les autres mots. Il faut obtenir de la famille qu'elle agisse dans ce sens en n'utilisant pas les mots de la stéréotypie. Un stéréotype installé est très difficile à faire disparaître.

Enfin, les patients peuvent présenter un mutisme avec une *anarthrie*, c'est-à-dire qu'ils ont gardé une compréhension intègre et qu'ils peuvent écrire parfaitement. Il faut privilégier ce mode de communication en mettant à leur disposition crayon et papier. Il ne sert à rien de crier : l'aphasique n'est pas sourd.

Dans le cas d'une aphasie de Wernicke

Ce sont des patients qui parlent seuls, qui sont souvent incanalisables au début du déficit (logorrhée) et dont le message ne présente aucun degré d'information. On dit de ces patients qu'ils jargonnent.

Ils présentent des troubles relationnels et comportementaux, et sont souvent exigeants et tyranniques. L'infirmière doit adopter vis-à-vis de ces patients une attitude compréhensive, opposer à leur excitation calme et maîtrise de soi. Il faut les *dominer*, leur apprendre à écouter et à se taire.

Il est important d'inviter la famille à rétablir la communication par l'intermédiaire de jeux de société par exemple, et de l'informer de la nécessité de faire respecter le silence au patient.

Conclusion

Il faut savoir écouter le patient aphasique, lui laisser le temps de parler, en cas d'aphasie non fluente, deviner mais ne pas parler à sa place. À l'opposé, il est nécessaire de tenter de canaliser les patients aphasiques fluent jargonnant.

Les troubles neuropsychologiques qui peuvent être à l'origine de troubles du comportement doivent être bien connus des soignants pour pouvoir les rapporter à la maladie neurologique et non à une cause psychiatrique ou à des troubles du caractère. Les connaître permet de mieux ajuster la prise en charge du patient et de conseiller l'entourage.

Notes

vous devez savoir faire...

Actes infirmiers

- **Évaluer** l'efficacité du traitement.
- **Repérer** les troubles consécutifs au traitement.
- **S'inquiéter** auprès du patient de la bonne tolérance des médicaments.
- **Offrir une présence** rassurante et être à l'écoute du patient et de sa famille.
- **Élaborer** et mettre en œuvre un plan éducatif pour le patient et sa famille.

→ antiparkinsonien, l'éduquer ainsi que sa famille

...donc vous devez savoir :

Connaissances requises

- Définir brièvement **la maladie de Parkinson**.
- Citer **les structures anatomophysiologiques** concernées.
- Expliquer **les mécanismes physiopathologiques** du déficit en dopamine.
- Décrire **les trois signes caractéristiques** de la pathologie et les autres signes associés.
- Citer **les principaux médicaments** antiparkinsoniens et leurs effets secondaires.
- Expliquer **l'évolution du Parkinson** sous traitement.
- Expliquer **les principes** de mise en place de ces traitements et les précautions d'emploi.
- Citer **les principes** de la relation d'aide.

Maladie de Parkinson

Définitions : clinique, anatomique et physiologique

Maladie dégénérative, caractérisée cliniquement par un syndrome extrapyramidal, avec tremblement, akinésie et hypertonie.
La lésion anatomique est une dépigmentation du *locus niger* (corps noir), situé dans les pédoncules à la partie haute du tronc cérébral.
La physiologie est liée à une diminution de sécrétion d'un neurotransmetteur, la dopamine. La dopamine est sécrétée normalement par les cellules du *locus niger* à partir de son précurseur, la dopa. La dopamine a pour cible les structures sous-corticales profondes ou noyaux gris centraux, et en particulier le striatum. Ces structures sont impliquées dans le contrôle et l'initiation des mouvements. L'absence de dopamine entraînerait un défaut de participation des noyaux gris dans l'exécution des mouvements.

Épidémiologie

La maladie de Parkinson est une pathologie débutant dans la 5e ou la 6e décennie. Les deux sexes sont touchés avec une prédominance masculine discrète. La prévalence est environ de 100 pour 100 000 personnes, soit 1 % environ de la population âgée de plus de 60 ans.
L'étiologie de cette maladie est inconnue. Plusieurs causes sont discutées mais non prouvées : causes infectieuses, toxiques, génétiques. Ce n'est pas une maladie familiale.

Signes cliniques

Les signes cliniques du Parkinson comprennent trois éléments caractéristiques : le tremblement, l'hypertonie et l'akinésie.

Le tremblement

Il survient au repos et prédomine aux extrémités (main, pied, face, bouche), sans tremblement de la tête ; il est fin et de basse fréquence.

L'hypertonie plastique

C'est un signe d'examen caractérisé par une résistance aux mouvements passifs imposé par l'examinateur. Elle est souvent observée sur les fléchisseurs du bras, lors de l'extension passive du bras ; elle est caractéristique car elle cède par à-coups et réapparaît : c'est le phénomène de « roue dentée ».

L'akinésie

C'est un défaut d'initiation des mouvements automatiques et volontaires. Au niveau de la face, l'amimie est caractérisée par la rareté des clignements des paupières et la mimique d'expression.
Ces signes caractéristiques s'observent dans plusieurs circonstances :

- l'attitude debout, l'attitude en flexion du tronc, de la nuque et des membres ;
- la marche, avec une difficulté de démarrage, marche à petits pas rapides, penché en avant comme en déséquilibre, avec diminution du ballant du bras ;
- la modification de l'*écriture : micrographie*, c'est-à-dire la diminution progressive de la taille des lettres au fur et à mesure que le patient écrit ;
- la modification de la voix, dysarthrie avec voix monotone.

Des signes associés peuvent être observés :

- des troubles de la salivation avec hypersialorrhée ;
- des troubles vésico-sphinctériens avec vessie hyperactive ;
- des troubles neuropsychologiques caractérisés essentiellement par un ralentissement psychique (bradypsychie). Une démence d'Alzheimer peut être associée à la maladie de Parkinson.

Traitement

Généralités

Les troubles neurologiques au cours d'une maladie de Parkinson sont radicalement modifiés par le traitement.

Il ne s'agit pas d'un traitement curatif de la maladie, mais de traitements substitutifs pour compenser le déficit en dopamine. Le traitement ne permet pas de limiter l'évolution de la maladie et une perte de l'efficacité du traitement est observée après quelques années ainsi que des effets secondaires spécifiques.

La dopathérapie

La dopamine ne peut être donnée directement ; le précurseur de la dopamine, la dopa, peut, en revanche, être administrée *per os*.

Deux médicaments principaux : Modopar® et Sinemet®.

Le principe du traitement est l'administration à doses progressives afin de permettre la correction des signes de la maladie de Parkinson et en particulier de l'akinésie, sans apparition d'effets secondaires.

Après une phase d'efficacité du traitement, un échappement au traitement par dopathérapie survient fréquemment. L'efficacité du traitement devient inconstante au cours de la journée où alternent des périodes d'efficacité (période *on*) et des moment d'échappement au traitement où réapparaissent les signes parkinsonniens (périodes *off*). Des mouvements anormaux involontaires (dyskinésies) peuvent survenir.

Les agonistes dopaminergiques : bromocriptine (Parlodel®) ou ropirinol (Requip®) sont utilisés isolément ou associés à la dopathérapie. Leur efficacité est plus nette à la phase précoce de la maladie.

Un traitement chirurgical par mise en place d'un stimulateur cérébral implanté est limité. Une évaluation en centre spécialisé permet d'évaluer les possibilités thérapeutiques.

Traitements symptomatiques

La prise en charge en rééducation kinésithérapique et orthophonique est nécessaire. Le traitement des symptômes tels que la sécheresse buccale, la constipation améliore la vie quotidienne des patients.

Prise en charge infirmière

Prévention des effets secondaires

La maladie de Parkinson nécessite un traitement à vie. Mais, comme toute médication au long cours, elle entraîne des effets secondaires que l'infirmière doit connaître afin de mieux les prévenir.

Les troubles digestifs de type nausées et vomissements

Ils sont souvent transitoires et cèdent aux antiémétiques. C'est pourquoi il est préférable de faire prendre au patient son traitement au milieu du repas. L'infirmière note souvent, associée à ces troubles, une anorexie qui peut être responsable de dénutrition. Il est donc nécessaire d'effectuer régulièrement la pesée des patients et d'ajuster un régime alimentaire adéquat.

Les troubles cardio-vasculaires

Il s'agit essentiellement d'hypotension orthostatique pouvant aller jusqu'à la syncope. Il est donc nécessaire de surveiller la tension artérielle en position couchée et debout 2 à 3 fois par jour. L'infirmière conseillera au patient d'éviter de se lever brusquement mais, au contraire, de procéder par étapes (position assise pendant 2 minutes au bord du lit puis position debout avec appui avant de marcher).

Des troubles du rythme pouvant être observés au cours du traitement, il est important de surveiller régulièrement la fréquence cardiaque et d'effectuer des électrocardiogrammes.

Les mouvements involontaires (dyskinésie)

D'apparition souvent tardive, il s'agit pourtant de la complication la plus fréquente. Ils intéressent principalement la face. Lorsque la gêne est trop importante pour le patient, il est possible d'envisager avec le médecin une modification du traitement. Il est primordial de répartir de façon régulière le traitement sur les 24 heures afin d'éviter les variations d'activité du médicament (phénomènes *on/off*) et de dresser un tableau de surveillance récapitulant les heures de prise, les phénomènes et les dyskinésies.

Les troubles psychiques

Ils sont principalement de deux ordres, la dépression avec pleurs et anxiété, la plus fréquente, et l'excitation avec agitation. Ils sont à dépister le plus précocement possible pour les limiter. Une relation d'aide s'impose souvent auprès du patient en fonction de l'acceptation de sa maladie. Si les troubles psychiques, souvent aggravés par l'hospitalisation, sont trop importants, l'infirmière doit avoir recours au réseau familial et/ou à un expert.

Conseils au patient

Avant sa sortie, il est indispensable de s'assurer que le patient a bien compris les modalités de prise du traitement et l'intérêt de poursuivre une kinésithérapie afin de maintenir un état fonctionnel le mieux adapté possible à la vie de tous les jours.

Surveillance du patient

À un stade avancé de la maladie, la prise en charge du patient porte sur 4 points principaux.

Le contrôle de la fonction urinaire

L'infection des voies urinaires est fréquente ; il faut donc apporter souvent à boire au patient (avec une paille, l'usage du verre pouvant être difficile en raison des problèmes moteurs). On peut également noter les polyuries et pollakiuries, d'où l'importance de laisser à proximité l'urinal et la sonnette et de veiller au risque de déshydratation.

Le contrôle de la fonction intestinale

La constipation est quasi constante (par suite du manque d'activité et des effets secondaires du traitement). Il faut donner régulièrement au patient des laxatifs doux, une alimentation adaptée et surveiller les selles.

L'alimentation

Elle est à surveiller en raison des dyskinésies. Le patient présente des difficultés à s'alimenter normalement et proprement (choisir judicieusement les aliments, les couper, préférer la cuillère à la fourchette, aider le malade si besoin en dédramatisant la situation).

Les soins corporels

Ils ne sont pas à négliger (transpiration et sialorrhée importantes).

Relation avec le patient : le retentissement psychologique

La progression inéluctable de la maladie (chutes, perte de l'autonomie, etc.) et la diminution de l'efficacité des traitements entraînent souvent un état dépressif majeur chez le patient et perturbent la qualité des relations familiales. Il en résulte un rôle d'écoute important de la part de l'infirmière.

Relation avec la famille

Le contact et les échanges d'informations de l'équipe soignante avec la famille sont d'un grand intérêt réciproque. Il faut expliquer :

- le défaut de mise en route des mouvements, faire la différence avec une démence ;
- le traitement et les inconvénients d'un surdosage, ne pas prendre plus de médicaments que la quantité prescrite ;
- l'intérêt de maintenir une activité physique régulière ;
- l'intérêt d'un régime équilibré, pour éviter l'amaigrissement, et riche en fibres car la constipation est fréquente. Parfois une alimentation pauvre en protéines est conseillée le midi car les protéines modifient le métabolisme de la dopa. De plus, il faut éviter le risque de déshydratation en se préservant des fortes chaleurs et en favorisant l'apport hydrique ;
- savoir qu'il existe des troubles du sommeil ;
- savoir observer et noter les horaires de déséquilibre du traitement (périodes de dyskinésie, périodes) afin de guider avec le médecin la répartition des prises médicamenteuses ;
- écouter une famille parlant de la dépendance progressive, conseiller des aides à domicile si la famille ne peut assumer les tâches domestiques, (ne pas oublier de signaler au patient l'existence de l'Association France Parkinson, 37 bis, rue La Fontaine, 75116 Paris).

Conclusion

La maladie de Parkinson est une maladie dégénérative fréquente à expression motrice. Le traitement par la dopa permet pendant plusieurs années de compenser le déficit en neurotransmetteurs ; il existe malheureusement un échappement au traitement avec l'évolution quasi constante vers l'aggravation de la réduction motrice et le risque de grabatisation.

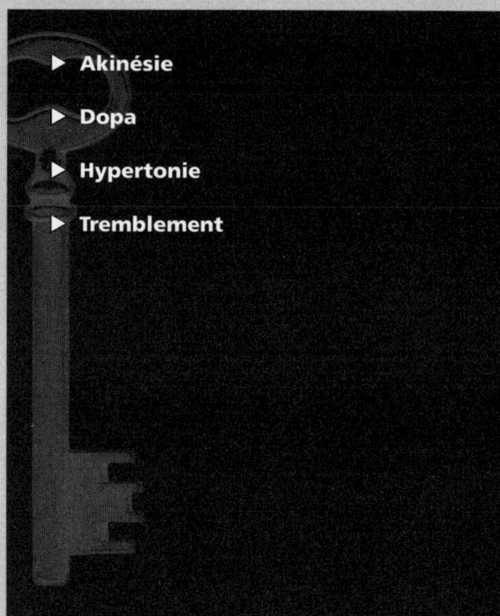

vous devez savoir faire...

Actes infirmiers

- **Protéger** le patient au maximum.
- **Assurer** les soins d'hygiène si nécessaire.
- **Rechercher** d'éventuelles complications traumatiques.
- **Participer** au diagnostic en notant et transmettant les éléments observés lors de la crise.
- **Rassurer** le patient à son réveil.
- **Dédramatiser** la situation.
- **Évaluer** l'efficacité du traitement.
- **Élaborer** et mettre en œuvre un plan éducatif pour le patient et sa famille.

→ une crise d'épilepsie et surveiller son traitement

...donc vous devez savoir :

Connaissances requises

- Définir brièvement **l'épilepsie**.
- Citer **les causes** les plus fréquentes.
- Décrire **le mode d'installation** de la crise convulsive.
- Énumérer **les trois phases** de la crise d'épilepsie généralisée.
- Indiquer brièvement pour chacune de ces phases **les manifestations cliniques**.
- Définir **la crise partielle**.
- Expliquer **la conduite à tenir** devant un patient présentant une crise.
- Définir **l'état de mal** et sa prise en charge thérapeutique.
- Spécifier **les modalités** de prise des médicaments et les règles d'hygiène de vie.
- Citer **les grands principes** d'une relation d'aide auprès d'un patient et de sa famille.

Épilepsie

Définition

Une crise d'épilepsie généralisée est définie par la décharge hypersynchrone de l'ensemble des neurones du cortex.

Épidémiologie

La survenue de crises d'épilepsie touche 2 à 5 % de la population, mais seuls 0,5 % à 1 % présenterait des crises récidivantes justifiant un traitement. Dans de rares cas, ces crises sont très nombreuses, elles se produisent plusieurs fois par jour et sont difficiles à contrôler.

Signes cliniques

La crise d'épilepsie généralisée

La crise d'épilepsie généralisée est caractérisée par une perte de connaissance complète, de survenue brutale, le malade pousse un cri et tombe. Elle comporte trois phases successives :

- *la phase tonique* avec une contraction intense, généralisée de tous les muscles, entraînant une apnée et une morsure de langue ;
- *la phase clonique*, caractérisée par l'alternance contraction/décontraction des muscles entraînant des secousses musculaires brusques ;
- *la phase de résolution*, stertoreuse, marquée par un coma profond avec reprise progressive de la respiration, qui est bruyante, et par la perte d'urines.

La reprise de conscience est progressive, suivie d'un coma confusionnel qui peut durer quelques heures.
Le diagnostic est souvent porté rétrospectivement après la crise sur les arguments suivants :

- une chute brutale n'ayant pas pu être prévenue, cause d'hématome ;
- une perte de connaissance prolongée de plusieurs minutes ;
- une perte d'urines évocatrice (elle n'est cependant pas constante et son absence ne permet pas d'éliminer le diagnostic) ;
- une morsure de la langue ;
- un réveil progressif.

La crise partielle d'épilepsie

Elle est définie par la décharge des neurones d'une partie limitée du cortex. Cette crise peut rester isolée ou se généraliser dans un second temps *(fig. 18)*.
La présentation clinique est fonction de la zone corticale touchée.

Étiologie

Les causes de l'épilepsie à rechercher sont des lésions irritatives sur le cortex :

- les séquelles d'anoxie néonatale associées dans certains cas à un retard mental (prématurité, accouchement traumatique) ;
- le traumatisme crânien : le risque est maximal la première année suivant le traumatisme ;
- l'accident vasculaire cérébral ;
- les pathologies infectieuses cérébrales ;
- les tumeurs cérébrales : cette cause, relativement rare, justifie la pratique d'un scanner cérébral en cas de première crise chez un adulte.

La complication redoutée

Ce qui fait toute la gravité potentielle de la crise est l'*état de mal épileptique* caractérisé par une crise qui ne s'arrête pas ou des crises qui se succèdent rapidement. Le risque est alors un arrêt cardio-respiratoire.

L'examen complémentaire

C'est l'électroencéphalogramme qui peut mettre en évidence des ondes anormales, pointues, paroxystiques. Il peut être cependant normal en dehors des crises, et un électroencéphalogramme normal n'élimine donc pas la possibilité de survenue de crises *(fig. 19 et 20)*.

Traitement

Le traitement médicamenteux de l'épilepsie est un traitement de fond préventif de la survenue de crises, mais non curatif de la cause des crises.

Le principe du traitement est la monothérapie. Les médicaments sont prescrits isolément, il faut changer de médicament pour tenter une meilleure

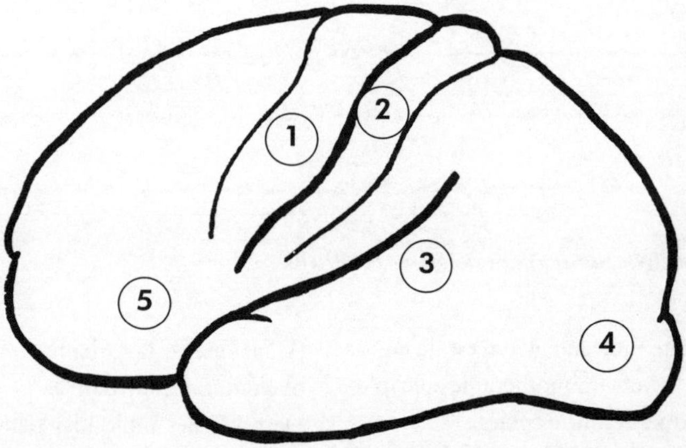

1. crise motrice
2. crise sensitive
3. crise auditive
4. crise visuelle
5. crise comportementale

Figure 18 : *Crises d'épilepsie focalisées : représentation schématique de l'origine corticale des crises.*

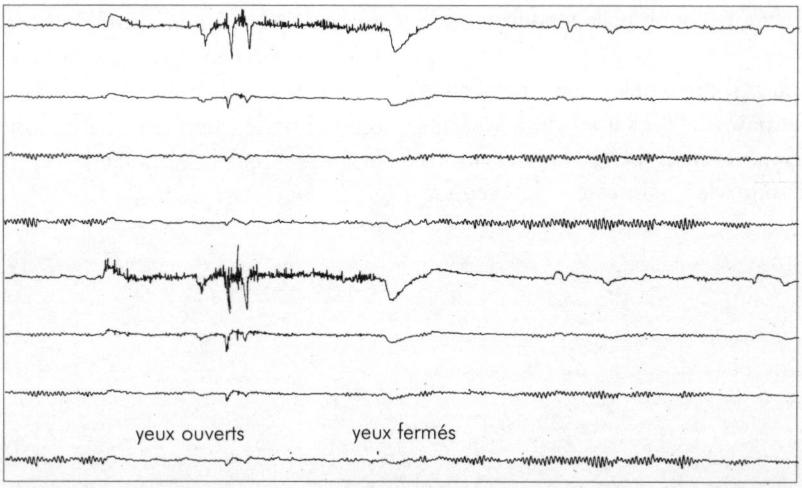

Figure 19 : *Tracé normal d'un EEG chez une femme de 30 ans.*

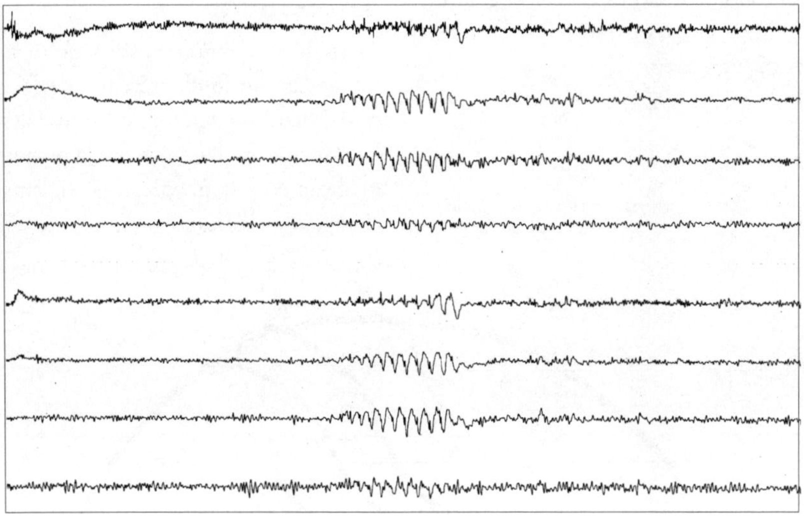

Figure 20 : *Épilepsie généralisée chez un homme de 40 ans.*

efficacité d'une autre molécule. Ce n'est qu'en cas de résistance due à une monothérapie que plusieurs antiépileptiques seront associés.

L'efficacité du médicament n'est pas le seul critère de choix. Sa tolérance est très importante et favorise l'observance du traitement. Il faut là encore savoir changer de traitement en cas de mauvaise tolérance.

Les associations avec d'autres traitements et en particulier la contraception orale modifie aussi le choix.

Les médicaments disponibles sont nombreux. Certains sont plus efficaces sur les crises généralisées, d'autres sur les crises focales. Les traitements classiques sont le valproate de sodium (Dépakine®), la carbamazépine (Tégrétol®) et les phénytoïne (Dihydan®).

De nouvelles molécules telles que la gabapentine (Neurontin®), la lamotrigine (Lamictal®), le topimarate (Epitomax®) peuvent être données de première intention. En cas d'épilepsie rebelle au traitement médicamenteux, une évaluation dans un centre spécialisé est indispensable.

Un traitement neurochirurgical peut être proposé en cas d'épilepsie non contrôlée par le traitement. L'exérèse de la zone centrale qui est le foyer de départ des crises peut permettre la cessation de celles-ci ou le contrôle par le traitement médicamenteux jusque-là insuffisant

Prise en charge infirmière

Au moment de la crise

Lors de la crise d'épilepsie, le rôle de l'infirmière est essentiellement préventif. Il vise à éviter que le patient ne se blesse.

Pour cela, il convient d'éloigner du patient les objets dangereux, de ne pas le maintenir et, s'il est au sol, de placer un coussin sous sa tête.

Les morsures de la langue étant fréquentes et douloureuses, on essaiera d'interposer entre les dents un mouchoir épais ou une canule de Guedel (difficile) et d'assurer au mieux la libération des voies aériennes.

Il est très important d'observer le déroulement de la crise et d'en noter les différents signes caractéristiques à transmettre au médecin qui aura été alerté. Ces observations permettront d'orienter le diagnostic.

Après la crise

Après la crise, le patient est installé confortablement au lit car il présente souvent un état confusionnel transitoire et une grande fatigue.

Une petite toilette est alors réalisée s'il y a eu émission d'urines.

Même si le patient n'a aucun souvenir de la crise, il est essentiel de lui offrir une présence rassurante, d'être à son écoute de façon à dédramatiser la situation.

Si la crise se prolonge, faisant envisager un état de mal convulsif, il faut alors diriger le patient vers un service de réanimation.

Éducation de la personne sous traitement anticonvulsivants

Le traitement doit être pris sans interruption et à vie.

Il s'agit d'un traitement prophylactique visant à supprimer les manifestations épileptiques et non à guérir la maladie.

S'il doit y avoir substitution d'un traitement à un autre, il est nécessaire de l'arrêter progressivement. En effet, un arrêt brutal déclenche des crises convulsives graves.

Pour équilibrer le traitement, une hospitalisation est parfois nécessaire.

En début de traitement, le patient peut être sujet à des états de somnolence transitoires, à des vertiges, à des céphalées.

L'efficacité du traitement est contrôlée par l'absence de crises. Les dosages sériques (gardénalémie, dépakinémie, par exemple) permettent de contrôler un éventuel surdosage.

Les modalités de prise des médicaments

Il s'agit :

- du respect des doses prescrites (pas de réduction ni d'augmentation sans avis médical) ;
- de l'obligation d'ingérer les médicaments au milieu des repas ou avec une grande quantité d'eau pour éviter des troubles digestifs ;
- de la nécessité de signaler l'apparition de signes comme :
  - une hypersensibilité : céphalées importantes, fièvre, éruptions cutanées, etc. ;
  - une hépatotoxicité : coloration anormale des téguments et/ou des urines (surveillance par le bilan hépatique sanguin) ;
  - une hématotoxicité : saignements de nez, ecchymoses au moindre traumatisme (surveillance par la NFS, numération formule sanguine).

Les règles d'hygiène de vie à respecter

L'infirmière rappellera aux patients qu'il convient de proscrire les associations médicamenteuses et d'en référer à son médecin traitant pour chaque nouvelle prise de médicaments, d'éviter tout abus d'alcool ou de café, le manque de sommeil, le jeûne et de combattre les hyperthermies quelle qu'en soit la nature. Il faut faire attention toutefois à ne pas les hyperprotéger pour éviter une trop grande dépendance. Il faut également éviter les activités requérant de la vigilance, les emplois à risques, les sports dangereux (mais l'épilepsie n'est pas une contre-indication à la pratique sportive), la conduite automobile dans les formes graves ou mal équilibrées de la maladie.
L'infirmière rappellera au patient et à sa famille l'intérêt d'éviter toute stimulation visuelle (conduite de nuit, spots lumineux, écrans vidéo, etc.) qui peut déclencher une crise convulsive. Il est enfin conseillé au patient de porter une carte précisant sa pathologie et son traitement.

Conclusion

Un soutien psychologique s'impose souvent. En effet, les crises, les interdits, la contrainte de la prise quotidienne de médicaments, un possible rejet familial et/ou professionnel sont vécus comme des handicaps.
Enfin, il ne faut pas oublier d'éduquer la famille en cas de crise convulsive.

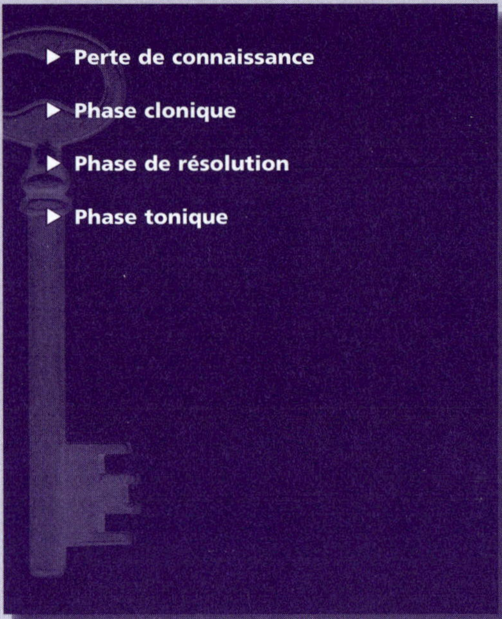

Notes

Traitement Epilepsie

- Valproate de sodium (Depakine®)
- Carbamazepine (Tegretol®)
- Phénytoïne (Dihydan®)

- Gabapentine (Neurontin®)
- Lamotrigine (Lamictal®)
- Topiramate (Epitomax®)

vous devez savoir faire...

Actes infirmiers

- **Installer** confortablement le patient.
- **Instaurer** des mesures prophylactiques nécessaires en fonction de l'étiologie.
- **Surveiller** l'évolution des signes cliniques, vitaux et neurologiques du syndrome méningé.
- **Collaborer** aux examens à visée diagnostique.
- **Collaborer** à l'instauration du traitement prescrit et en surveiller l'efficacité.
- **Rassurer** le patient.

→ d'un patient atteint d'un syndrome méningé

...donc vous devez savoir :

Connaissances requises

- Décrire **le syndrome méningé.**
- Citer **les formes étiologiques** les plus fréquentes.
- Citer **les examens** à visée diagnostique.
- Donner **la composition** du liquide céphalo-rachidien dans la méningite bactérienne.
- Énumérer **les grands principes** de traitement correspondant aux formes étiologiques.
- Citer **les complications** à redouter.
- Décrire **les mesures prophylactiques** à entreprendre lors d'une méningite à méningocoque.

Syndrome méningé

Rappel anatomique

La substance grise cérébrale est entourée par les méninges *(fig. 21)* :

- *la dure-mère :* membrane fibreuse, épaisse en contact avec l'os, émettant des expansions qui cloisonnent la cavité du crâne (faux du cerveau, tente du cervelet, tente de l'hypophyse) et forment les loges cérébrales, cérébelleuses et la loge hypophysaire. Dans son épaisseur cheminent des conduits sanguins : *les sinus veineux* ;
- *la pie-mère :* membrane mince qui tapisse entièrement l'axe cérébro-médullaire ;
- *l'arachnoïde :* formée de deux feuillets, l'un pariétal accolé à la face profonde de la dure-mère, l'autre viscéral séparé de la pie-mère par un espace : l'espace sous-arachnoïdien où s'écoule le liquide céphalo-rachidien (LCR).

Définition clinique du syndrome méningé

Le syndrome méningé est caractérisé par l'association de céphalées, de vomissements et d'une raideur méningée.

Les céphalées sont intenses, inhabituelles. Elles s'accompagnent d'un syndrome algique plus général avec une intolérance au bruit et à la lumière (phonophobie et photophobie). Le patient est prostré, couché en chien de fusil, dans l'obscurité.

Les vomissements peuvent être brutaux, en jets et ne sont pas toujours précédés de nausées.

La raideur de nuque est retrouvée à l'examen clinique. C'est un signe de grande valeur en cas de céphalées et de vomissements. C'est un symptôme très fréquent mais qui peut être absent ou discret. Il s'agit d'une contracture douloureuse des muscles paravertébraux qui s'oppose à la tentative de flexion passive de la nuque.

Deux signes du même ordre sont retrouvés, les signes de Kernig (lors de l'élévation des membres

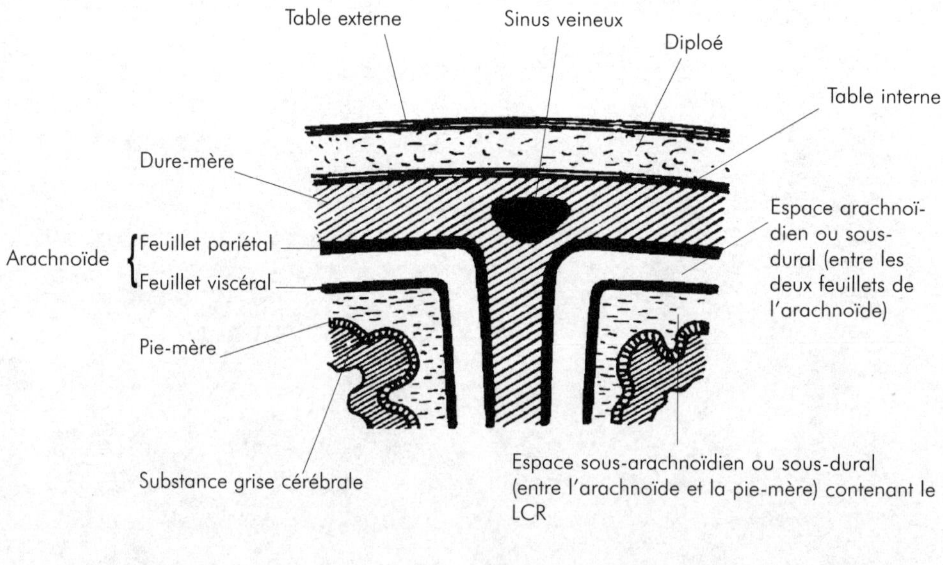

Figure 21 : *Disposition des méninges.*

inférieurs en extension apparaît une douleur vive entraînant la flexion des genoux) et de Brudzinski (flexion involontaire des membres inférieurs lors de la flexion de la nuque).
D'autres signes neurologiques peuvent accompagner un syndrome méningé :
- un trouble de la conscience, confusion ;
- une crise d'épilepsie ;
- des signes neurologiques déficitaires centraux (hémiplégie, aphasie, etc.) ou déficits périphériques, radiculaires ou d'un nerf crânien.

Les signes d'accompagnement généraux sont un syndrome grippal, une fièvre.

Causes

Une hémorragie méningée, présence de sang dans l'espace méningé *(fig. 21)*, souvent due à une rupture d'une malformation vasculaire (anévrisme artériel ou malformation artério-veineuse), est caractérisée par un syndrome méningé très brutal, céphalées survenant d'une seconde à l'autre, sans fièvre au moins au début. Les signes d'accompagnement déficitaires neurologiques sont inconstants. C'est une urgence neurochirurgicale.

Un syndrome méningé fébrile oriente vers une méningite infectieuse qui peut être bactérienne ou virale. Les méningites bactériennes sont gravissimes et constituent une urgence médicale dont la thérapeutique doit être immédiatement mise en œuvre. Dans quelques cas, le syndrome méningé (céphalée, vomissements, raideur) est au second plan et le patient présente surtout de la fièvre et des troubles de la conscience. Les germes mis en cause sont le plus souvent le méningocoque (cause de méningites cérébro-spinales), le pneumocoque, l'*Haemophilus* et enfin le BK (évolution chronique).
Il existe aussi des méningites virales, bénignes.

Diagnostic médical

Le diagnostic est une urgence et justifie une ponction lombaire car un traitement spécifique s'impose sans retard *(fig. 22)*.

La ponction lombaire

La ponction lombaire doit être précédée :
- soit d'un fond d'œil ;
- soit d'un scanner cérébral pour éliminer une hypertension intracrânienne qui contre-indiquerait la ponction lombaire.

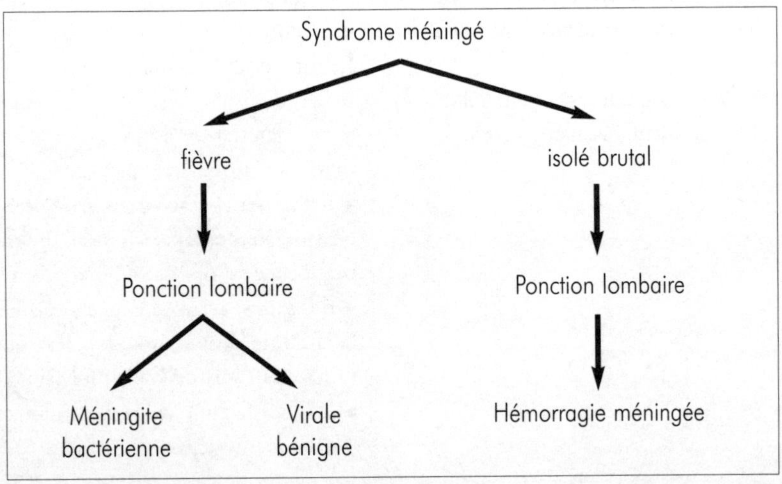

Figure 22 : *Diagnostic d'un syndrome méningé.*

L'analyse du liquide céphalo-rachidien (LCR)

Elle met en évidence :

- un LCR hémorragique orientant vers une hémorragie méningée ;
- un LCR purulent, avec une hypoglycorachie (diminution du taux de glucose) et la présence de cellules polynucléaires et de germes retrouvés à l'examen direct ou en culture ;
- un LCR clair avec une glycorachie normale et des cellules lymphocytaires évoquant une cause virale.

Traitement

La méningite bactérienne

Elle nécessite un traitement antibiotique en urgence, avant même l'identification du germe. En cas de méningite à méningocoque, des mesures prophylactiques doivent être mises en place.

La méningite virale bénigne

Elle justifie un traitement symptomatique associant le repos au calme, dans la pénombre, et un traitement par antalgiques et myorelaxants.

L'hémorragie méningée

C'est une urgence neurochirurgicale en cas de mise en évidence d'une malformation vasculaire qui a saigné.

La surveillance neurologique est comparable à la surveillance d'un accident vasculaire cérébral.

Prise en charge infirmière

L'installation du patient atteint d'une méningite se fera de préférence en service de soins intensifs.

Le patient présentant des céphalées diffuses et intenses, une photophobie, des rachialgies et des vomissements doit être isolé dans une chambre obscure, au calme si possible. Il est souvent couché à plat, en chien de fusil, le dos à la lumière (penser à lui donner une cuvette pour les éventuels vomissements).

La prise en charge du patient est différente selon l'étiologie (le diagnostic reposant sur la ponction lombaire).

Dans le cas de méningites bactériennes

Des mesures prophylactiques strictes sont mises en œuvre s'il existe un risque contagieux, dans le cas des méningites bactériennes par exemple. Le malade est alors mis en réanimation infectieuse, en isolement technique (mentionné sur la porte). Ceci impose :

- le port d'une blouse de boxe, de gants, d'un masque et de sur-chaussures pour tout le personnel et les visiteurs ;
- un matériel de désinfection pour le lavage des mains à l'entrée de la pièce ;
- un matériel réservé au patient : thermomètre, chariot, stéthoscope, vaisselle, instruments, etc. La préférence est donnée au matériel à usage unique ;
- des sacs spéciaux à déchets et à linge individualisés : une décontamination est obligatoire pour tout ce qui sort de la chambre du patient ;
- la désinfection de la chambre et du matériel lourd lors du départ du patient.

Dans tous les cas de méningites

La surveillance clinique

Elle porte notamment sur :

- l'évolution des signes cliniques : céphalées, vomissements, photophobie, douleurs diffuses ;
- les signes neurologiques : troubles de la vigilance, raideur de la nuque, signes de localisation, convulsions ;
- les signes vitaux, en particulier la température qui doit chuter rapidement suite au traitement. En cas d'aggravation sur le plan infectieux, on peut observer un état de choc, un *Purpura fulminans* aboutissant à une CIVD (coagulation intravasculaire disséminée) ;
- l'efficacité des traitements et leurs effets secondaires.

Ces traitements longs associent souvent plusieurs médicaments veinotoxiques impliquant la pose d'une voie d'abord veineuse d'excellente qualité.

Les soins

➡ **L'alimentation :** si le syndrome méningé est sévère, on peut observer des vomissements importants en jet. L'alimentation est alors parentérale. Dès l'arrêt des vomissements, on reprend l'alimentation orale adaptée à l'état du malade. Il existe souvent, au début, une asthénie et une perte de l'appétit. Il est donc nécessaire de stimuler et d'encourager le patient pour qu'il s'alimente.

➡ **L'élimination :** elle est à surveiller. La constipation accompagne souvent le syndrome méningé. Dès la normalisation des signes méningés et la reprise de l'alimentation orale, le rythme de l'élimination intestinale doit revenir à la normale.

➡ **L'hygiène :** il est parfois nécessaire d'aider le patient pour la toilette en raison d'une fatigabilité importante.

Conclusion

La méningite est une pathologie douloureuse nécessitant des ponctions lombaires répétées génératrices de forte anxiété. Le rôle de l'infirmière est alors d'apporter au patient un maximum de confort physique et moral et, en cas d'isolement technique, d'être le lien entre le patient et les membres de sa famille.

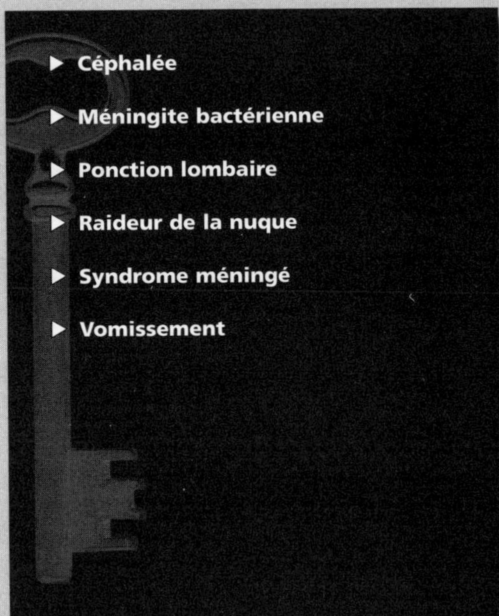

vous devez savoir faire...

Actes infirmiers

■ **Veiller** à l'installation confortable du patient au lit et au fauteuil.

■ **Lutter** contre les complications de décubitus.

■ **Obtenir** la participation du malade pour éviter l'apparition d'escarres.

■ **Surveiller** l'élimination urinaire et prévenir l'infection.

■ **Surveiller** l'élimination intestinale.

■ **Être attentif** aux différentes phases psychologiques que traverse le patient, en fonction de sa prise de conscience et de l'acceptation de son handicap.

■ **Encourager** le patient à exprimer ses sentiments et lui offrir un soutien psychologique.

■ **Favoriser** le recouvrement rapide de l'autonomie la plus complète possible par l'éducation du patient.

...donc vous devez savoir :

Connaissances requises

- Expliquer **le rôle de la moelle** (schéma).
- Définir **le syndrome** pyramidal.
- Définir **paraplégie, quadriplégie**.
- Citer **les étiologies** les plus fréquentes des paraplégies.
- Énoncer **les complications** à redouter, les évolutions possibles et le pronostic.
- Citer **les grands principes** de traitement.

Paraplégie

Rappel anatomique

La moelle fait partie du système nerveux central (*fig. 23 et 24*).

Trois zones peuvent être différenciées :

- cervicale ;
- dorsale ;
- lombaire et sacrée.

La moelle est une voie de passage des voies motrices et sensitives ; la voie motrice principale (voie pyramidale) issue du cortex est descendante, les voies sensitives sont ascendantes.

Des nerfs périphériques font issue à chaque niveau rachidien :

- 8 racines cervicales innervent les membres supérieurs ;
- 12 racines dorsales innervent les muscles intercostaux, abdominaux ;
- 5 racines lombaires et 5 racines sacrées innervent les membres inférieurs et les fonctions vésico-sphinctériennes.

Une lésion médullaire est responsable de signes neurologiques déficitaires en dessous de la lésion :

- des troubles moteurs avec un syndrome pyramidal ;
- des troubles sensitifs au toucher, sensibilité articulaire, sensibilité au froid, au chaud et à la douleur ;
- des douleurs vésico-sphinctériennes fréquentes.

Le déficit peut être incomplet (déficit moteur ou trouble sensitif incomplets), ou complet, associant une paralysie totale et une anesthésie.

Étant donné le faible diamètre de la moelle, le déficit touche généralement les deux côtés.

En fonction du niveau de la lésion, on peut décrire des distributions différentes des troubles :

- *lésion au niveau cervical (fig. 25)* avec une paralysie :
  - des deux membres inférieurs ;
  - du tronc ;
  - de tout ou partie des membres supérieurs. Le déficit prend alors le nom de tétraplégie ou quadriplégie ;
- *lésion au niveau dorsal ou lombo-sacré (fig. 26)* avec une paralysie :
  - des deux membres inférieurs ;
  - des muscles du tronc en cas d'atteinte dorsale.

Le déficit prend alors le nom de *paraplégie.*

Signes cliniques

Tableau clinique d'une paraplégie complète de niveau dorsal :

- *déficit musculaire complet* des 2 membres inférieurs et du tronc avec :
  - un syndrome pyramidal ;
  - des réflexes ostéo-tendineux vifs ;
  - un réflexe cutané plantaire en extension des 2 côtés ;
  - une spasticité souvent gênante : il s'agit d'une exagération du tonus musculaire, retrouvée lors de la mobilisation passive des membres. Elle est souvent permanente en extension ou en flexion et peut s'accompagner de contractures douloureuses. Elle peut gêner la position assise en fauteuil roulant ;
- *anesthésie complète cutanée,* avec insensibilité au toucher, au froid, au chaud et à la douleur, avec un risque que les lésions cutanées passent inaperçues (brûlures, escarres, ongles incarnés) ;
- *troubles vésico-sphinctériens* caractérisés par une hyperactivité vésicale et du sphincter ;
- *hypertonie musculaire et spasticité,* non immédiates lors d'une paraplégie d'installation brutale, mais précédées par une période d'hypotonie, paraplégie flasque qui dure environ 3 mois. Les réflexes ostéo-tendineux réapparaissent et la spasticité s'installe progressivement. De même, au plan vésico-sphinctérien, la phase initiale est caractérisée par l'atonie vésicale.

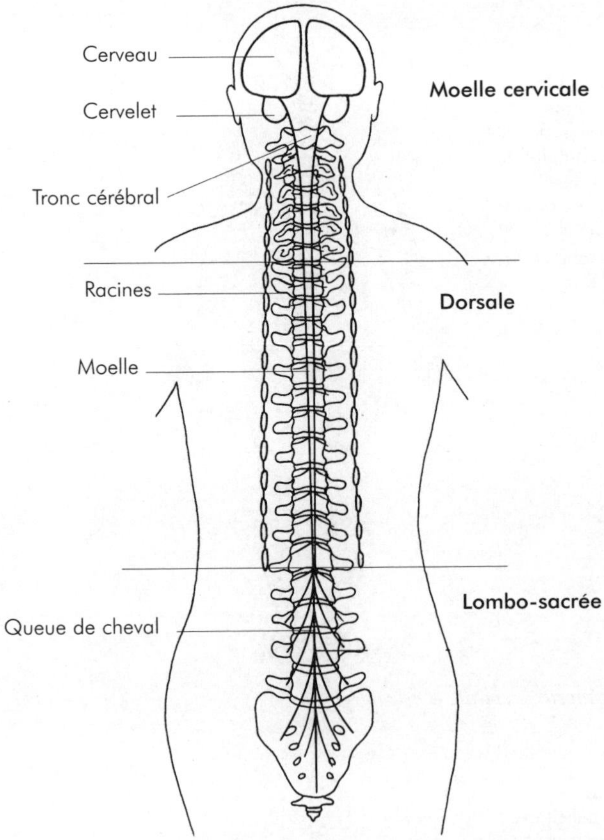

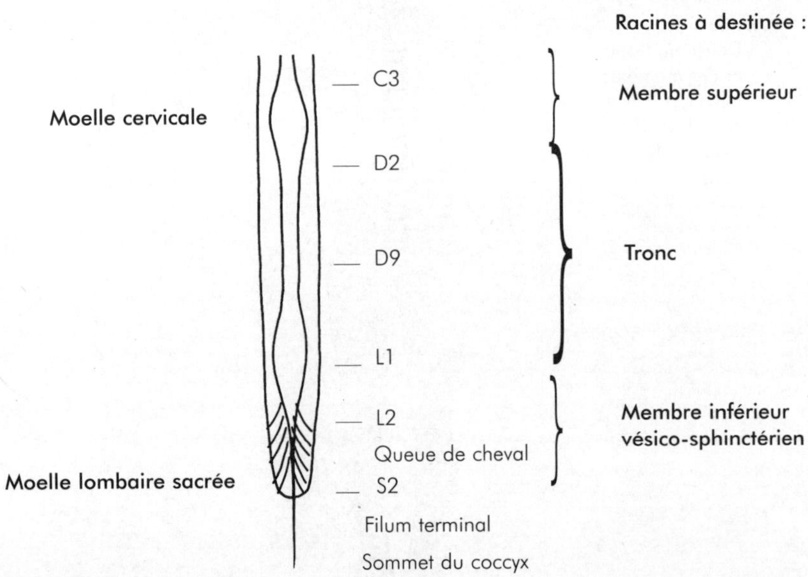

Figures 23 et 24 : *Niveau de la lésion de la moelle.*

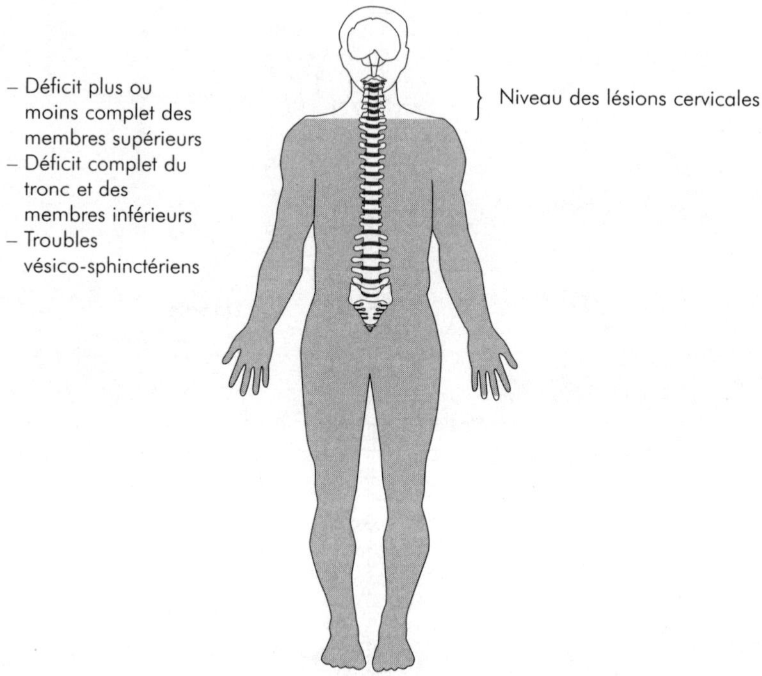

Figure 25 : *Lésion de la moelle cervicale et tétraplégie.*

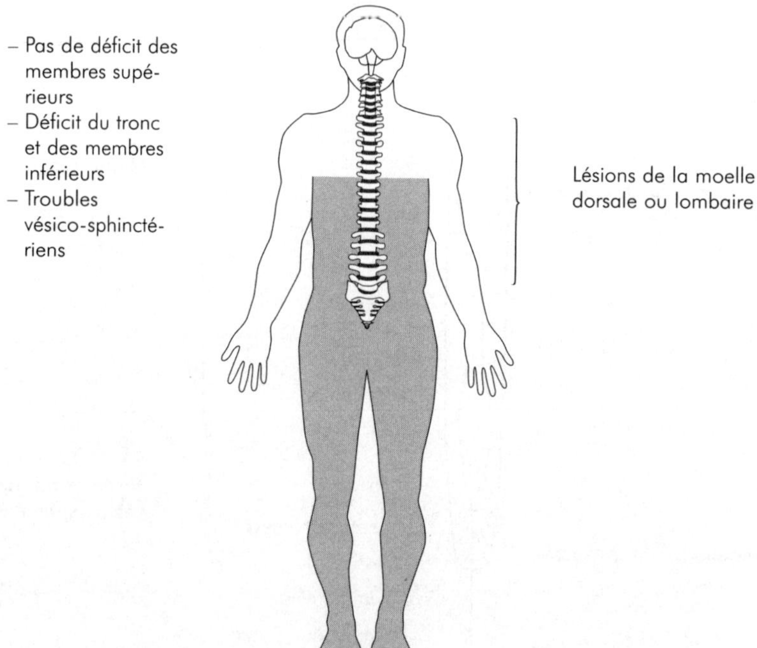

Figure 26 : *Lésion de la moelle dorsale ou lombaire et paraplégie.*

Étiologies des lésions médullaires

Elles peuvent être :

- traumatiques, secondaires à une fracture ou à une luxation rachidienne. Les causes en sont les accidents de la voie publique, les accidents de sport de plongée ;
- tumorales d'origine médullaire ou extramédullaire comprimant la moelle (méningiome, neurinome, tumeurs osseuses vertébrales) ;
- vasculaires par accident vasculaire médullaire ou malformation vasculaire médullaire ;
- inflammatoires : la paraplégie ou la tétraplégie incomplète font partie du tableau de la sclérose en plaques ;
- dégénératives.

Traitement

Les traitements sont limités à un traitement chirurgical en urgence en cas de compression médullaire Il n'existe pas de traitement médicamenteux permettant la récupération motrice à la période des séquelles. L'objectif est alors de parvenir à l'autonomie en fauteuil et de prévenir au mieux les complications menaçant le paraplégique : l'escarre et l'infection urinaire. Un traitement antispastique peut aider à contrôler une spasticité invalidante. Il s'agit le plus souvent d'un traitement médicamenteux par voie orale, exceptionnellement par voie intrathécale (c'est-à-dire par injection directe par une pompe dans l'espace intra-dural).

Prise en charge infirmière

La finalité des soins infirmiers auprès des patients atteints de paraplégie est double. Tout d'abord, en phase aiguë, ils ont pour but de pallier les déficits d'autosoins et de lutter contre les complications de décubitus (escarres et stase urinaire essentiellement) ; puis, dans la phase de déficit acquis, d'éduquer le patient à réaliser lui-même les soins quotidiens dans les limites de ses possibilités, pour aboutir à une autonomie la plus complète possible. Cette prise en charge doit être envisagée en collaboration étroite avec les autres intervenants de la rééducation : kinésithérapeutes et ergothérapeutes.

En phase aiguë

En phase aiguë, les soins à apporter à un patient atteint de paraplégie sont identiques aux soins à apporter à un patient atteint d'hémiplégie. On se reportera donc au chapitre traitant ce dernier cas.

En phase de déficit acquis

En phase de déficit acquis, la vie d'un patient paraplégique est en permanence menacée par des complications : escarres, infections cutanées, pyélonéphrite, constipation, encombrement pulmonaire. L'infirmière s'attachera à prévenir ces complications par une surveillance étroite du patient et des soins répétés.

La prévention des escarres

C'est un souci immédiat et permanent de l'infirmière. Le risque majeur pour un patient atteint de paraplégie étant l'escarre, il est impératif d'éviter les appuis prolongés. Il est utile d'informer le malade de la possibilité de s'aider d'un miroir pour

observer les zones d'appui. L'infirmière installe le patient sur un matelas anti-escarres.
En fauteuil roulant, le patient est assis confortablement en appui sur les deux fesses et calé. Le rôle de l'infirmière consiste à expliquer au patient la nécessité de se soulever régulièrement pour soulager les ischions en s'aidant de ses bras. Une toilette trop rapide et un séchage superficiel, la transpiration, les troubles sphinctériens favorisant les lésions cutanées, l'infirmière assurera une hygiène corporelle rigoureuse, plusieurs fois par jour.

La prévention des infections urinaires

La stase urinaire est un risque à redouter car elle est responsable d'infections. Plusieurs techniques d'évacuation vésicale sont proposées au patient en fonction du déficit vésico-sphinctérien : la percussion abdominale, l'autosondage, le sondage intermittent, le cathéter sus-pubien, la pression abdominale et la sonde à demeure *(voir chapitre 15, p. 108)* qui ne doit pas être utilisée de façon trop prolongée afin d'éviter le risque infectieux.
Le rôle de l'infirmière est primordial dans le dépistage des infections urinaires. En effet, le patient présentant des troubles sensitifs est incapable de signaler un symptôme douloureux. Les signes d'alerte sont alors des urines concentrées, troubles, malodorantes, des modifications des troubles mictionnels, voire une légère hyperthermie. Il convient alors de le signaler au médecin et de pratiquer un examen cytobactériologique des urines. De plus, la prévention nécessitant une diurèse importante, les apports hydriques (plus de 2 litres par jour) seront augmentés en cas d'hyperthermie, de transpiration importante et de fortes chaleurs.

La prévention de la constipation

De même qu'il existe des troubles urinaires, il existe des troubles de l'élimination intestinale fréquents. L'infirmière devra éduquer le patient sur les moyens à utiliser pour évacuer ses selles : stimulation de la région rectale (à l'aide de suppositoires glycérinés si besoin), massages abdominaux, évacuation manuelle. Elle recommandera aussi un régime alimentaire riche en protéines et fibres, afin de favoriser l'élimination intestinale et de prévenir ainsi les escarres et l'obésité.

Conclusion

L'infirmière doit être consciente des problèmes psychologiques (déni et refus du handicap et des contraintes qu'il impose, voire dépression), des problèmes familiaux, socio-économiques, professionnels qui se posent au patient paraplégique, mais aussi des difficultés relationnelles engendrées, par la connaissance approfondie qu'a le patient de sa pathologie et des limites thérapeutiques. L'infirmière accompagnera le patient au long de ces différentes étapes (relations d'aide).

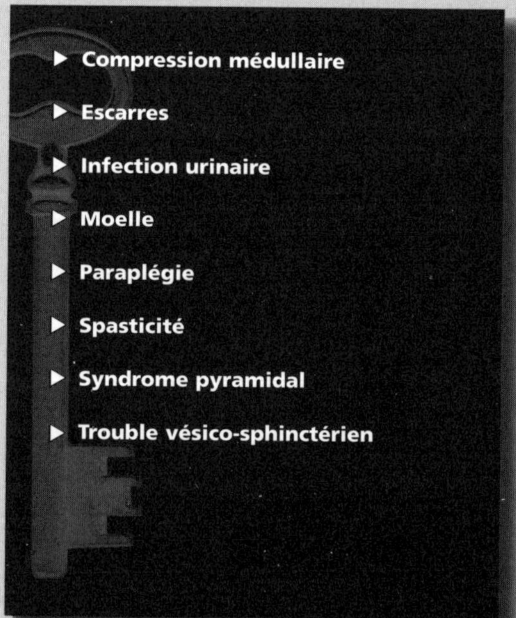

- **Compression médullaire**
- **Escarres**
- **Infection urinaire**
- **Moelle**
- **Paraplégie**
- **Spasticité**
- **Syndrome pyramidal**
- **Trouble vésico-sphinctérien**

Notes

vous devez savoir faire...

Actes infirmiers

- **Surveiller** l'apparition ou l'évolution des signes neurologiques :
  - troubles de la communication ;
  - troubles de la déglutition ;
  - gêne respiratoire ;
  - fasciculations ;
  - troubles moteurs ;
  - hypersialorrhée.
- **Surveiller** les signes vitaux.
- **Rechercher** l'existence de douleurs.
- **Effectuer** les soins de nursing en collaboration avec le patient.
- **Assurer** un soutien psychologique important au patient et à sa famille.

...donc vous devez savoir :

Connaissances requises

■ Définir :

- **sclérose** latérale amyotrophique ;
- **forme bulbaire et spinale** et les signes cliniques correspondants.

■ Citer **les examens complémentaires** permettant de confirmer le diagnostic.

■ Citer **les indications thérapeutiques** spécifiques et non spécifiques.

■ Expliquer **la surveillance et les soins** à entreprendre auprès de ces patients.

Sclérose latérale amyotrophique (SLA)

Points essentiels d'anatomopathologie

La SLA touche à la fois les motoneurones dits périphériques qui sont en relation directe avec les muscles et les motoneurones dits centraux situés dans le cortex moteur (frontal, ou circonvolution frontale ascendante). Cette double atteinte est caractéristique de l'affection. Les motoneurones périphériques sont situés dans la corne antérieure de la moelle épinière *(fig. 27)* et le tronc cérébral, bulbe rachidien et protubérance. Les premiers commandent les muscles des membres, les seconds commandent les muscles de la langue, du pharynx et du larynx, phonation et déglutition *(fig. 28)*. L'atteinte des motoneurones de la moelle épinière est à l'origine de la forme dite spinale de la maladie. L'atteinte des motoneurones du tronc cérébral est à l'origine de la forme dite bulbaire de la maladie.

Définition

La sclérose latérale amyotrophique (SLA) se caractérise par une dégénérescence (ou mort cellulaire) systématisée des cellules nerveuses qui commandent les muscles volontaires ou motoneurones.

Épidémiologie

Considérée comme rare, la SLA est en fait un peu plus fréquente que la sclérose en plaques, avec laquelle elle est trop souvent confondue. La SLA touche plus souvent l'homme que la femme (1,5/1) mais ce rapport est en fait inversé dans les formes bulbaires qui touchent préférentiellement les femmes (1,5/1). Elle survient entre 45 et 75 ans, les formes dites juvéniles n'étant pas rares. L'âge moyen de survenue est de 61 ans, la maladie survenant plus tôt chez l'homme (58 ans) que chez la femme (63 ans).

Signes cliniques

Cliniquement, la maladie associe des signes centraux d'atteinte de la voie pyramidale et des signes moteurs périphériques. Les signes périphériques

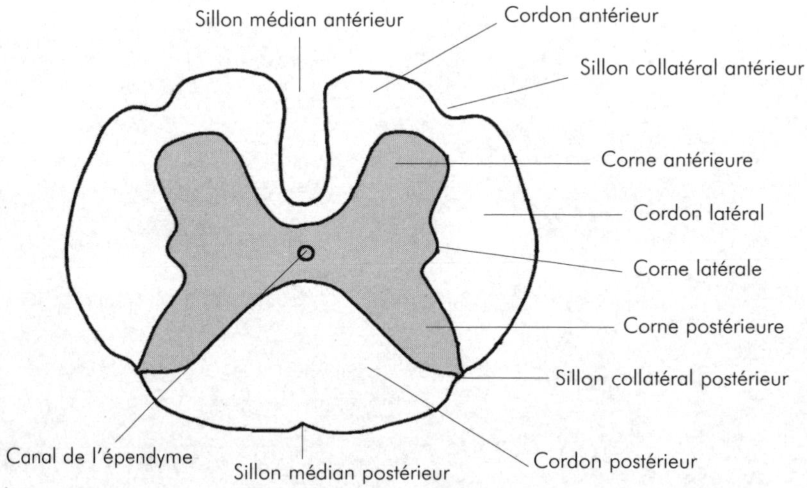

Figure 27 : *Coupe de la moelle.*

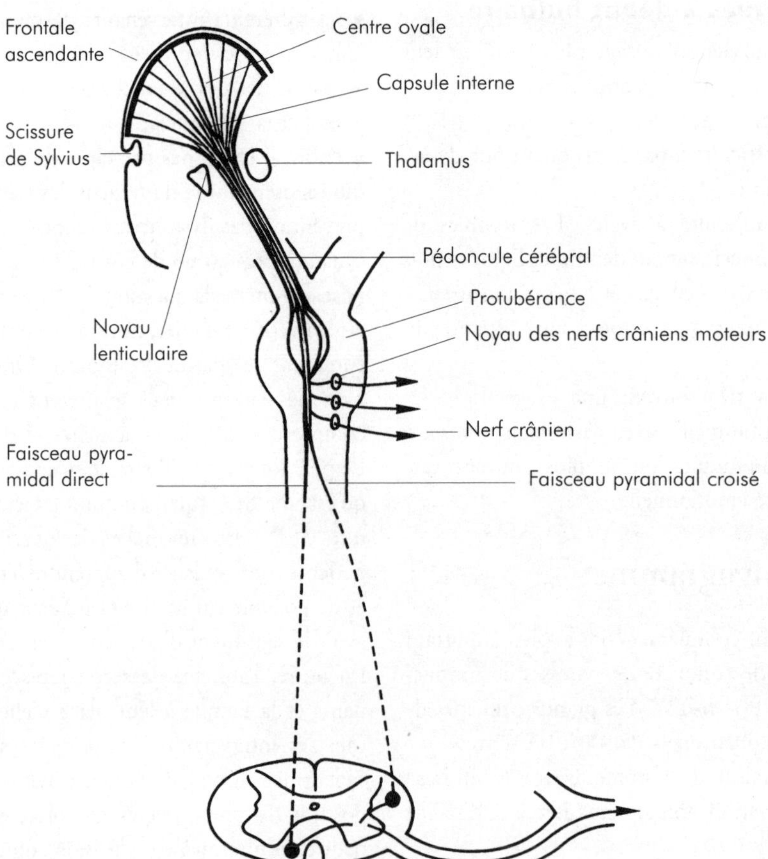

Figure 28 : *Schéma général des voies motrices.*

les plus nets sont les fasciculations qui sont des contractions brèves et anarchiques des fibres musculaires, des paralysies avec atrophie musculaire et une diminution ou une abolition des réflexes ostéo-tendineux.

Les signes centraux les plus nets sont :

- une spasticité liée à une exagération du tonus musculaire ;
- une exagération des réflexes ostéo-tendineux ;
- une inversion du réflexe cutané plantaire (signe de Babinski).

Il n'y a pas d'autres signes neurologiques. L'examen montre en effet qu'il n'y a pas de troubles sensitifs, superficiels ou profonds, pas de signes cérébelleux, pas de signes vestibulaires, pas d'atteinte des nerfs oculomoteurs, pas de troubles sphinctériens, pas de signes témoignant d'une atteinte du système nerveux autonome, pas de signes extrapyramidaux ni de troubles intellectuels.

Les formes à début spinal

Les formes spinales se caractérisent par un début de l'atteinte au niveau des membres supérieurs ou inférieurs.

Le début est souvent marqué par des crampes plus ou moins violentes, survenant lors des efforts, surtout au cours des étirements musculaires nocturnes.

Les formes à début bulbaire

Leur début survient à un âge plus tardif, et leur évolution est le plus souvent plus rapide.
Les symptômes sont :
- soit une difficulté à parler évoquant une dysarthrie paralytique ;
- soit une difficulté à avaler. Les troubles de déglutition concernent, au début, les liquides plus que les solides. Ils peuvent être liés à une atteinte des muscles pharyngés et/ou à une atteinte du voile du palais.

Enfin, il y a très souvent une exagération des réponses émotionnelles avec parfois un rire et un pleurer spasmodiques ou le plus souvent une simple labilité émotionnelle.

Électromyogramme

C'est l'examen complémentaire le plus important avec une étude complète des vitesses de conduction motrice et sensitive. Les grands principes de l'atteinte motoneuronale dans la SLA sont :
- une dénervation dans au moins trois territoires ;
- une dénervation non systématisée à une racine ou à un nerf ;
- des vitesses de conduction sensitives normales.

Modalités évolutives et conduite à tenir

La SLA est une affection handicapante, d'aggravation progressive. L'évolution moyenne de la maladie est de 36 mois environ. Il est cependant admis que 20 % des patients vivent en moyenne 5 ans, 10 % vivent en moyenne 10 ans. Il est *a priori* impossible de prédire la durée de l'évolution de la maladie, variable selon chaque cas.
Cependant il y a des principes essentiels dans la prise en charge :
- le patient est le centre de la prise en charge et ne doit en aucun cas être coupé de sa famille ;
- les différents intervenants de santé ne doivent jamais avoir le sentiment d'être seuls ;
- la base de la prise en charge est le dialogue progressif et la confiance ;
- enfin, il existe des principes de prise en charge qui reposent sur le traitement des symptômes et la prévention des dysfonctions motrices.

Quant à la question de la « vérité » au malade, elle pose elle-même la question de ce que nous croyons être la vérité. En effet, nous ne savons ni quand ni comment le malade va mourir. Or, la question n'est pas l'avenir mais le présent et la prise en compte des difficultés actuelles et du quotidien. Le plus souvent d'ailleurs, le malade ne sait pas ce qu'est une SLA (qu'il confond généralement avec une SEP). En revanche, la quasi-totalité des patients sont soulagés d'apprendre leur diagnostic et de pouvoir enfin faire face à leur maladie, sans avoir le sentiment d'être leurrés et tenus à l'écart. En outre, l'absence de secret replace les intervenants et la famille à leur place réelle. Mais pour tous les intervenants, l'important est de ne pas s'identifier au patient. Il faut éviter toute prise de position de type « si j'étais à sa place, je… » qui ne peut conduire qu'à des décisions ou des attitudes préjudiciables au patient. La prise en charge d'un patient atteint de SLA doit être progressive et coordonnée, chacun ayant un rôle à jouer, mais en accord avec les autres.

Le handicap le plus lourd est le syndrome restrictif avec le risque de décompensation respiratoire.

Il est essentiel d'informer le patient atteint de SLA que la mise en place d'une assistance ventilatoire est un geste définitif avec une ventilation nuit et jour à durée prolongée (environ 15 mois). Le principe de l'assistance respiratoire doit donc être discuté avec le patient, le corollaire de cette discussion étant d'accepter le refus du patient et donc d'accepter, lors de difficultés respiratoires majeures, la mise en place de soins palliatifs. Il est très important, de toute façon, d'éviter des intubations de dernière minute, dans l'angoisse et l'affolement, car elles conduisent toujours à des catastrophes gravissimes.

Grandes orientations thérapeutiques

Si la SLA ne se guérit pas, si nous ne connaissons pas encore de traitements étiologiques définitivement efficaces, en revanche, il est essentiel de ne pas perdre de vue que les patients souffrant de cette maladie ont des symptômes qui doivent être traités :

- *la constipation* qui justifie des régulateurs du transit associés à du son et du sorbitol. En cas de constipation plus importante, il faudra recourir à des lavements évacuateurs réguliers ;
- *les crampes*, en général contrôlées par les dérivés de la quinine ;
- *les douleurs*, souvent articulaires. En fonction de leur importance, on utilisera d'abord des antalgiques type aspirine ou paracétamol, des anti-inflammatoires non stéroïdiens, des associations paracétamol-dextropropoxyphène et enfin, si nécessaire, de la morphine à libération prolongée ;
- *les troubles du sommeil* pour lesquels il ne faut pas hésiter à utiliser des benzodiazépines même chez des patients ayant un syndrome restrictif, à condition de respecter les doses ;
- *le syndrome dépressif et l'anxiété* doivent être pris en charge par des anxiolytiques et des antidépresseurs qui peuvent être avantageusement remplacés par les tricycliques qui ont la propriété de réduire l'hypersalivation ;
- *l'hypersalivation* qui peut être très gênante. Elle est parfois corrigée par des moyens locaux comme le collyre atropinique à 1 % par voie sublinguale ou les patchs cutanés de scopolamine. En cas d'échec ou d'intolérance, il faut recourir systématiquement aux tricycliques s'il n'y a pas de contre-indications ;
- *la labilité émotionnelle*, qui peut être marquée : elle est contrôlée par l'amitryptilline à raison de 20 à 30 gouttes par jour ;
- *les mycoses*, surtout unguéales, vaginales et digestives. Il faut les surveiller et les traiter par des soins locaux au moindre doute ;
- *les « brûlures »* conjonctivales qui justifient de soins locaux avec du Dacryosérum®.

Certains gestes et certains médicaments sont à éviter :

- les injections intramusculaires, à limiter au strict nécessaire, par exemple les vitaminothérapies par voie intramusculaire qui peuvent être traumatisantes et aggravantes ;
- les injections intra-articulaires (à proscrire) ;
- certains médicaments pouvant influer sur le rythme évolutif de la maladie en l'aggravant : les anticholinestérasiques, les corticoïdes à fortes doses, les acides aminés excitateurs (arginine, glutamate, glycocolle).

Or, un grand nombre de ces médicaments est utilisé pour lutter contre la fatigue, l'asthénie étant un des symptômes les plus gênants et les plus difficiles à accepter par le malade. Il faut donc insister sur la nécessité du repos régulier, et sur l'importance d'éviter des traitements qui peuvent donner un « coup de fouet », mais aggraver secondairement le rythme évolutif.

Les surinfections bronchiques et la « phase terminale »

Les surinfections bronchiques, souvent à bas bruit, sont très fréquentes. Au moindre doute, chez les patients qui ont un syndrome restrictif et/ou des troubles de déglutition, il faut utiliser des antibiotiques à large spectre, agissant sur les germes Gram+ et Gram-. Si ces troubles s'accentuent et que s'installe une dyspnée chez un patient qui est déterminé à ne pas avoir de ventilation assistée, on met en place des soins palliatifs visant à corriger la dyspnée et l'angoisse. Les deux médicaments de

base de cette prise en charge sont la morphine et les benzodiazépines en intraveineux. Trop souvent, les médecins éprouvent des réticences à utiliser des morphiniques pour éviter une dépression respiratoire. Il a été largement prouvé que la morphine utilisée à bonnes doses est un régulateur très efficace des désordres respiratoires et qu'elle soulage la dyspnée et l'angoisse sans précipiter la fonction ventilatoire.

Le rôle des rééducateurs

Leur rôle est d'entretenir les fonctions musculaires restantes, mais sans fatigue ni douleur. Il faut bien expliquer au patient les modalités de cette rééducation en insistant sur le fait que celle-ci n'est pas faite pour récupérer à tout prix, mais pour conserver et utiliser au mieux les fonctions préservées.

Prise en charge infirmière

Dans le cadre du rôle propre

L'alimentation

Dans la SLA, on observe des troubles de la déglutition. Il faut donc impérativement asseoir le patient lors des repas, la tête légèrement penchée en avant. Le maintien de la tête dans cette position peut être assuré, si nécessaire, par une minerve souple.

On demande au malade de se concentrer fortement lorsqu'il avale, de manger lentement, de fractionner ses repas en maintenant ses aliments au chaud (les repas durent souvent plus d'une heure). Les liquides, les aliments épicés, durs et filandreux sont interdits et remplacés par une alimentation semi-liquide si les difficultés à avaler deviennent importantes.

L'infirmière demande au malade de rester assis 15 à 30 minutes après les repas afin de pallier d'éventuels vomissements ou régurgitations.

Il faut se souvenir et expliquer au patient et à sa famille que la mort brutale par inhalation alimentaire ne survient jamais.

Il faut également expliquer comment porter secours au patient qui présente un trouble de la déglutition : se placer derrière le patient, appuyer sur l'estomac en penchant le malade en avant et en venant doucement prendre avec le doigt l'aliment responsable dans le fond de la cavité buccale.

Lorsque les difficultés alimentaires s'aggravent et que la perte de poids est importante, une gastrostomie percutanée peut être proposée au malade.

L'élimination urinaire et intestinale

Ces patients présentent des troubles neuro-végétatifs responsables de constipation et de rétention urinaire transitoires que l'infirmière doit impérati-

→ migraines chroniques et/ou des algies vasculaires de la face

...donc vous devez savoir :

Connaissances requises

- Définir : **migraine, céphalée, névralgie du trijumeau** et donner leurs caractéristiques.
- Citer **les principales étiologies** et les facteurs déclenchants.
- Énumérer et justifier **les différents traitements** et les complications éventuelles.
- Citer **les règles** d'hygiène de vie.

Migraine chronique et algies vasculaires de la face

Souvent considérée comme un mal de tête périodique pour lequel il n'existe pas de traitement, survenant chez une femme, la migraine demeure à l'heure actuelle l'une des plus méconnues, des plus incomprises et des plus mal soignées de toutes les affections courantes. Ceci ne devrait plus être le cas à une époque où des progrès remarquables ont été effectués dans la connaissance et le traitement de cette étrange affection.

Épidémiologie de la migraine en France

La prévalence de la migraine est en France de 12 % (critères stricts de l'*International Headache Society*, IHS).

Il existe une prépondérance féminine bien connue, la prévalence étant de 29 % chez les femmes, de 14 % chez les hommes et de 9 % chez les enfants.

Il s'agit d'une affection de l'adulte jeune puisque la prévalence est maximale vers 38 ans et que l'âge moyen de début est de 21 ans.

Sa répartition géographique est homogène en France, alors qu'il existe une variabilité selon les catégories socioprofessionnelles avec une prévalence maximale dans les professions intermédiaires. La fréquence des crises de migraine est extraordinairement variable d'un sujet à l'autre, mais la moitié des migraineux souffre quand même d'une à deux crises par mois.

Bien que 44 % des migraineux n'aient jamais consulté de médecins pour leurs crises, la migraine a un coût socio-économique élevé. En effet, parmi les migraineux qui consultent, dans les six derniers mois, 20 % ont eu un arrêt de travail de 3 jours en moyenne, 3 % ont été hospitalisés, 45 % ont passé au moins un examen complémentaire, 80 % ont pris un traitement de crise et 50 % un traitement de fond.

La migraine est donc bien une affection fréquente de l'adulte jeune, notamment de la femme jeune et elle représente un coût socio-économique important.

Diagnostic clinique

Le diagnostic de la migraine demeure purement clinique : il est fondé avant tout sur la description donnée par le patient de l'ensemble de ses symptômes et de leur évolution au fil des minutes et des heures.

La migraine

Pour la migraine, l'IHS reconnaît sept variétés. La migraine sans aura neurologique ou migraine commune est de loin la plus fréquente. Elle est caractérisée par des crises qui durent de quelques heures à deux ou trois jours pendant lesquelles survient une céphalée sévère, souvent unilatérale, pulsative, associée à des nausées, des vomissements, une phono- et une photophobie. La migraine avec aura neurologique ou migraine accompagnée, plus rare que la précédente, s'en distingue par la présence constante de signes ou auras neurologiques dont la particularité est de disparaître complètement dans l'heure qui suit le début de leur installation (au maximum 2 heures).

La céphalée de tension

L'IHS a individualisé, dans sa classification, cette variété de céphalée qui s'apparente à ce que l'on appelle communément. Il s'agit d'une céphalée souvent bilatérale et diffuse, rarement sévère mais lancinante, généralement isolée (sans troubles digestifs) et non aggravée par l'effort physique, qui survient par crises d'une ou deux heures mais pra-

tiquement tous les jours pendant une période donnée ou parfois sans rémission *(tab. 3)*.
Certains auteurs pensent que la céphalée de tension est une forme mineure de la migraine, mais ceci reste très discuté.

Les autres céphalées primaires

Il existe deux autres variétés, fréquemment rencontrées, de céphalées primaires évoluant par crise : les algies vasculaires de la face, et la névralgie du trijumeau. Les caractères distinctifs d'avec la migraine sont résumés dans le tableau 3.

Tableau 3 : *Caractères distinctifs entre migraine, algies vasculaires de la face et névralgie du trijumeau.*

Caractères	Migraines	AVF	Névralgie du V
Prévalence Caractère familial Sexe Âge de début Profil évolutif	12 à 25 % fréquent F/H : 2/1 enfance – adulte jeune crises isolées	rare (< 1/1 000) rare H/F : 9/1 adulte jeune (30 ans) salves épisodiques chroniques (I ou II)	rare pas connu F/H : 9/1 > 60 ans salves épisodiques puis chroniques
Crises Fréquence Durée Horaire Facteurs déclenchants Prodromes	 variable (<1 à 10/mois) quelques heures à quelques jours jour > nuit multiples assez fréquents	 1 à 4 jours 30 min à 3 heures nuit > jour alcool non	 1 à plusieurs jours ≤ 1 min jour et nuit contact zone gâchette, mastication non
Douleur Siège Côté Caractère Sévérité	 variable (hémicrânie) variable souvent pulsative variable	 constant (orbitaire) unilatéral (fixe) souvent continu atroce	 constant (souvent joue) unilatéral (fixe) décharges électriques atroce
Signes associés Visuels, sensitifs, aphasie Larmoiements, nez bouché Troubles digestifs Comportement	 fréquent (avec aura) rares très fréquents se couche	 non très fréquents très rares déambule	 non non exceptionnels suspend l'activité en cours
Traitement de fond	nombreux ß-bloquants, pizotifène méthysergide, oxétorone, tricycliques, flunarizine	nombreux vérapamil, méthysergide, lithium, corticoïdes	carbamazépine, baclofène

Étiologie

La cause exacte de la migraine demeure jusqu'à présent inconnue. Même s'il semble que la probabilité d'être migraineux soit beaucoup plus élevée lorsqu'on a un parent du premier degré qui l'est, la transmission génétique de cette affection n'a été démontrée que dans la forme hémiplégique familiale.

Traitement

La migraine, à l'heure actuelle, peut se traiter efficacement à défaut de se guérir : grâce à l'utilisation judicieuse des nombreux traitements disponibles, grâce aussi à une prise en charge globale qui requiert une participation active non seulement du médecin mais aussi du patient. On estime qu'environ 90 % des migraineux peuvent être soulagés, c'est-à-dire que l'on peut diminuer la durée, l'intensité ou la fréquence de leurs crises.

Le traitement en ambulatoire

La grande majorité des migraineux se traite en ambulatoire. Il n'existe toujours pas à l'heure actuelle de remède miracle contre la migraine, ni même de traitement unique applicable à tous les migraineux.

➡ Le traitement de la crise

Le traitement de la migraine est d'abord et avant tout le traitement des crises. Celui-ci s'applique à tous les migraineux ; son but est de couper la crise ou pour le moins de rendre la céphalée moins sévère.

Deux grandes catégories d'antimigraineux de crises existent :

- les médicaments non spécifiques tels que les antalgiques (en particulier l'aspirine, associée ou non à d'autres molécules) et les anti-inflammatoires non stéroïdiens ;
- les antimigraineux spécifiques, dérivés de l'ergot de seigle et agonistes de la sérotonine de type 5HT1D (Sumatrip-tan®), sont à utiliser de préférence en cas d'échec de traitements non spécifiques.

➡ Le traitement de fond

À côté de ce traitement de crise, existe un traitement de fond qui ne s'applique qu'aux migraineux dont les crises sont fréquentes et résistantes au traitement de crise. Son but est de diminuer la fréquence des crises. Il repose sur des méthodes non médicamenteuses et sur le recours à plusieurs classes de médicaments, dont les bêtabloquants, les antisérotonines, les antagonistes calciques, les antidépresseurs tricycliques, l'aspirine, etc.

Un cas particulier mérite d'être souligné : la migraine cataméniale pure pour laquelle a été développé un traitement préventif très spécifique par les œstrogènes (Œstrogel®).

Le traitement en hospitalisation

Les céphalées primaires en elles-mêmes nécessitent rarement une hospitalisation. Celle-ci concerne uniquement certains cas de céphalées quotidiennes, avec surconsommation médicamenteuse, ou d'algies vasculaires de la face, rebelles et invalidantes.

➡ Les céphalées chroniques quotidiennes avec abus d'antalgiques

Les migraines ou les céphalées de tension se caractérisent par une disparition progressive des intervalles de rémission. Elles aboutissent à une céphalée quotidienne et à une surconsommation journalière d'antalgiques pendant plusieurs mois, voire des années. Un sevrage d'antalgiques est tenté, à domicile dans un premier temps, et en hospitalisation en cas d'échec.

Dans un grand nombre de services, le traitement proposé est l'amitriptyline injectable (Laroxyl®) en perfusion sur 2 heures, le soir.

Les doses sont de 25 mg (1/2 ampoule) le 1er jour, augmentés de 25 mg le 2e jour. En fonction des réactions du malade au traitement, cette dose est maintenue ou augmentée chaque jour de 25 mg, jusqu'à un maximum de 150 mg/jour.

Le traitement par perfusion est de 8 à 10 jours, relayé ensuite *per os* pendant 3 à 6 mois. Ce traitement est complété par des séances de relaxation dans la journée faites par des personnes qui en ont l'expérience. La prise en charge infirmière est importante pour la réussite du sevrage.

➡ Les algies vasculaires rebelles de la face

L'algie vasculaire de la face est une autre variété de céphalée bénigne caractérisée par :

- une douleur brutale essentiellement orbito-faciale, centrée sur l'œil, extrêmement sévère, continue, accompagnée de signes neuro-végétatifs localisés ipsilatéraux (larmoiement, rougeur conjonctivale, myosis et ptôsis, hypersudation franche, congestion avec une obstruction nasale ou à l'inverse un catarrhe) ;
- un profil évolutif unique : la douleur est quotidienne, évoluant par crises (ou attaques) durant en moyenne 1 heure, à raison de 1 à 8 crises par 24 heures et se répétant par périodes (ou épisodes) de plusieurs semaines séparées par des rémissions de plusieurs mois ou années. Ce profil évolutif caractérise l'algie vasculaire de la face épisodique, de loin la plus fréquente. Dans une minorité de cas, l'algie vasculaire de la face est chronique, les crises survenant quotidiennement sans rémission, affection effroyablement invalidante, bouleversant l'équilibre familial et la vie professionnelle et pouvant conduire au suicide.

On ne connaît pas la (ou les) cause(s) de l'algie vasculaire de la face. Des lésions sinusiennes, dentaires, nasales ou de l'articulation temporo-mandibulaire sont souvent incriminées à tort, et parfois sources de mutilations. L'arrêt spontané des épisodes peut faire croire, à tort, à l'efficacité de ces gestes. En revanche, certains facteurs déclenchants de la crise ont été notés : traumatismes craniofaciaux, alcool, angiographie cérébrale, désaturation survenant lors du sommeil paradoxal chez les patients avec syndrome des apnées du sommeil, nitroglycérine et, par extension, dérivés nitrés, histamine et tous les vasodilatateurs. Généralement, l'exclusion de ces facteurs ne suffit pas à éviter toutes les crises, d'où la nécessité d'un traitement médicamenteux qui vise soit à enrayer les crises, soit à les espacer.

Il est crucial d'enrayer efficacement toutes les crises qui surviennent au cours de l'hospitalisation, avec l'oxygène, le Sumatriptan® ou la dihydroergotamine injectable.

L'oxygène est administré à l'aide d'un masque bucco-nasal à la pression de 7 à 8 l/min pendant 15 à 20 minutes ; le Sumatriptan® (une ampoule de 6 mg) en injection uniquement sous-cutanée au niveau de la cuisse, et la dihydroergotamine (1 mg) en injection intramusculaire ou intraveineuse directe très lente. Quel que soit le traitement choisi, il doit être administré le plus tôt possible, au plus tard dans les 10 minutes qui suivent le début de la crise, car celle-ci atteint son paroxysme en quelques minutes. Les deux derniers traitements ne doivent pas être administrés plus de 2 fois par 24 heures, les injections étant séparées d'au moins 18 heures. L'oxygène est donc nécessaire dans les périodes où le patient n'est pas médicamenté. Là aussi, la prise en charge infirmière est capitale.

Comme traitement de fond associé, la plupart des spécialistes proposent actuellement soit le vérapamil (3 comprimés à 120 mg/j), soit le lithium (lithiémie entre 0,5 et 0,9 mmol/j), ou encore le méthysergide.

Prise en charge infirmière

Migraine

Toute pathologie neurologique grave ayant été éliminée, il est important de rassurer le patient sur la bénignité de son état tout en lui rappelant que l'objectif du traitement se limite à réduire la fréquence et l'intensité des crises de migraine.
Le rôle de l'infirmière dans l'information du patient est primordial. Il porte sur :

- l'innocuité du traitement au long cours et l'existence de nombreux traitements médicamenteux ;
- les règles d'hygiène de vie telle la nécessité de supprimer ou d'éviter les facteurs déclenchants *(tab. 4)* ;
- l'intérêt de noter les circonstances de survenue de la crise et de prendre son traitement dès l'apparition des premiers symptômes ;
- la nécessité de se mettre au calme et dans le noir dès que possible.

En tout état de cause, le patient migraineux est un patient anxieux avec qui il convient d'établir une relation de confiance afin d'éviter toute automédication intensive.

Algie vasculaire de la face

Il faut avant tout rassurer le patient atteint d'une algie vasculaire de la face sur le caractère bénin de sa maladie, sans toutefois en minimiser la douleur.

La surveillance du traitement de la crise lors de l'hospitalisation

Le patient est installé dans une chambre particulière et au calme.
Dans la majorité des cas, les crises sont nocturnes. C'est alors à l'infirmière de les observer et d'en faire une description précise (mode d'installation, intensité, durée de la douleur, symptômes associés, comportement du patient pendant la crise, etc.). Cette observation est notée dans le dossier de soins du patient.
Généralement, la crise cède en une quinzaine de minutes. La présence rassurante de l'infirmière est alors capitale : la survenue de la crise est souvent un moment pénible et c'est généralement à cette occasion que le malade exprime découragement et craintes.
Le traitement consiste en une oxygénothérapie alternée avec l'administration d'antalgiques vasoconstricteurs.
L'oxygénothérapie n'entraîne aucune réaction secondaire, néanmoins l'infirmière surveillera la bonne tolérance du masque bucco-nasal et le

Tableau 4 : *Facteurs déclenchants de la crise de migraine.*

Facteurs	Manifestations
psychologiques	émotions, surmenage, contrariétés, joie, frayeur, etc.
hormonaux	règles, contraceptifs oraux, etc.
alimentaires	chocolat, alcools, graisses cuites, produits laitiers, agrumes, etc.
sensoriels	lumières, bruits, odeurs, vibrations, etc.
efforts physiques	toux, sports, activité sexuelle, etc.
climatiques	vents, orages, chaleur humide, altitude, etc.

débit. Elle s'assurera aussi de l'absence de fuite d'oxygène.

Les antalgiques vasoconstricteurs entraînant une hypertension artérielle et étant contre-indiqués en cas d'insuffisance coronarienne, l'infirmière vérifie avant la mise en œuvre du traitement :

- qu'un électrocardiogramme a été fait et interprété par le médecin, à la recherche d'une insuffisance coronarienne ;
- la tension artérielle du patient, prise en dehors des crises, car la pression artérielle augmente au cours de la crise d'algie vasculaire.

L'hypertension artérielle interdit la mise en route du traitement par antalgique vasoconstricteur.

Le traitement médicamenteux par le Sumatriptan® entraîne souvent une sensation de chaleur et/ou de fourmillement de la nuque, de la tête et/ou des extrémités pendant une période de temps variant de 5 à 45 minutes. Une sensation de jambes molles ou de fatigue peut survenir et se prolonger pendant plusieurs heures. L'infirmière rassure alors le patient sur le caractère bénin et transitoire de ces symptômes.

Le traitement à la dihydroergotamine peut être responsable de nausées ou de vomissements et d'une grande fatigue.

L'apparition de douleurs précordiales avec l'un ou l'autre des deux médicaments impose l'arrêt immédiat du traitement et l'appel du médecin.

Cependant, le traitement par antalgique peut se révéler totalement inefficace. On peut alors assister à une escalade dans l'automédication conduisant parfois le patient jusqu'à une hospitalisation pour un sevrage d'antalgiques. Le rôle d'accompagnement de l'infirmière est alors essentiel. En effet, dans les premiers temps, les céphalées non seulement persistent mais peuvent s'aggraver. Le patient est très tenté de reprendre des antalgiques qu'il faut supprimer à tout prix pour ne pas compromettre le sevrage.

Le traitement pour sevrage d'antalgiques

Le patient est installé au calme en chambre particulière, avec si possible un éclairage indirect. L'infirmière propose des vessies de glace pour calmer les céphalées et accompagne le plus possible le patient, car le sevrage est une véritable souffrance. Le traitement consiste en perfusions de Laroxyl®. L'infirmière surveille le débit qui doit être régulier sur 2 heures et ralenti en fonction des réactions du patient. L'infirmière note les réactions dans le dossier de soins (agitation, insomnie, désorientation, endormissement, trémulation des membres inférieurs, sueurs, bouffées d'angoisse, vomissements, etc.).

Ces réactions peuvent survenir au cours de la perfusion. Elles sont très fréquentes lorsque l'antalgique que l'on essaie d'arrêter contient de la caféine ou un dérivé opiacé.

L'infirmière surveille la pression artérielle du patient (avant et après le traitement, le Laroxyl® provoquant des hypotensions orthostatiques) et demande au patient de rester alité pendant le traitement ou de respecter un temps de repos assis au bord du lit avant de se mettre debout, s'il est impératif qu'il se lève.

Conclusion

Ces pathologies très douloureuses sont toujours très anxiogènes pour le malade. Il est donc primordial de le rassurer sur leur caractère bénin ; les plaintes du patient concernant le caractère douloureux des migraines doivent toujours être prises au sérieux.

vous devez savoir faire...

Actes infirmiers

■ **Surveiller** les signes vitaux et en particulier la respiration du patient.

■ **Surveiller** l'apparition de troubles de déglutition.

■ **Évaluer** la force musculaire du patient et lui demander de signaler toute anomalie.

■ **Apprécier** la douleur chez le patient.

■ **Surveiller** l'élimination urinaire et intestinale.

■ **Mobiliser** le patient et pallier le déficit d'autosoins.

■ **Encourager** le patient à garder ou à recouvrer une autonomie optimale en fonction de la phase de la maladie.

■ **Apporter** un soutien psychologique maximal.

■ **Prendre en charge** un malade intubé et ventilé.

→ d'une PRNA ou maladie de Guillain-Barré en phase d'évolution

...donc vous devez savoir :

Connaissances requises

- Définir **la polyradiculonévrite** aiguë ou syndrome de Guillain-Barré.
- Expliquer succinctement **la physiopathologie**.
- Citer **les signes cliniques** caractéristiques et les examens permettant de confirmer le diagnostic.
- Expliquer **les modes d'évolution** possibles et les conduites à tenir.
- Justifier **les soins infirmiers** et la surveillance à apporter à ces patients.

Polyradiculonévrite aiguë (PRNA) ou maladie de Guillain-Barré

Définition et physiopathologie

Le syndrome de Guillain-Barré est une polyradiculonévrite aiguë, d'évolution cyclique, qui s'accompagne, dans le liquide céphalo-rachidien, d'une hyperprotéinorachie sans augmentation des cellules (dissociation albumino-cytologique).

C'est une atteinte de plusieurs (« poly ») racines (« radiculo ») et nerfs périphériques (« névr »), d'origine inflammatoire (« ite »), bilatérale et le plus souvent symétrique. Le déficit intéresse les nerfs moteurs (paralysies) et sensitifs (fourmillements, troubles de la sensibilité profonde et superficielle).

Il est dû à des lésions de démyélinisation aiguë des fibres nerveuses. Les lésions sont multifocales et observées tout le long des nerfs périphériques.

Le mécanisme physiopathologique supposé est l'atteinte de la gaine de myéline par un mécanisme immunologique.

L'extension est très variable, d'évolution en règle ascendante, touchant les nerfs des territoires rachidiens (membres inférieurs, puis membres supérieurs) et parfois les nerfs crâniens. L'évolution cyclique signifie qu'après une période d'extension, puis de stabilisation (phase de « plateau »), on observe une phase de régression, plus lente.

Épidémiologie

C'est un syndrome rare (1 à 2 cas sur 100 000 habitants par an). Il existe une légère prépondérance masculine. L'incidence de la maladie augmente un peu avec l'âge.

Signes cliniques

Le syndrome de Guillain-Barré évolue typiquement en trois phases.

La phase d'extension des paralysies

Elle débute par des paresthésies (sensations anormales à type de picotements ou de fourmillements) des orteils surtout, et des doigts. Puis s'installe en quelques jours un déficit moteur des membres inférieurs et supérieurs.

À ce stade, il existe fréquemment des douleurs des membres et des rachialgies diffuses.

L'extension de l'atteinte aux nerfs crâniens est possible et elle est importante à rechercher puisqu'elle fait, avec l'atteinte des muscles respiratoires, toute la gravité de cette maladie, allant jusqu'à conduire le malade en réanimation pour une ventilation assistée (environ 1 malade sur 5). Une rétention aiguë transitoire d'urines est possible à cette phase.

La durée de cette phase est très variable, la médiane est de 12 jours.

Le caractère aigu de la polyradiculonévrite est défini par une durée inférieure à quatre semaines dans cette phase d'extension.

L'atteinte du système nerveux autonome, ou dysautonomie, peut s'observer dès ce stade. Fréquente dans les formes étendues comportant une atteinte des paires crâniennes, elle est importante à rechercher, car elle est à l'origine de complications qui peuvent mettre en jeu le pronostic vital.

La dysautonomie comporte :

- pour le système cardio-vasculaire :
  - une tachycardie en l'absence de fièvre, avec variations brutales de la fréquence cardiaque ;
  - une bradycardie avec risque d'arrêt cardiaque brutal, notamment à l'occasion de stimulations vagales et en particulier lors des aspirations trachéales ;
  - une instabilité tensionnelle, avec des variations considérables et brutales de la tension artérielle ;
  - des anomalies de l'électrocardiogramme ;

- une rétention aiguë transitoire d'urines ;
- des troubles cutanés : sueurs profuses ;
- une hypersialorrhée, une hypersécrétion bronchique ;
- des troubles digestifs : iléus paralytique, dilatation aiguë de l'estomac.

La phase de plateau

L'étendue maximale des paralysies est imprévisible et non corrélée à la durée de la phase d'extension. Le déficit moteur est de type périphérique. Il réalise au maximum une tétraplégie flasque plus ou moins symétrique à prédominance proximale pouvant s'accompagner d'une amyotrophie ; on observe une aréflexie souvent étendue, voire généralisée (ou au moins une nette diminution des réflexes ostéo-tendineux).

Les troubles sensitifs sont fréquents, essentiellement subjectifs (paresthésies distales, péribuccales), mais aussi objectifs (troubles de la sensibilité profonde surtout, aboutissant à une démarche ataxique lorsque le malade peut encore marcher, ainsi que des troubles de la sensibilité superficielle).

Atteinte des nerfs crâniens :

- une paralysie faciale, assez souvent bilatérale : diplégie faciale ;
- une paralysie des nerfs oculomoteurs ;
- une atteinte du XII (nerf grand hypoglosse, innervant la langue) ;
- une atteinte des nerfs mixtes (IX, X, XI) :
  - nasonnement de la voix ;
  - troubles de la déglutition avec risque de fausse route alimentaire.

La phase de récupération

Les signes régressent de manière progressive, classiquement dans l'ordre inverse de leur apparition. Cette phase est beaucoup plus longue que la phase d'extension. Elle s'étale sur plusieurs semaines à plusieurs mois. La récupération peut se faire de manière incomplète, laissant un déficit moteur ou des paresthésies distales.

Examens complémentaires utiles au diagnostic

L'étude du LCR

Le LCR est clair, eau de roche, la pression est normale.

Il existe une hyperprotéinorachie variable traduisant l'inflammation des racines des nerfs et n'apparaissant souvent que de façon retardée par rapport au début clinique de la maladie. Le nombre de cellules dans le LCR est normal ou peu augmenté (inférieur à $10/mm^3$). Le contraste entre l'hyperprotéinorachie et l'absence d'hypercellularité constitue la dissociation albuminocytologique, caractéristique de ce syndrome.

L'examen électrique

Il comporte deux parties :

- un examen de détection : électromyogramme. Il permet, à l'aide d'une aiguille, d'enregistrer l'activité électrique du muscle ;
- un examen de stimulo-détection. Il permet la mesure des vitesses de conduction motrice et sensitive des nerfs périphériques accessibles à la stimulation.

Au cours du syndrome de Guillain-Barré, l'examen électrique montre un ralentissement des vitesses de conduction nerveuse motrice et sensitive, des blocs de conduction, un allongement des latences distales et des ondes F et une diminution des potentiels d'action musculaires.

Il recherche aussi des signes en faveur d'une atteinte de l'axone, parfois associée.

Traitement

Le traitement est symptomatique afin, si besoin, de compenser le déficit neurologique (alimentation entérale, ventilation assistée, kinésithérapie) et prévenir les thromboses veineuses. La prise en charge en réanimation est indispensable dès

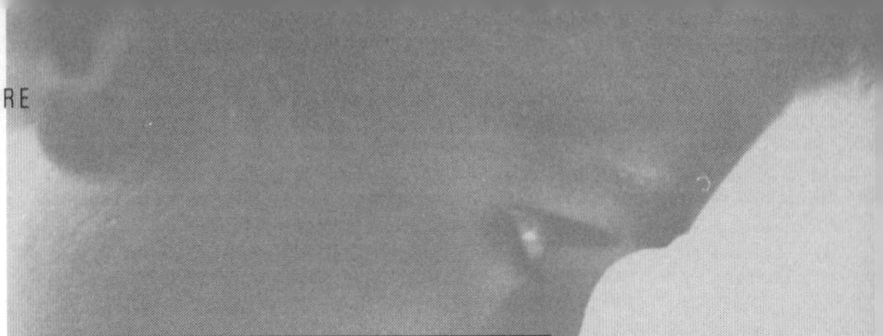

qu'apparaissent des troubles respiratoires ou de la déglutition même minimes.
Le traitement repose sur les échanges plasmatiques et les immunoglobulines intraveineuses. L'efficacité d'un tel traitement, d'autant plus qu'il est pratiqué tôt dans l'évolution de la maladie, est maintenant démontrée. Il limite la progression maximale des paralysies et diminue la durée de la phase de récupération. Les plasmaphérèses doivent être réalisées en dehors de tout contexte septique, chez un malade bien hydraté et par une équipe entraînée à cette technique.

Prise en charge infirmière

En phase d'extension

La surveillance vise à dépister précocement l'atteinte des muscles intercostaux responsables d'une détresse respiratoire ainsi que les troubles de la déglutition pouvant nécessiter le transfert du patient en réanimation.
Cette surveillance s'effectue toutes les 2 heures environ et apprécie :

- *la respiration* (amplitude, régularité, fréquence au repos) ainsi que les capacités respiratoires du patient par les épreuves de comptage : ce comptage se fait après inspiration forcée, en apnée, le plus longtemps possible de façon distincte et toujours au même rythme, le premier comptage servant de référence. La saturation en oxygène est également surveillée grâce à un oxymètre de pouls que l'infirmière installe au doigt du patient ;
- *la déglutition :* il est primordial, en dehors des repas, dont il faut surveiller les prises, de demander au patient d'avaler sa salive afin de dépister toute gêne ou fausse route ;
- *l'atteinte du système nerveux autonome (dysautonomie)* peut survenir dès ce stade et se traduire par une instabilité du pouls et de la tension artérielle, d'où la nécessité de mettre le patient sous appareil de surveillance cardio-respiratoire dès son arrivée. Ces différents paramètres sont relevés et notés toutes les 2 heures et l'infirmière signale toute modification au médecin ;
- *l'élimination urinaire :* le patient peut présenter des rétentions aiguës d'urine nécessitant la pose d'une sonde à demeure de manière transitoire ;
- *la force musculaire :* l'infirmière demande au patient de serrer la main et de bouger les jambes et signale toute modification au médecin ;

• *les paresthésies :* l'infirmière interroge le patient sur l'intensité des paresthésies (fourmillements, engourdissements et picotements) et de la douleur et elle l'invite à signaler tout changement ;
• *le dépistage des thromboses veineuses :* mettre en route le traitement anticoagulant et vérifier l'absence de phlébite. Le risque est important dans cette maladie et les embolies pulmonaires constituent une cause non négligeable de mortalité.

En phase de plateau

Lorsque l'état du patient reste stable et ne présente aucun signe d'aggravation, la surveillance infirmière est poursuivie quelque temps. Cette surveillance est identique à celle effectuée pendant la phase d'extension, mais la maladie peut s'aggraver brutalement et imposer le transfert du patient en réanimation pour assistance respiratoire. La surveillance et les soins infirmiers sont ceux de tout malade en réanimation avec cependant une vigilance particulière pour la fréquence cardiaque (trouble lié à la dysautonomie). En effet, le malade peut présenter des variations brutales de la fréquence cardiaque majorées lors des aspirations et des manipulations (toilette, change, etc.). Il est souhaitable de limiter autant que possible les soins non indispensables et de disposer en permanence d'atropine à injecter par voie intraveineuse et selon le protocole du service en cas de bradycardie.
Les aspirations trachéales sont fréquentes en raison de l'hypersécrétion bronchique : elles seront brèves, précédées et suivies d'une ventilation à 100 % d'oxygène de quelques minutes.
Du fait des troubles de la régulation du sel, constants dans la maladie de Guillain-Barré, les apports liquidiens et alimentaires sont strictement désodés. Toutes les préparations doivent être faites à partir d'eau pour préparations injectables. Dans les premiers jours, le patient doit être pesé quotidiennement, puis une fois par semaine. Les apports en sel sont ainsi parfaitement contrôlés. La dysautonomie est aussi responsable de la paralysie de la paroi abdominale qui entraîne un ralentissement du transit. Il est donc nécessaire d'administrer au patient, de manière préventive, un laxatif doux de type huile de paraffine ou suppositoire de glycérine. Ces troubles du transit se compliquent parfois de fécalome, voire d'un iléus paralytique.
Dans les formes les plus aiguës, le malade présente une tétraplégie flasque. Les soins de base et d'assistance doivent alors être rigoureux et effectués plusieurs fois par jour. Il est capital de pratiquer des mobilisations de tous les membres afin de prévenir les rétractions tendineuses et les attitudes vicieuses, de surveiller les mollets et de réaliser des dorsiflexions du pied pour lutter contre la stase veineuse responsable de phlébite.

En phase de récupération

Le rôle de l'infirmière est essentiel :
• dans l'appréciation de l'état de dépendance du patient à l'égard de la machine, notamment lors des changes et des aspirations. C'est à partir de ses observations que la mise en ventilation spontanée peut débuter de manière très progressive avec un aérosol et une oxygénothérapie à 10 litres par minute ;
• dans la rééducation de la déglutition par la réintroduction progressive de liquide et d'aliments semi-liquides (yaourt, crème, etc.), la fréquence cardiaque restant un élément de surveillance essentiel.

Conclusion

La prise en charge du patient sur le plan psychologique est fondamentale :
• en phase d'installation, il est indispensable de l'informer sur sa maladie, sur le mode d'installation et sur l'évolution possible, de favoriser les

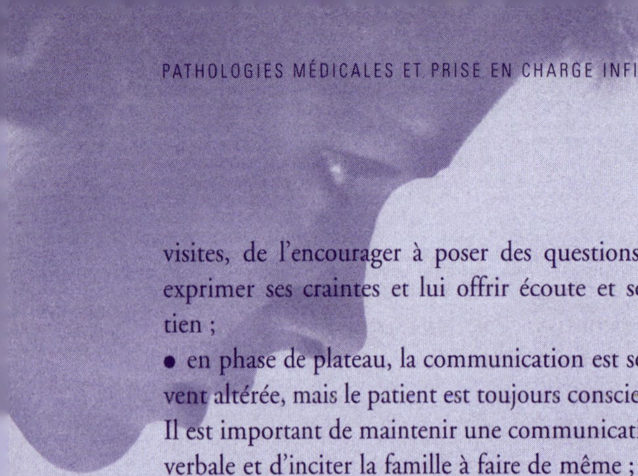

visites, de l'encourager à poser des questions, à exprimer ses craintes et lui offrir écoute et soutien ;

- en phase de plateau, la communication est souvent altérée, mais le patient est toujours conscient. Il est important de maintenir une communication verbale et d'inciter la famille à faire de même ;
- en phase de récupération, il est nécessaire d'encourager le malade lors des épreuves de sevrage de la machine, de le rassurer en cas de diminution de ses performances et de l'inviter à participer à sa rééducation en respectant son rythme et en tenant compte de sa fatigabilité.

Notes

vous devez savoir faire...

Actes infirmiers

■ **Situer** le problème de dysfonctionnement en évaluant le fonctionnement vésico-sphinctérien.

■ **Supprimer** les épines irritatives : infections urinaires ; lithiase ; fécalomes ; escarres.

■ **Participer** au bilan urodynamique.

■ **Enseigner** les techniques de déclenchement de la miction.

■ **Réaliser** un drainage urinaire.

■ **Établir** un catalogue mictionnel.

■ **Éduquer** le patient à l'autosondage.

■ **Dédramatiser** la situation et encourager le patient à l'autonomie.

...donc vous devez savoir :

Connaissances requises

- Citer **les causes principales** des vessies neurologiques.
- Citer **les structures neurologiques** qui interviennent dans l'innervation de la vessie et le contrôle de la miction.
- Expliquer **les deux phases** de la miction.
- Énumérer **les dysfonctionnements** mictionnels.
- Citer **les examens** permettant de mettre en évidence le dysfonctionnement vésico-sphinctérien.
- Citer **les causes** de dysfonctionnement des vessies neurologiques.
- Définir **vessie centrale**, périphérique, mixte et citer pour chacune les principes de rééducation à entreprendre.
- Citer **les obstacles** à une bonne rééducation vésico-sphinctérienne.
- Énumérer **les examens** de surveillance de la rééducation.

Rappel anatomique et neurophysiologique

L'urine est sécrétée par les reins et le reste des voies urinaires sert de système de drainage et de stockage jusqu'à l'évacuation. Les trois composantes des voies urinaires basses qui aident à la continence sont :

- le détrusor, muscle de la paroi vésicale, qui permet à la vessie de se distendre au cours du remplissage ;
- le sphincter interne ou col vésical qui, par sa contraction, maintient l'urètre fermé au cours du remplissage vésical ; sa relaxation permet la miction ;
- le sphincter externe qui, par contrôle volontaire, apporte un soutien supplémentaire au cours des situations de stress (vessie très distendue).

Le processus continence-miction est assuré par le système nerveux autonome et contrôlé par le système nerveux central (médullaire et encéphalique). Le système parasympathique responsable de la contraction vésicale a son centre au niveau de la moelle sacrée (S2-S3). Le système sympathique inhibiteur a son centre au niveau médullaire (D12-L1). Le contrôle volontaire de la miction est sous l'influence du cortex cérébral, du mésencéphale et du bulbe rachidien *(fig. 29)*.

L'influx nerveux passe :

- par les racines S2-S3, formant le nerf érecteur appelé aussi pelvien ;
- par les racines D12-L1, formant le nerf hypogastrique ;
- par la racine S4 qui innerve le sphincter strié urétral par le nerf honteux interne.

Les signes cliniques des dysfonctionnements vésico-sphinctériens dépendent du siège de lésion :

- vessie centrale par lésion du système nerveux central ;
- vessie autonome par lésion des racines sacrées ;
- vessie mixte par lésion partielle et par lésion de la queue de cheval.

Rééducation des vessies neurologiques

Les lésions du système nerveux entraînent fréquemment des troubles vésico-sphinctériens et anorectaux. Ces lésions sont causées par :

- des traumatismes crânien, rachidien ou pelvien ;
- des maladies neurologiques : accident vasculaire cérébral, sclérose en plaques, maladie de Parkinson ;
- des complications neurologiques de certaines maladies : diabète, etc.

Il n'est pas surprenant que dans un hôpital, quelle que soit la discipline où elle exerce, l'infirmière se trouve confrontée à des problèmes d'incontinence ou de rétention.

La majorité des troubles vésico-sphinctériens est accessible à une rééducation. La rééducation vésicale est un travail d'équipe de thérapeutes au sein de laquelle l'infirmière occupe une place indispensable.

Troubles mictionnels

La rétention (impossibilité d'uriner)

On distingue plusieurs causes :

- réflexe mictionnel aboli ;
- choc spinal ;
- lésion périphérique complète ;
- résistance très grande du sphincter.

La dysurie (difficulté de déclenchement, miction difficile)

Les causes de la dysurée sont :

- dyssynergie vésico-sphinctérienne ;
- hypertonie urétrale ;
- hypocontractibilité du détrusor.

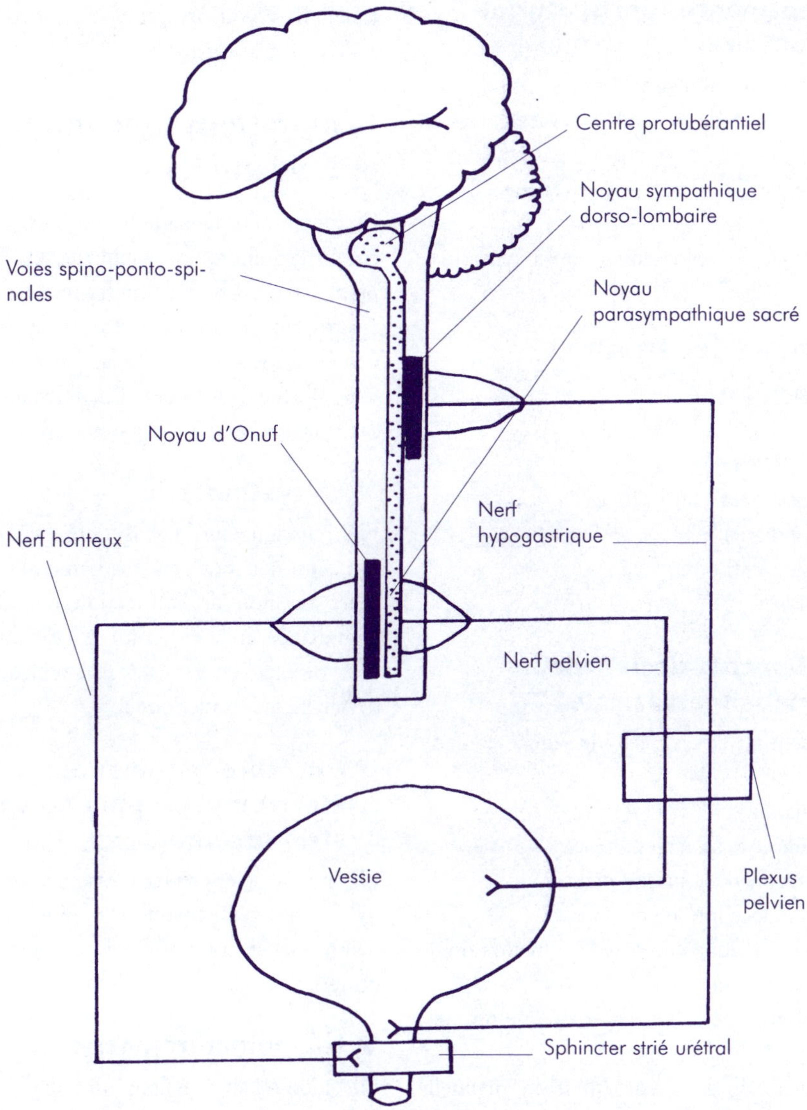

Figure 29 : *Innervation motrice de l'appareil vésico-sphinctérien (EMC 1992-26496 A[10]) – La gazette médicale 1993, tome 100, n° 18.*

La miction impérieuse (besoin pressant, délai très court)

Il existe deux causes à la miction impérieuse :

- hypercontractibilité du détrusor ;
- tonus vésical élevé.

La pollakiurie (nombre de mictions > 7/jour, miction la nuit)

Elle se manifeste pour deux raisons :

- petite vessie hyperactive ;
- vidange incomplète.

L'incontinence (perte d'urine involontaire)

Il existe trois sortes d'incontinence :

- incontinence réflexe (vessie centrale, lésion médullaire) ;
- incontinence d'urgence (vessie centrale, lésion cérébrale) ;
- incontinence par regorgement <=> rétention.

Traitement des troubles mictionnels

Le drainage

Plusieurs méthodes sont utilisées :

- la sonde à demeure ;
- le sondage intermittent ;
- l'autosondage.

Les éléments déclencheurs de la vidange vésicale

La vessie centrale nécessite le déclenchement du réflexe mictionnel par :

- des percussions ;
- des stimulations sexuelles ;
- des étirements de la marge anale ;
- un grattage face interne des cuisses.

La vessie périphérique nécessite l'augmentation de la pression abdominale par :

- une manœuvre de Valsalva (poussée abdominale vigoureuse) ;
- une manœuvre de Crédé (pression manuelle sus-pubienne).

Le traitement comportemental

Il comporte la programmation mictionnelle accompagnée de son catalogue mictionnel *(tab. 5)*.

Le traitement pharmacologique

Le traitement pharmacologique est constitué :

- de médicaments sympathicolytiques ;
- d'alpha-bloquants ;
- de myorelaxants.

Explorations fonctionnelles urodynamiques

L'exploration urodynamique est indispensable pour étudier l'équilibre vésico-sphinctérien. Elle doit être pratiquée en dehors de toutes infections urinaires, escarres, fécalomes, hémorroïdes ou lithiases, tout ceci pouvant entraîner de la spasticité. Le patient sera informé de l'examen, des différentes séquences et des éléments qu'il peut apporter.

La cystométrie

Elle renseigne sur la sensibilité, la réflectivité, le tonus du détrusor pendant le remplissage, la présence ou non de contraction détrusorienne, la compliance et la capacité vésicale fonctionnelle. Elle permet de trouver le meilleur mode de déclenchement mictionnel.

L'uréthrocystomanométrie avec électromyographie du sphincter strié urétral

Elle permet d'apprécier l'existence ou non d'une dyssynergie vésico-sphinctérienne. Elle permet d'apprécier le comportement de l'urètre au cours du remplissage.

La sphinctérométrie

Elle mesure les pressions urétrales depuis le col vésical jusqu'au méat urétral. Elle permet de juger l'état des résistances sphinctériennes, des mécanismes d'occlusion concourant à la continence active ou passive.

Le bilan urodynamique peut parfois être complété par un bilan électrophysiologique et dans certains cas par un test pharmacologique avant la mise en route d'un traitement ou pour mieux adapter celui-ci.

Prise en charge infirmière

Soins techniques

La vidange vésicale

C'est le maître mot face à une rétention aiguë d'urine. Elle est effectuée par sonde à demeure, par sondage intermittent ou par autosondage. Le sondage à demeure étant détaillé dans les soins en urologie, il ne sera traité que le sondage intermittent et l'autosondage.

Le sondage intermittent

Il présente moins de risques infectieux que la sonde à demeure et évite les dépôts calciques sur la sonde. Il s'agit soit de sondages à heures fixes dans le cadre de la programmation mictionnelle, soit de sondages toutes les 3 heures comme mode de drainage à la phase de pré-rééducation vésicale ou de cathétérisme post-mictionnel en phase de rééducation.

Le sondage est effectué de manière stérile par l'infirmière qui en profite pour parler de l'autosondage au patient.

L'autosondage propre intermittent

Il est effectué par le sujet lui-même. Cette méthode demande un apprentissage. Les contre-indications de cette méthode sont :

- le refus du patient ou sa non-compréhension ;
- une impotence fonctionnelle trop importante ;
- des problèmes prostatiques, une orchiépididymite ;
- des impossibilités anatomiques.

Éducation et conseils auprès du patient

Une relation confiante patient-thérapeute est un préalable indispensable si l'on veut obtenir la motivation et la coopération du patient. Il faut aider le patient à connaître son trouble, lui enseigner les techniques adaptées et lui offrir la possibilité d'exprimer ses émotions et ses difficultés.

Comment reconnaître une sensation de besoin

Quel que soit le type de vessie, le malade apprend à guetter l'apparition d'une sensation témoin de la distension vésicale. Ce peut être une véritable perception du besoin ou une équivalence.

En cas de vessie de type central, l'infirmière explique et montre la présence de signes neurovégétatifs témoins d'une vessie pleine et qui lutte (brûlures, picotements sus-pubiens ou de la verge, ballonnement abdominal, fourmillements aux membres inférieurs).

Dans tous les cas de vessie neurologique, le patient doit apprendre et savoir :

- palper sa vessie ;
- reconnaître le moment où il doit procéder à une vidange vésicale.

La vidange sera autant que possible une miction, suivie si nécessaire d'un sondage. S'il n'y a pas de sensation de besoin, la technique envisagée sera la programmation mictionnelle.

L'apprentissage de l'autosondage

Le patient qui a une vessie neurologique doit autant que possible savoir se sonder lui-même. Cela témoigne de son autonomie et c'est aussi une sécurité, même lorsqu'il a retrouvé des mictions complètes. Il sait que, où qu'il soit, en cas de rétention, il saura exécuter le geste d'urgence qu'est la vidange vésicale.

L'apprentissage de l'autosondage demande à l'infirmière de la disponibilité et du tact. Elle doit être capable :

- d'expliquer la méthode ;
- d'enseigner les gestes techniques ;
- de contrôler et d'évaluer les résultats.

Pour être convaincante, l'infirmière tiendra compte du psychisme du patient, à savoir :
- ses motivations ;
- l'acceptation de son handicap ;
- l'estime de lui-même ;
- son désir d'autonomie ;
- ses tabous.

L'autosondage fera partie de la vie quotidienne à court et à moyen terme, parfois à long terme. Si le patient reste trop handicapé pour se sonder seul, il pourra se faire aider par la tierce personne qui restera près de lui lors du retour au domicile. L'infirmière est donc parfois amenée à enseigner la technique du sondage.

➡ Le matériel

L'infirmière utilisera le matériel suivant :
- savon de Marseille pour lavage des mains ;
- alcool à 70° pour désinfection des mains ;
- solution antiseptique (Dakin®, Bétadine® gynécologique, Benzalkonium®) pour la toilette des organes génitaux ;
- compresses stériles ;
- lubrifiant pour la sonde ;
- sonde stérile (béquillée ou non) de Charrière 10-12 ;
- miroir (pour repérer le méat chez la femme). Le miroir peut rapidement devenir inutile, la femme ayant intégré cérébralement l'image et la place du méat urinaire ;
- verre gradué ou poche à urine pour mesurer le volume des mictions et/ou du résidu post-mictionnel ;
- feuille du catalogue mictionnel.

➡ La méthode

L'infirmière donnera des explications simples sur l'anatomie et le fonctionnement de la vessie, l'utilisation et l'entretien du matériel, l'installation et les gestes à faire pour réaliser le sondage. Elle insistera sur les règles d'hygiène de la toilette intime. Le malade ouvre l'étui de la sonde par l'extrémité inférieure et raccorde le collecteur d'urines. D'une main, il dégage la sonde et de l'autre la lubrifie. La sonde est maintenue avec la compresse dans la main la plus habile. L'infirmière explique le parcours de la sonde à mesure que le malade la fait progresser jusque dans la vessie. La femme aura à placer le miroir avant de commencer le sondage. La vidange vésicale doit être complète. À l'arrêt de l'écoulement, le patient exerce une pression manuelle en regard de la région vésicale de façon à bien vider la vessie. Il clampe la sonde avec les doigts avant de la retirer doucement pour éviter l'écoulement de l'urine dans l'urètre. Les urines sont mesurées et notées sur le catalogue mictionnel. Si la sonde doit être utilisée une nouvelle fois, elle est lavée à l'eau et au savon, séchée puis rangée dans un étui sec.

➡ Les modalités de surveillance

Le catalogue mictionnel (*tab. 5*) sera tenu par le patient lui-même qui note :
- le volume des mictions et des résidus ;
- les fuites ;
- les besoins ou équivalents de besoin ;
- le mode de déclenchement ;
- la couleur, l'odeur, l'aspect des urines.

Un examen cytobactériologique des urines sera pratiqué une fois par mois.

L'autosondage propre intermittent est utilisé soit de façon définitive comme mode de vidange vésicale, ou lors de la rééducation vésicale pour assurer une vidange post-mictionnelle avec mesure du résidu.

La rééducation par programmation mictionnelle

Si la sensation de besoin n'apparaît pas rapidement, la vidange vésicale se fait à heures fixes. D'abord, un sondage ou un autosondage est pratiqué toutes les 3 heures ; si possible, une miction est déclenchée avant le cathétérisme. Ensuite, l'intervalle entre les vidanges est programmé en calculant la diurèse sur le catalogue mictionnel.

L'infirmière cherche avec le patient le moyen le plus efficace pour déclencher une miction et vider sa vessie le plus complètement possible.

Tableau 5 : *Fonction urinaire (catalogue mictionnel sur 24 heures).*

Heures + ± −	Besoin miction	Volume résidu	Volume + ++ +++	Fuites boissons	Quantité	Observations
						Urines : couleur/odeur Besoin impérieux Équivalents besoin Poussée Volume
		Total	Total = Diurèse			

Le cas d'une vessie de type central ou mixte

La percussion sus-pubienne est souvent le stimulus le plus efficace et le plus utilisé. Parfois des pressions successives sur la vessie suffisent pour déclencher le réflexe mictionnel.

Il s'agit de tapotements sur toute la région hypogastrique avec le bord interne de la main, doigts serrés et tendus. Ces tapotements doivent être légers afin d'éviter un hématome et les ongles doivent être coupés courts pour éviter de petites ulcérations cutanées.

Quelles que soient les manœuvres choisies, elles doivent être faites jusqu'à ce que l'urine s'écoule et reprises si le jet s'affaiblit. L'infirmière cherche avec le patient la meilleure position afin d'avoir un périnée relâché au maximum.

Le cas d'une vessie de type périphérique ou mixte

Ce sont les forces de pression exercées sur la vessie qui permettent l'écoulement de l'urine. Pour les vessies de type mixte, le déclenchement se fait en stimulant le réflexe mictionnel comme pour les vessies automatiques ; puis la vidange s'effectue comme pour les vessies autonomes. L'infirmière choisit avec le malade la manœuvre de Valsalva ou la manœuvre de Crédé (voir « Les éléments déclencheurs de la vidange vésicale », p. 112). L'objectif est d'obtenir la miction la plus facile et la plus complète possible.

Les conseils pour le choix des palliatifs

Des fuites plus ou moins importantes et fréquentes peuvent persister malgré la rééducation. L'infirmière aura à dédramatiser ce désagrément en présentant toute une panoplie de protections. Elle saura proposer le palliatif le plus adapté à l'incontinence et à la morphologie du patient. Elle apprendra à l'homme comment choisir la taille d'un étui pénien et le mettre en place.

Les conseils pour une autosurveillance

L'infirmière saura convaincre le patient que, s'il se prend bien en charge, les résultats obtenus persisteront. Elle lui enseignera :

- comment prévenir et dépister une infection urinaire ;
- comment éviter les escarres ;
- comment éviter les fécalomes.

Elle conseillera des contrôles bactériologiques et radiologiques périodiques. Elle conseillera un suivi régulier en consultation spécialisée, en prenant soin d'amener un catalogue mictionnel récent sur 48 heures

Analyse et élaboration du plan des soins

Le diagnostic infirmier et le plan des soins sont présentés sur le tableau 6.

Munie de connaissances suffisantes, l'infirmière pourra aborder le problème sphinctérien et adapter ses actions de soins.

Quel que soit le type de vessie, les moyens mis à sa disposition sont les suivants :

- l'entretien avec le patient ;
- l'examen minutieux : de son corps, des fonctions végétatives et de sa motricité ;
- l'observation de son comportement psychologique ;
- l'utilisation des résultats des examens paracliniques et du dossier médical.

L'entretien est le moment décisif dont va dépendre la relation de confiance patient-thérapeute. Il permet de mesurer la motivation du patient, l'impact psychologique des troubles ainsi que les signes cliniques ressentis.

Une fiche de recueil des données est un bon moyen pour faciliter l'élaboration du plan des soins en vue de soulager le patient dans l'immédiat, puis d'envisager avec le médecin le début d'une rééducation vésicale.

Conclusion

La rééducation des vessies neurologiques exige une bonne connaissance :

- des troubles vésico-sphinctériens et de leur étiologie ;
- des techniques spécifiques de prise en charge ;
- du malade lui-même.

Durant toute cette prise en charge, l'infirmière saura être attentive au psychisme de son patient. Sans cesse elle l'encouragera, le félicitera de ses réussites, n'omettra pas de remarquer verbalement une amélioration. La rééducation se déroule parfois avec des périodes de régression passagère ; il ne faudra pas laisser sombrer le patient dans le désespoir. Sa motivation et sa collaboration sont indispensables à la réussite. L'infirmière, technicienne, éducatrice, conseillère en rééducation de vessie, acquerra avec l'expérience une réelle expertise.

Tableau 6 : *Fiche infirmière – Examen du patient.*

Examen corporel	
Peau sèche moite rougeur escarre œdème	*Articulations* mobiles bloquées
Vessie globe vésical palpation souple	*Muscles* hypertoniques spastiques flasques
Anus fermé béant hémorroïdes	*Recherche d'hyper-réflexie autonome (HRA)* HTA bouffées de chaleur sueurs horripilation

Notes

vous devez savoir faire...

Actes infirmiers[1]

■ **Noter** l'apparition et l'évolution des signes associés et parallèlement demander au patient de signaler toute modification de son état.

■ **Préparer** le patient aux examens complémentaires.

■ **Instaurer** le traitement, en surveiller l'efficacité et les effets secondaires.

■ **Envisager** une rééducation en fonction du déficit.

■ **Pallier** le déficit d'autosoins si besoin, tout en préservant une autonomie maximale.

■ **Offrir** un soutien psychologique important au patient et à sa famille.

■ **Donner** au patient et à sa famille des informations sur les associations existantes.

1. Cette liste d'« actes infirmiers » se rapporte aux *poussées évolutives*. En ce qui concerne les actes professionnels de la phase *d'autonomie déficitaire*, se reporter aux « actes » du chapitre 11, « Assurer les soins et la surveillance d'un patient paraplégique » (p. 78).

...donc vous devez savoir :

Connaissances requises

- Définir **la sclérose en plaques** et en expliquer brièvement la physiopathologie.
- Citer **les signes cliniques** et envisager l'évolution de la pathologie.
- Citer **les examens** à visée diagnostique.
- Énumérer **les traitements** spécifiques et la surveillance qui s'y rapporte.
- Justifier **les soins de nursing** à entreprendre auprès des patients.
- Citer **les associations** existantes.

La sclérose en plaques (SEP)

Définition physiopathologique

Contrairement aux maladies dégénératives qui détruisent de façon irrémédiable les neurones, la SEP ne touche que la gaine qui entoure les axones, c'est-à-dire les prolongements du neurone. Il s'agit d'une maladie *inflammatoire démyélinisante* dans laquelle existent des possibilités d'amélioration spontanée. Ces améliorations peuvent être liées soit à la disparition de l'élément inflammatoire, soit à la réparation de la gaine de myéline par les cellules qui la synthétisent, les oligodendrocytes *(fig. 30)*.

Les lésions neuropathologiques fondamentales de la maladie sont les *plaques de démyélinisation.* Ces plaques sont des lésions focales, habituellement multiples, du système nerveux central (SNC). Leur taille varie de quelques millimètres à quelques centimètres et leur localisation est périveineuse. L'atteinte élective de la myéline et de l'oligodendrocyte (l'oligodendrocyte est la cellule myélinisante du SNC) avec respect des axones réalise la classique dissociation myélino-axonale. Ces lésions siègent dans la substance blanche du SNC.

Épidémiologie

La sclérose en plaques (SEP) est une maladie neurologique fréquente : on estime qu'elle touche en France environ 50 000 patients, ce qui correspond à une prévalence de 1 cas pour 2 000 habitants. C'est une maladie de l'adulte jeune. Dans la grande majorité des cas, les premiers troubles apparaissent entre 20 et 30 ans ; les femmes sont plus souvent atteintes que les hommes (environ 2 femmes atteintes pour 1 homme).

La SEP a une répartition mondiale, mais sa fréquence varie selon les régions du globe : elle est notamment plus élevée en Europe et en Amérique du Nord, beaucoup plus faible en Afrique.

Étiologie

La SEP est connue depuis la seconde moitié du XIXe siècle grâce aux travaux de Cruveilhier puis de Charcot à l'hôpital de la Salpêtrière, mais sa cause reste inconnue. Il ne s'agit pas d'une maladie héréditaire. Pour l'instant, on envisage le schéma suivant : infection virale entraînant, chez un individu présentant une susceptibilité génétique à la maladie, l'apparition d'une maladie auto-immune avec destruction élective de la myéline du système nerveux central.

Signes neurologiques

Ils sont extrêmement variés car ils dépendent uniquement de la localisation des lésions dans le SNC : il peut s'agir de *troubles moteurs* (monoparésie, paraparésie), de *troubles sensitifs* dont certains sont très évocateurs du diagnostic, comme la sensation d'avoir une toile d'araignée sur le visage ou de sentir des ruissellements d'eau sur les membres. Souvent la maladie débute par une atteinte du nerf optique : c'est *la névrite optique rétrobulbaire* qui se traduit par une diminution de l'acuité visuelle d'un œil, souvent associée à une douleur orbitaire ou périorbitaire et à un trouble de la vision des couleurs. Si la lésion touche le cervelet, apparaît alors un *trouble de la coordination* qui peut toucher un hémicorps ou les quatre membres. Les *troubles sphinctériens* à type d'impériosités urinaires avec fuites sont fréquents.

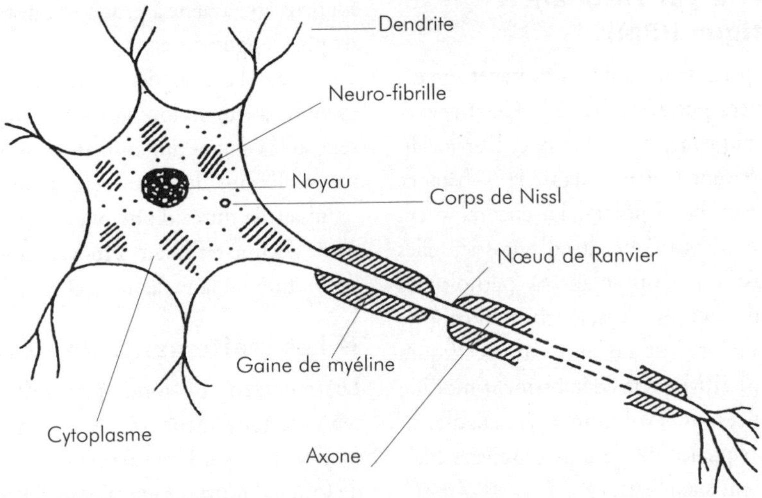

Figure 30 : *Cellule nerveuse.*

Ce qui est très évocateur du diagnostic, c'est la multiplicité des atteintes neurologiques et leur évolution dans le temps. En effet, dans la grande majorité des cas, la maladie évolue au cours des premières années sous forme de *poussées régressives* (ce sont les formes dites *rémittentes*). Chaque poussée dure environ 2 à 4 semaines puis régresse sans laisser de séquelles. Cependant, après quelques années, la maladie évolue et les poussées commencent à ne régresser qu'imparfaitement, avec constitution d'un handicap progressivement croissant. Les formes ayant ce type d'évolution, que l'on peut d'ailleurs observer d'emblée, sont appelées formes *rémittentes – progressives.*

Quatre formes évolutives ont été définies :

- une forme rémittente ;
- une forme secondairement progressive ;
- une forme progressive d'emblée ;
- une forme progressive avec poussée.

La SEP est imprévisible dans sa gravité et tous les intermédiaires existent entre les formes bénignes (qui ne donnent au cours de toute une vie que 3 ou 4 poussées entièrement résolutives) et les formes dramatiques conduisant en quelques années à un état grabataire. Aucun élément clinique ou paraclinique ne permet actuellement en début d'évolution d'avoir un pronostic sur la gravité de la maladie.

Diagnostic

Le plus souvent, aucun examen complémentaire n'est nécessaire pour affirmer un diagnostic qui reste avant tout clinique : on retient le diagnostic de SEP devant des lésions disséminées dans le SNC (par exemple une atteinte d'un nerf optique et une atteinte de la moelle), et dans le temps (symptômes évoluant sous forme de poussées régressives).

Cependant, dans certains cas moins typiques, le recours aux examens complémentaires peut apporter des éléments en faveur du diagnostic de SEP ou éliminer d'autres diagnostics. Deux examens sont essentiels.

La ponction lombaire

Elle montre typiquement une réaction cellulaire modérée à prédominance lymphocytaire avec un aspect oligoclonal à l'électrophorèse témoignant d'une synthèse locale d'anticorps. Ces anomalies sont évocatrices du diagnostic de SEP mais ne sont en aucun cas spécifiques de cette maladie.

L'imagerie par résonance magnétique (IRM)

Les lésions apparaissent comme des hypersignaux sur les séquences pondérées en T2. Ces hypersignaux sont typiquement nombreux et leur localisation est périventriculaire, dans la substance blanche des deux hémisphères. Là encore, si ces anomalies sont évocatrices du diagnostic, elles peuvent s'observer dans d'autres pathologies (maladies infectieuses, vascularités d'origine immunologique, etc.) et ne sont pas spécifiques du diagnostic. L'IRM a considérablement modifié nos connaissances sur l'évolution de la maladie, en montrant la fréquence des lésions observées bien que cliniquement silencieuses.

Traitement

Il faut distinguer les traitements des poussées et les traitements de fond.

Le traitement des poussées

Il repose sur l'utilisation de corticoïdes par voie intraveineuse (Solumédrol®). Les voies d'administration et les dosages varient d'un centre hospitalier à l'autre, mais les schémas thérapeutiques les plus classiques sont les suivants : Solumédrol® IV : 1 g par jour pendant 3 jours dans une perfusion de 250 ml de glucosé à 5 %, ou 500 mg par jour pendant 6 jours. Ce traitement est indiqué en cas de poussée sévère (par exemple, baisse importante de l'acuité visuelle due à une névrite optique, gêne motrice réduisant considérablement le périmètre de marche).

Il ne s'agit pas d'un traitement d'urgence et il est souvent préférable d'attendre quelques jours pour savoir si le patient n'a pas une amélioration spontanée de ses troubles.

Dans la majorité des cas, ce traitement à fortes doses n'est pas relayé par une corticothérapie orale. Cependant, dans certaines formes sévères, on peut être amené à proposer une corticothérapie de plus longue durée.

Le mode d'action des corticoïdes est probablement lié à leur action anti-inflammatoire. Ils agissent sur l'élément inflammatoire œdémateux de la lésion. Ils ont donc une efficacité immédiate en réduisant la durée d'une poussée. En revanche, ils n'ont aucune efficacité à moyen et long terme sur l'évolution de la maladie.

Les traitements de fond

Le traitement de fond, préventif des poussées, repose actuellement sur les traitements immunomodulateurs par l'interféron qui est indiqué en cas de forme rémittente entrainant plus de 2 poussées en 2 ans. Ce traitement montre une diminution du nombre des poussées, de la taille des lésions à l'IRM et retarde la progression du handicap. Trois molécules existent actuellement ; Bêtaféron qui est administré par voie sous cutanée tous les 2 jours ; l'Avonex administré par voie intramusculaire 1 fois par semaine ; le Rebif administré par voie sous cutanée 3 fois par semaine. Un syndrome pseudogrippal apparaît fréquemment après les injections, surtout en début de traitement. Il peut être prévenu par du paracétamol.

Le traitement par Mitoxantrone, qui est un immunosuppresseur, est limité aux formes rémittentes très agressives, avec des poussées fréquentes entraînant des séquelles.

Les traitements symptomatiques

D'autres traitements sont symptomatiques, c'est-à-dire qu'ils ne traitent pas la cause mais sont destinés à améliorer certains symptômes de la maladie :

- *le traitement antispastique* (Liorésal®, Dantrium®, Valium®) indiqué lorsqu'existe une raideur importante des membres inférieurs ;
- *les médicaments à visée urologique* (Ditropan®, Xatral® par exemple) destinés à améliorer le fonc-

tionnement sphinctérien. Lorsque les troubles urinaires ne sont pas améliorés par ces traitements, il est envisageable, dans certains cas, de recourir aux autosondages, souvent très efficaces et bien tolérés. De toute façon, chez ces patients ayant une vessie neurologique, il est important de surveiller régulièrement la stérilité des urines ;

- *les antidépresseurs*, afin d'améliorer l'état thymique de ces patients souvent jeunes et confrontés à une maladie chronique et invalidante. La psychothérapie de soutien est souvent d'une grande aide lors de certaines étapes de la maladie (annonce du diagnostic, installation d'un handicap permanent modifiant l'activité socioprofessionnelle) ;
- *la rééducation* est un aspect important de la prise en charge thérapeutique. Il est important de conseiller aux patients des séances de rééducation assez courtes (1/2 heure au maximum) ou des séances longues mais entrecoupées de pauses permettant de respecter leur fatigabilité.

La rééducation en force (poulie, bicyclette) est déconseillée car elle peut favoriser la spasticité des membres inférieurs.

Prise en charge infirmière

La prise en charge infirmière est dictée par le degré de déficit neurologique du patient.

Les troubles étant essentiellement moteurs et/ou sensitifs, visuels et sphinctériens, les soins de nursing visent toujours à préserver l'autonomie maximale du patient, tout en assurant les soins de suppléance nécessaires. Les soins infirmiers ne revêtant donc pas dans ce domaine un caractère spécifique, l'étudiant se reportera aux soins infirmiers concernant l'hémiplégie et la paraplégie.

Conseils de vie

Les patients sont souvent désireux de bénéficier de conseils hygiénodiététiques. Il faut leur expliquer qu'aucun régime alimentaire n'est utile mais qu'en revanche ils doivent adapter leur vie familiale et professionnelle à leur fatigabilité. Il faut donc leur conseiller de se reposer par périodes au cours de la journée. Il est aussi important de les inciter à éviter les grosses chaleurs, qui accentuent les symptômes de la maladie en ralentissant la conduction de l'influx nerveux.

Relation d'aide

Il faut noter qu'un accompagnement psychologique est indispensable du fait de la modification brutale du schéma corporel. Cet accompagnement aura notamment pour objectif de permettre au patient d'exprimer ses craintes et ses difficultés et de favoriser l'acceptation de cette pathologie souvent très invalidante.

Conclusion

Il n'est pas souhaitable d'annoncer le diagnostic lors de la première poussée. En effet, il peut y avoir un intervalle de 10 ans entre la première et la seconde poussée, et il n'est probablement pas raisonnable d'imposer au patient l'angoisse de la future poussée vécue comme une véritable « épée de Damoclès ».

En revanche, un peu plus tard, il est important de ne pas trop tarder à donner ce diagnostic : d'une part parce que l'absence de diagnostic est souvent plus angoissante qu'un diagnostic bien expliqué chez un patient qui a pris conscience qu'il avait une maladie neurologique, d'autre part parce qu'un reclassement professionnel s'impose parfois chez des patients qui ont une activité professionnelle très physique et qu'il n'est pas bon de faire ce reclassement professionnel trop tard.

Notes

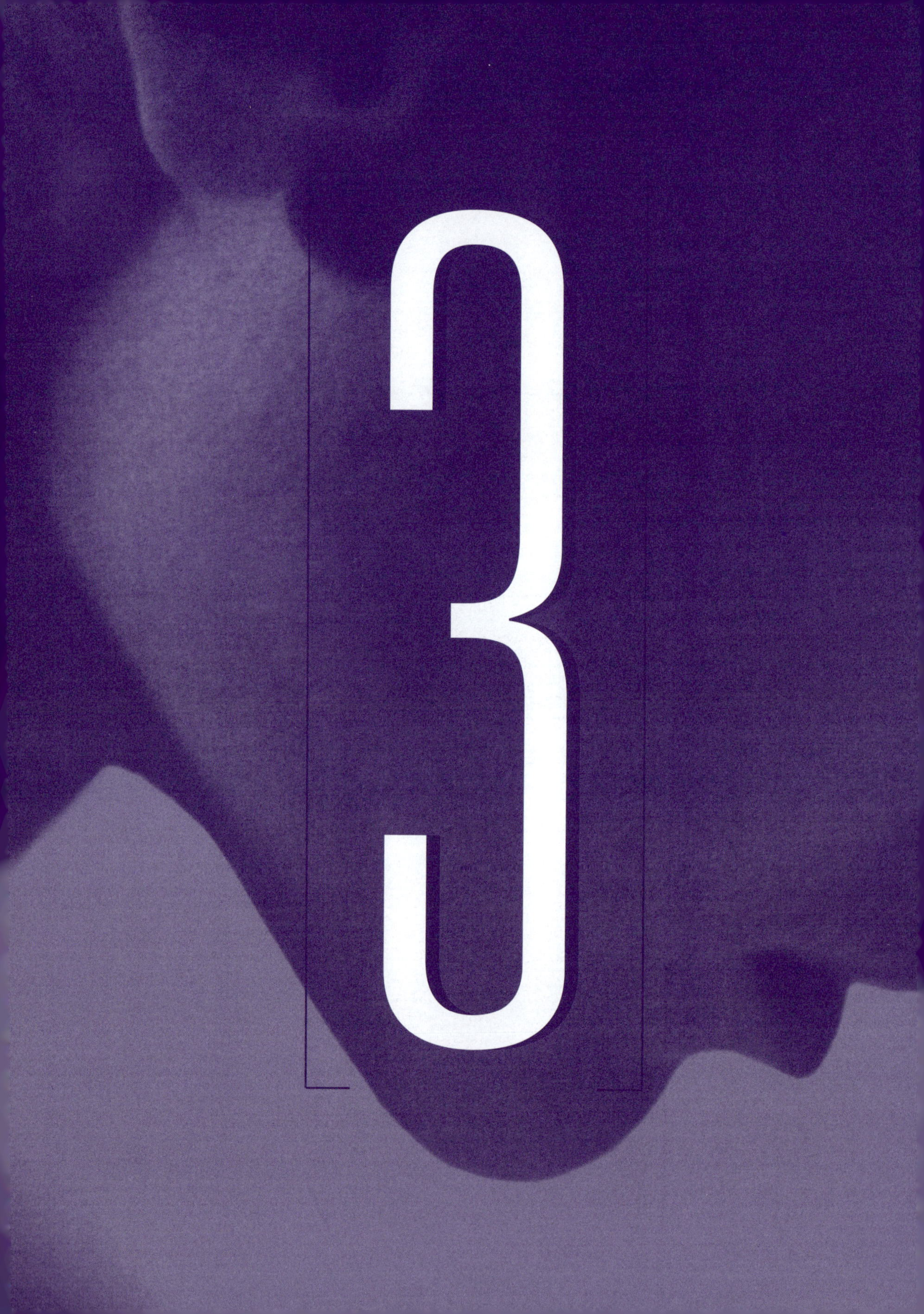

3

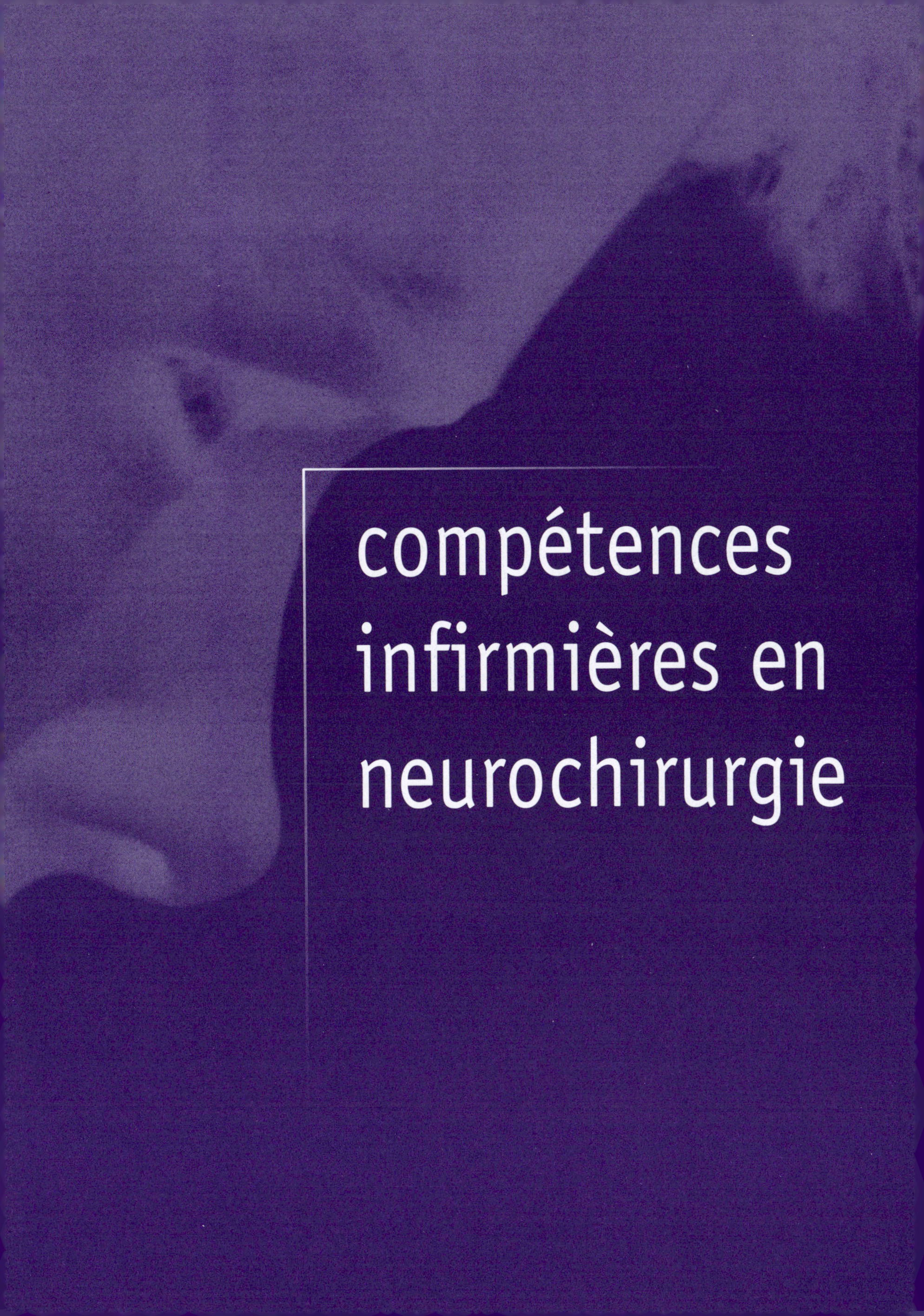

compétences infirmières en neurochirurgie

vous devez savoir faire...

Actes infirmiers

- **Installer** le patient en préservant les fonctions vitales.
- **Participer** au bilan des lésions.
- **Surveiller** les réactions neurologiques d'aggravation.
- **Signaler** immédiatement toute aggravation au médecin.
- **Accueillir** la famille d'un traumatisé crânien.

→ un traumatisme crânien avec perte de connaissance

...donc vous devez savoir :

Connaissances requises

- Identifier **les éléments anatomiques** osseux, parenchymateux du cerveau.
- Citer **les lésions** cérébrales et les complications liées au traumatisme crânien.
- Énoncer **les éléments** de la surveillance neurologique.
- Interpréter **les résultats** de la surveillance neurologique.

Traumatisme crânien

Le traumatisme crânien représente 1/3 à 1/4 des morts d'origine traumatique. La majorité des traumatismes crâniens est en rapport avec un accident de la circulation. Les moyens de prévention (limitation de vitesse et ceinture) sont à l'origine d'une diminution de fréquence des traumatismes crâniens. La surveillance neurologique d'un traumatisé crânien est capitale car, à tout moment, il peut se produire une aggravation brutale nécessitant une intervention chirurgicale de première urgence.

Anatomie des lésions traumatiques

(Voir la figure 31.)

Les lésions osseuses

Elles peuvent être occasionnées par :

- des fractures de la voûte du crâne : risque de plaies artério-méningées entraînant un hématome extradural (HED) ;
- des fractures de la base du crâne qui peuvent être à l'origine d'une méningite bactérienne.

Les lésions endocrâniennes extracérébrales

Elles se présentent sous deux formes :

- collection hématique siégeant dans l'espace extradural, qui se constitue le plus souvent en quelques heures par rupture d'un vaisseau méningé. Elle représente l'urgence neurochirurgicale type ;
- collection hématique dans l'espace intradural ; l'hématome sous-dural aigu est d'évolution moins rapide.

Les lésions cérébrales

Elles se résument à trois grands types :

- les contusions, conséquence du choc entre le cortex et la paroi interne de la boîte crânienne. Ce sont des lésions en foyer, hémorragiques en totalité ou en partie seulement. Les contusions peuvent être associées à un *hématome sous-dural aigu* ;
- les hématomes intracérébraux qui sont dus à des phénomènes de cisaillement provoqués par une décélération brutale ;
- les lésions axonales diffuses qui correspondent à un mécanisme d'étirement des axones lors d'un traumatisme crânien avec décélération brutale.

La turgescence cérébrale, qui est une réaction diffuse du traumatisme, est souvent observée chez l'enfant.

Mécanisme de l'aggravation d'un traumatisme crânien

Toutes les lésions intracrâniennes peuvent être responsables d'une hypertension intracrânienne. En

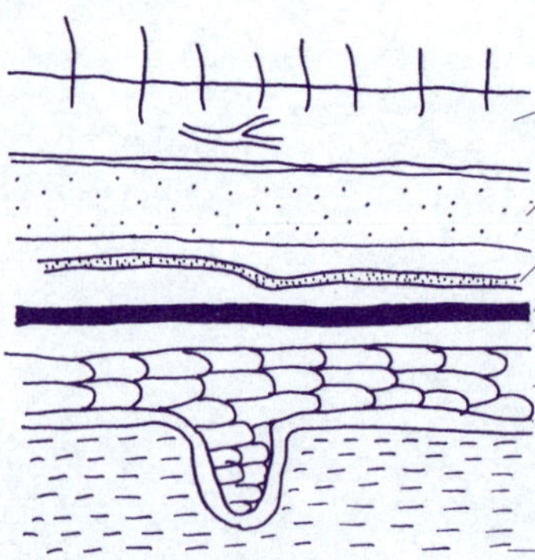

Figure 31 : *Anatomie des lésions traumatiques.*

effet, en raison du caractère inextensible du crâne, une pression intracrânienne normale ne peut être maintenue que si la somme des volumes des différents constituants (sang, liquide céphalo-rachidien, cerveau) reste constante. En cas de traumatisme, l'association des lésions initiales (contusions) et secondaires (œdèmes) et la survenue éventuelle de collections hématiques aboutissent à une augmentation plus ou moins rapide et importante de la pression intracrânienne.

Cette hypertension, lorsqu'elle devient trop importante, est responsable d'engagements :

- l'engagement temporal, par exemple à l'occasion d'un *hématome extradural*, qui entraîne une compression du mésencéphale par la partie interne du lobe temporal ;
- l'engagement central, conséquence d'une hypertension intracrânienne diffuse au niveau hémisphérique, qui entraîne une souffrance progressive de haut en bas des structures axiales (de haut en bas : le diencéphale, le mésencéphale, la protubérance et le bulbe).

Tous les traumatisés crâniens ayant eu une perte de connaissance sont gardés en observation pour une durée minimale de 48 heures.

Au cours des premières heures, la principale complication est l'hématome extradural qui nécessite une intervention chirurgicale immédiate.

Il s'agit d'un traumatisé crânien ayant eu une perte de connaissance de courte durée au moment du traumatisme. Si les clichés du crâne montrent une fracture le plus souvent dans la région temporale, ce blessé peut présenter un hématome extradural. Après un intervalle libre (temps évalué entre la reprise de la conscience après la perte de connaissance initiale et les premiers signes d'altération de la conscience) d'environ 1 heure, on note :

- une altération de la conscience ;
- l'apparition d'un déficit moteur du côté opposé à la fracture ;
- une dilatation pupillaire du côté de la fracture.

L'évolution se fait très rapidement vers un engagement cérébral. L'hématome doit donc être évacué dès les premiers signes d'aggravation car le pronostic de l'hématome extradural est tout à fait favorable lorsque le malade est opéré précocement. Il est donc capital que ces blessés soient surveillés en permanence.

La prise en charge d'un traumatisé crânien grave (dans le coma d'emblée ou évoluant vers le coma) s'effectue dans les mêmes conditions que la surveillance postopératoire en chirurgie crânienne.

Le pronostic est fonction de certains éléments :

- la profondeur du coma. Quel que soit le grade du coma, des séquelles neurologiques peuvent être constatées ; les séquelles cognitives secondaires à un dysfonctionnement frontal sont fréquentes et entraînent une perte de l'autonomie en vie quotidienne. Ces troubles sont caractérisés par une difficulté d'organisation de l'action (perte d'initiative, défaut de planification et de contrôle), des troubles de l'attention et de la mémoire, et des troubles comportementaux.
- les lésions cérébrales diffuses non opérables sont de mauvais pronostic ;
- l'âge et le terrain jouent un rôle déterminant, les chances de récupération sont plus grandes chez le sujet jeune. Cette notion est certaine au plan du pronostic vital. Cependant, les séquelles cognitives semblent particulièrement sévères en cas de traumatisme crânien chez un jeune enfant qui doit non seulement récupérer son niveau cognitif acquis à l'âge de l'accident mais qui doit continuer à développer ses fonctions cognitives en particulier frontales. Des difficultés d'acquisition des apprentissages scolaires sont fréquentes et invalidantes.

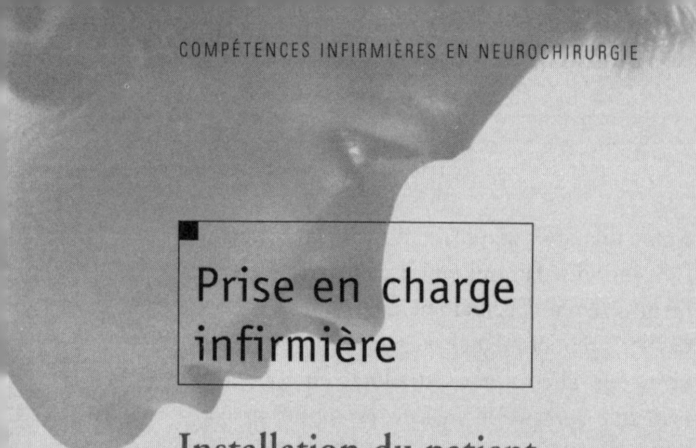

Prise en charge infirmière

Installation du patient

Le patient est installé tête surélevée à 30° afin d'assurer un meilleur drainage du sang veineux intracérébral.

Participation au bilan des lésions

L'infirmière devra :

- interroger le patient, l'entourage, la famille sur les circonstances de l'accident ;
- rechercher une plaie, un hématome, une épistaxis, une otorragie, des ecchymoses orbitaires, un écoulement du liquide céphalo-rachidien au niveau du nez et des oreilles ;
- alerter le service de radiologie et préparer les bons de radio demandées par le médecin (voir « Soins préopératoires », p. 20) ;
- réaliser les examens sanguins en vue d'une éventuelle intervention en urgence (voir « Soins préopératoires », p. 20).

Surveillance du traumatisé crânien

La recherche des troubles de la vigilance se fonde sur des réponses verbales, motrices et ouverture des yeux à des stimulations auditives et douloureuses (score de Glasgow). Le seuil de gravité maximal étant 3, un patient est dit dans le coma si le score de Glasgow est inférieur à 7, sachant que le score de Glasgow peut varier de 3 (gravité maximale) à 15 (gravité minimale) (*tab. 2, p. 37*).

La recherche des signes oculaires correspond à l'exploration des structures axiales, donc à la recherche d'un engagement :

- taille des pupilles ;
- réactivité à la lumière : réflexe photomoteur.

L'exploration des grandes fonctions neuro-végétatives fait partie de l'examen neurologique. On étudie :

- la respiration : rythme (polypnée, irrégularités pauses) ;
- la circulation : TA et pulsations ;
- la température ;
- la diurèse.

Accueil de la famille et de l'entourage

Le premier contact entre la famille de la personne soignée et l'équipe soignante est primordial. L'infirmière se trouve face à des personnes totalement bouleversées et très inquiètes.

Lors du premier contact, l'infirmière doit rassurer la famille et expliquer brièvement les examens et les soins réalisés, affirmer que tout est mis en œuvre pour prendre en charge efficacement le patient. L'infirmière ménage un entretien avec le médecin qui verra la famille notamment pour l'informer du pronostic.

Un accueil de qualité favorisera l'établissement de relations satisfaisantes tout au long du séjour du patient et renforcera la communication entre la famille et l'équipe soignante.

Notes

vous devez savoir faire...

Actes infirmiers

- **Installer** le patient en fonction des différentes sortes de dérivation du liquide céphalo-rachidien.
- **Assurer** les soins locaux.
- **Dépister** une infection.
- **Dépister** un dysfonctionnement du drainage.
- **Signaler** toute modification de l'état neurologique.
- **Expliquer** à l'entourage la nécessité d'un suivi régulier, chez un patient porteur d'une dérivation.

→ d'une dérivation du liquide céphalo-rachidien

...donc vous devez savoir :

Connaissances requises

- Annoter **le schéma** du système ventriculaire.
- Expliquer **la circulation** du liquide céphalo-rachidien.
- Citer **les causes** de l'hydrocéphalie.
- Indiquer **les différents types** de dérivation du liquide céphalo-rachidien.
- Énumérer **les signes révélateurs** d'une hypertension intracrânienne.
- Citer **les soins infirmiers** locaux requis.
- Décrire **les modalités** de surveillance de l'étanchéité du système de drainage.
- Connaître **les éléments** de surveillance d'apparition d'une infection.
- Citer **les éléments** de surveillance d'un drainage du liquide céphalo-rachidien.
- Informer l'entourage sur les éléments de surveillance.

Rappel anatomique

L'encéphale est creusé d'un certain nombre de cavités que l'on appelle les ventricules.

On distingue :

- les ventricules latéraux, qui siègent au niveau de chaque hémisphère. Ils communiquent par 2 orifices, appelés les trous de Monro, avec le 3e ventricule siégeant sur la ligne médiane au niveau du diencéphale, au-dessus de la région hypophysaire ;
- le 3e ventricule, qui est relié par un mince conduit, appelé l'aqueduc de Sylvius, au 4e ventricule creusé au niveau du tronc cérébral en avant du cervelet et communiquant avec les espaces méningés par trois orifices :
  - le trou de Magendie qui est médian ;
  - les deux trous de Luschka de part et d'autre de Magendie.

Rappel physiologique

Le liquide céphalo-rachidien est un liquide clair qui baigne les organes du système nerveux central.

Sécrétion : le liquide céphalo-rachidien est sécrété par les plexus choroïdes mais aussi par le revêtement épendymaire des cavités ventriculaires, et par les espaces sous-arachnoïdiens intracrâniens et spinaux.

Le débit est de 300 cc à 500 cc par 24 heures.

Circulation : il s'écoule de façon très lente des ventricules latéraux par les trous de Monro, pénètre dans le 3e ventricule, gagne l'aqueduc de Sylvius, le 4e ventricule d'où il sort par les trous de Luschka et de Magendie.

Résorption : le liquide céphalo-rachidien circule librement dans les espaces sous-arachnoïdiens qui recouvrent le système nerveux central et est résorbé par le système veineux à la périphérie du cortex cérébral, le long du sinus longitudinal supérieur au niveau des granulations de Paccioni.

Caractéristiques :

- liquide clair : couleur eau de roche ;
- densité : 1,008 ;
- composition : 0,60 g de glucose par litre ; 0,30 g de protides par litre ; 7 g de chlorure par litre ;
- rares cellules ;
- pression comprise entre 5 et 15.

Rôle : il a un rôle mécanique de protection, de soutien du tissu nerveux. Il peut avoir aussi un rôle de nutrition et d'épuration de ce même tissu.

Hydrocéphalie

Définition clinique

L'hydrocéphalie est une dilatation des cavités ventriculaires intracérébrales consécutive à un excès de liquide céphalo-rachidien. Elle entraîne une hypertension intracrânienne dont l'évolution dépend de la cause de l'hydrocéphalie, mais également du terrain sur lequel elle survient.

Causes

Trois mécanismes peuvent provoquer et entretenir l'évolution d'une hydrocéphalie :

- une hypersécrétion liquidienne (très rare) ;
- une insuffisance de résorption : le liquide céphalo-rachidien peut ne plus être résorbé au niveau de la périphérie s'il existe un feutrage des espaces sous-arachnoïdiens, cicatriciel ou inflammatoire, empêchant la résorption au niveau des granulations de Paccioni. Ce feutrage se voit essentiellement au décours des hémorragies méningées, mais aussi des méningites infectieuses ou virales. Cette hydrocéphalie met sous tension et dilate :
  - le système ventriculaire ;
  - les espaces sous-arachnoïdiens recouvrant l'encéphale ; c'est une hydrocéphalie communicante ;
- l'existence d'un obstacle dans les cavités ventriculaires empêche la circulation du liquide céphalo-rachidien, ce qui entraîne une stase en amont et une dilatation des ventricules. Le méca-

nisme constitue une hydrocéphalie bloquée ou « non communicante ». Elle peut être due à :

– une malformation congénitale (imperforation des trous de Luschka et de Magendie, une sténose de l'aqueduc de Sylvius) ;
– une tumeur siégeant dans le système ventriculaire ou voisine du système ventriculaire qu'elle écrase (en particulier au niveau de la fosse postérieure).

Hydrocéphalie du nourrisson

Elle peut être communicante ou bloquée :

- l'hydrocéphalie communicante du nourrisson peut être secondaire ;
- l'hydrocéphalie bloquée est essentiellement malformative et exceptionnellement tumorale.

Les signes cliniques

Chez le nourrisson, l'hydrocéphalie entraîne des symptômes d'hypertension intracrânienne (elle est de nature compensée) :

- augmentation du volume du crâne ;
- disjonction des sutures ;
- bombement de la fontanelle.

Puis en phase de décompensation, nous trouvons :

- des vomissements de plus en plus fréquents qui entraînent une déshydratation ;
- une paralysie des oculomoteurs (strabisme) ;
- une somnolence, un coma pouvant entraîner la mort.

Les examens complémentaires

Ils permettent de mettre en évidence :

- une disjonction des sutures de la radiographie du crâne ;
- une stase papillaire lors du fond d'œil.

De plus, l'échographie transfontallaire permet de voir très rapidement, au lit de l'enfant, l'hydrocéphalie : le scanner permet de retrouver la cause de l'hydrocéphalie, et l'imagerie par résonance magnétique apporte des renseignements encore plus précis sur l'étiologie.

Hydrocéphalie de l'adulte et de l'enfant plus âgé

Elle se traduit par des signes d'hypertension intracrânienne sans augmentation du périmètre crânien car les sutures sont soudées depuis longtemps.
Elle peut être communicante par l'absence de résorption ou bloquée d'origine malformative, ou tumorale. Cette dernière étiologie est fréquente et accompagne essentiellement les tumeurs de la fosse postérieure.

Les signes cliniques

De nombreux troubles sont à constater :

- troubles de la conscience, phases d'agitation ;
- céphalées très importantes ;
- raideur de la nuque ;
- vomissements ;
- troubles du tonus avec hypertonie ;
- paralysie des oculomoteurs (VI).

Les examens complémentaires

Ils peuvent confirmer le diagnostic :

- le fond d'œil permet de visualiser une éventuelle stase papillaire ;
- le scanner permet de retrouver la cause de l'hydrocéphalie ;
- l'imagerie par résonance magnétique apporte les mêmes renseignements.

Hydrocéphalie à pression normale

Elle atteint le sujet adulte et le sujet âgé. C'est un trouble de la résorption du liquide céphalo-rachidien, il n'y a pas de syndrome d'hypertension intracrânienne.

Les signes cliniques

L'hydrocéphalie à pression normale se manifeste par :

- la démence progressive s'aggravant lentement ;
- les troubles de la marche, de l'équilibre ainsi que troubles sphinctériens.

Les examens complémentaires

D'autres examens peuvent être réalisés :

- la ponction lombaire évacuatrice, le test est positif s'il y a amélioration ;
- le scanner ou l'imagerie par résonance magnétique permet de visualiser la dilatation ventriculaire ;
- le transit isotopique du liquide céphalo-rachidien confirme le trouble de résorption.

Le traitement

Il est neurochirurgical.

Le traitement de l'hydrocéphalie communicante ou malformative est, chez l'adulte et le grand enfant, identique à son traitement chez le nourrisson, c'est-à-dire qu'il consiste en la pose d'une valve de dérivation.

Il a pour objectif :

- de permettre une bonne circulation du liquide céphalo-rachidien des ventricules vers la périphérie : ventriculo-cisternostomie (Torkikdsen), par exemple, en faisant communiquer la partie postérieure du ventricule latéral et la grande citerne ou ventriculostosmie du 3e ventricule, s'il s'agit d'un trouble de la circulation ;
- de mettre en place, le plus souvent, une dérivation extracrânienne par la pose d'une valve permettant un flux du liquide céphalo-rachidien unidirectionnel sous une pression constante. On réalise ainsi des dérivations ventriculo-péritonéales et beaucoup plus rarement des dérivations ventriculo-atriales (drain cardiaque dans l'oreillette droite).

C'est la seule solution s'il existe un trouble de la résorption.

En cas d'hydrocéphalie tumorale, le traitement consistera en l'exérèse de la tumeur responsable.

Les différents types de dérivation

La dérivation ventriculo-atriale

Elle consiste à mettre en place un drain dans le ventricule latéral. Il est connecté par l'intermédiaire d'une valve antireflux à un autre cathéter dont l'extrémité distale est placée dans l'oreillette cardiaque où l'excès de liquide céphalo-rachidien est résorbé.

La dérivation ventriculo-péritonéale

Le cathéter distal est placé dans la cavité péritonéale. Cette technique comporte moins de risques spécifiques. Il est important de s'assurer du bon fonctionnement de la valve en vérifiant que :

- la fontanelle est bien déprimée ;
- l'enfant ne vomit plus ;
- le périmètre crânien n'augmente pas ;
- la valve siégeant en sus- et rétro-auriculaire se déprime bien et se remplit aisément lorsqu'on exerce une pression sur elle (la taille des ventricules est retrouvée diminuée au scanner).

La dérivation ventriculaire externe

Elle vise transitoirement à contourner le ou les obstacles à la circulation du liquide céphalo-rachidien. La dérivation ventriculaire externe est un cathéter plastique implanté chirurgicalement au sein des ventricules. Il est placé à son extrémité extérieure dans une boîte de dérivation stérile et graduée, terminée par une poche de récupération changeable. Il mesure entre 40 et 60 cm ; il n'y a pas de valve.

Elle est mise en place, dans un contexte d'urgence dans l'hydrocéphalie aiguë associée à une infection (méningite) ou à une hémorragie ventriculaire.

Complications

L'infection

C'est de loin la complication la plus rencontrée du fait de l'introduction de matériel dans l'organisme. Le matériel peut être à l'origine de complications infectieuses (septicémies, méningites).

L'infection est fréquente chez les enfants de moins de 6 mois, elle est due :

- au mauvais état cutané en préopératoire ;
- à une infection intercurrente (ORL, urinaire) ;
- au lâchage des sutures de la cicatrice et/ou aux escarres du cuir chevelu qui sont autant de facteurs favorisants.

L'infection ventriculaire et méningée s'associe à une péritonite avec un syndrome subocclusif dans la dérivation ventriculo-péritonéale.

Le traitement comprend :

- une ablation du matériel et une mise en place d'une dérivation ventriculaire externe ;
- une antibiothérapie adaptée ; lorsque les prélèvements redeviennent stériles, on peut envisager la remise en place d'une valve.

La surveillance de l'infection se fait par la culture du liquide céphalo-rachidien. L'existence d'une hypoglycorachie et la persistance d'une augmentation des polynucléaires dans le liquide céphalo-rachidien, une lymphocytose modérée du liquide céphalo-rachidien peuvent être liées à la présence d'un corps étranger.

Le dysfonctionnement de la valve

Il peut être induit par plusieurs facteurs et entraîner des conséquences graves.

➡ L'obstruction

Plusieurs cas :

- soit une obstruction de la valve qui va nécessiter une réintervention rapide ;
- soit une valve devenue non fonctionnelle qui entraîne une hypertension intracrânienne aiguë ;
- soit une intolérance péritonéale due au corps étranger (cathéter péritonéal) qui entraîne une fibrose et des signes péritonéaux : fébricule, douleur, nausées, vomissements.

➡ La déconnexion

Elle peut se faire au niveau des différents raccords et entraîner un dysfonctionnement.

La croissance de l'enfant impose un changement de cathéter ou la vérification du mécanisme.

Prise en charge infirmière

La prise en charge du patient par l'infirmière consiste à dépister les complications neurologiques, infectieuses et à apporter les soins de confort.

Surveillance neurologique

Elle est effectuée toutes les heures, puis toutes les 3 heures pendant les premières 72 heures.

L'infirmière est attentive à tout signe ou symptôme pouvant évoquer une complication ; elle apprécie et note :

- l'état de la conscience ;
- l'état des pupilles et leur réactivité ;
- la motricité des membres ;
- la réactivité aux stimuli nociceptifs.

Elle surveille :

- le pouls ;
- la tension artérielle ;
- les nausées, les vomissements ;
- les céphalées.

Lorsqu'il s'agit d'un enfant, elle mesure son périmètre crânien une fois par jour. Ce dernier ne doit pas augmenter car il serait témoin d'un dysfonctionnement de la valve.

Surveillance des risques infectieux

Les risques infectieux sont majorés. C'est pourquoi il est indispensable que l'infirmière soit attentive à tout signe ou symptôme pouvant évoquer une infection.

Dans le cas d'une dérivation péritonéale, il faut surveiller :

- une éventuelle méningite (risque spécifique) dont les paramètres sont :
  - la température (hyperthermie) ;
  - les céphalées ;
  - la raideur de la nuque chez l'adulte ou l'hypotonie chez l'enfant ;
- une éventuelle péritonite (risque à craindre) dont les paramètres sont :
  - la température (hyperthermie) ;
  - la fréquence des selles, leur aspect ;
  - l'état de l'abdomen (douloureux et contracté) ;
- le risque d'*obstruction du cathéter et de la valve* est permanent. On peut noter un tableau d'aggravation neurologique sans hyperthermie (troubles de la conscience et coma) ;
- le risque d'escarres : assurer une prévention régulière. Éviter de mettre le patient sur le côté de la valve (obstruction de celle-ci).

Dans le cas d'une dérivation ventriculaire atriale, **les risques essentiels et spécifiques sont : la septicémie, l'endocardite, la méningite et les risques d'escarres. La surveillance effectuée par l'infirmière concernera les signes relevant d'un choc (endocardite) et de l'hyperthermie.**

Les soins à prodiguer par l'infirmière sont identiques à ceux précédemment cités.

Dans le cas d'une dérivation ventriculaire externe, *l'infirmière s'occupe de l'installation :*

- du patient, dans un premier temps :
  - installé à plat, avec à droite et à gauche des sacs de sable ;
  - des coussins sous les genoux et les chevilles pour éviter qu'il ne glisse ;
  - les changements de position sont nécessaires toutes les 3 heures ;
  - l'infirmière, lors des manipulations, doit clamper le cathéter et ne doit pas oublier de le déclamper après chaque manipulation ;
- de la dérivation, dans un second temps : l'infirmière place les deux extrémités du cathéter au même niveau, quelle que soit la position du patient (l'évacuation du liquide céphalo-rachidien

ne doit pas être trop rapide car le risque de formation d'hématome sous-dural existe). L'infirmière doit assurer une surveillance neurologique, infectieuse et effectuer les manœuvres avec une asepsie rigoureuse. Celle-ci comporte :
- la prise de la température toutes les 4 heures ;
- la mise en culture du liquide céphalo-rachidien tous les jours ;
- le change de la poche qui sera fait de manière stérile.

Au cours de la surveillance de la dérivation, elle note le débit : toutes les heures la quantité de liquide céphalo-rachidien écoulé doit être inscrite. Le bilan sera fait tous les jours.

Éducation de la famille ou de l'entourage proche

Comme la majorité des patients ayant subi une dérivation retournent chez eux, il est important d'informer l'entourage sur la conduite à tenir dans le cas d'apparition de signes d'aggravation, notamment de signes neurologiques : céphalées, vomissements, troubles visuels, somnolence, troubles du comportement, fontanelle bombée pour l'enfant, convulsions et fuite en périphérie du cathéter.

L'infirmière doit informer la famille qu'il faut :
- éviter tout traumatisme sur le trajet de la dérivation ;
- prévenir (médecin, service hospitalier) afin de traiter efficacement tout problème infectieux.

vous devez savoir faire...

Actes infirmiers

- **Assurer** l'équilibre hydro-électrolytique.
- **Assurer** les soins locaux de la voie d'abord chirurgicale.
- **Appliquer** les traitements substitutifs :
  - post-hypophysaire ;
  - corticosurrénalien ;
  - thyroïdien.
- **Éduquer** le patient concernant l'application du traitement substitutif.
- **Apprendre** au patient à surveiller les effets secondaires du traitement substitutif.

...donc vous devez savoir :

Connaissances requises

- Situer **l'hypophyse** sur le plan anatomique.
- Expliquer **la physiologie** de l'hypophyse.
- Expliquer **la complication** d'une atteinte post-hypophysaire.
- Décrire **les trois tableaux cliniques** rencontrés dans le micro-adénome hypersécrétant.
- Expliquer **le principe** de mise en route et de surveillance du traitement substitutif :
  - post-hypophysaire ;
  - corticosurrénalien ;
  - thyroïdien.
- Citer **les soins infirmiers** locaux.
- Préciser **la conduite à tenir** dans la prise du traitement.
- Énumérer **les effets secondaires** de la corticothérapie.
- Justifier **la surveillance clinique** et biologique de la corticothérapie.

Rappel anatomique

L'hypophyse est une petite glande endocrine située à la base du crâne (étage moyen) logée dans une cavité du sphénoïde : la selle turcique, appendue au 3e ventricule.

La selle turcique est une loge osseuse fermée par la dure-mère (tente de l'hypophyse).

L'hypophyse est en continuité avec le 3e ventricule par la tige pituitaire qui perfore la tente (il n'y a pas de liquide céphalo-rachidien dans la selle turcique) *(fig. 32)*.

L'hypophyse est constituée de deux parties :

- l'hypophyse postérieure ou nerveuse : prolongement du 3e ventricule ;
- l'hypophyse antérieure ou glandulaire : sécrétant des stimulines qui commandent la sécrétion de toutes glandes endocrines.

Rappel physiologique

Le rôle de l'hypothalamus est de sécréter des stimulines, c'est-à-dire des facteurs de régulation qui passent par l'hypophyse postérieure, et donc de commander et de régulariser la sécrétion de ces stimulines par effet de retour *(feed-back) (fig. 33)*.

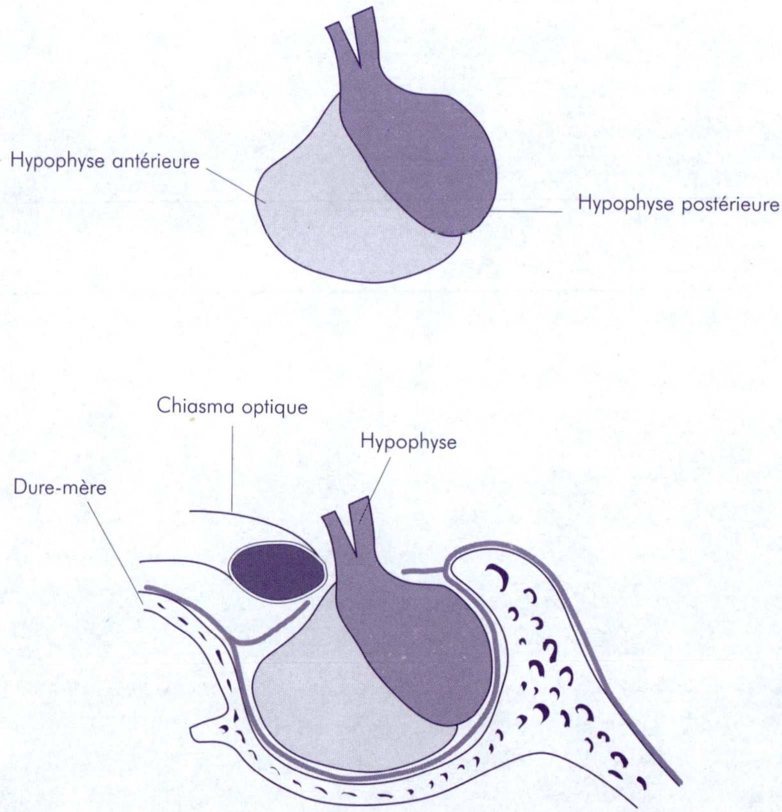

Figure 32 : *Hypophyse.*

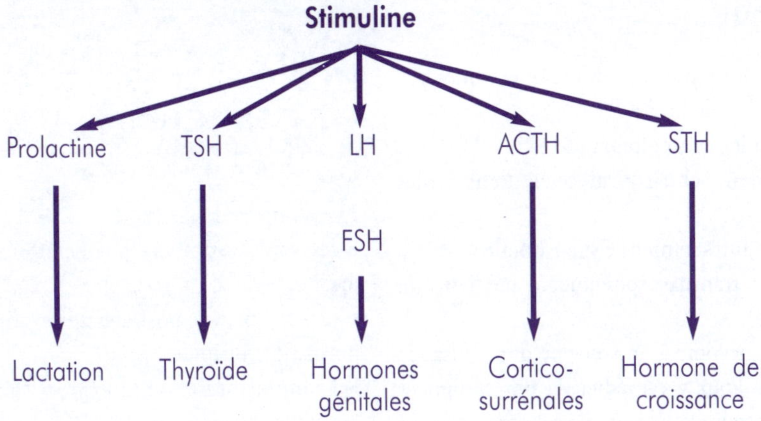

Figure 33 : *Sécrétion des stimulines.*

Tumeurs de l'hypophyse

Tableaux cliniques

Les tumeurs de l'hypophyse sont généralement bénignes. Il s'agit d'adénomes sécrétants et non sécrétants.

L'adénome non sécrétant

Il se constitue aux dépens des cellules de soutien. Il est asymptomatique au stade du microadénome, mais évolue peu à peu vers la destruction du lobe antérieur et supprime les sécrétions.

L'adénome sécrétant

Une hypersécrétion de STH (somathormone : hormone de croissance) provoque le gigantisme chez l'enfant (rare) ou une acromégalie (hypertrophie des os plats et courts) chez l'adulte, prédominante au niveau des extrémités, des os de la face, du nez, de la région malaire, parfois au niveau du périmètre crânien.

Il peut y avoir d'autres symptômes :
- une hypertrophie des viscères et tissus mous ;
- des troubles cardiaques ;
- des troubles rénaux.

Une hypersécrétion d'ACTH (hormone de stimulation cortico-surrénalienne), maladie de Cushing, se caractérise par :
- une obésité facio-tronculaire ;
- des troubles des phanères (hypertrichose, vergetures) ;
- des troubles tensionnels ;
- des troubles électrolytiques et rénaux.

Une hypersécrétion de prolactine provoque :
- une galactorrhée ;
- une aménorrhée.

Lors de l'évolution, on retrouve :
- des signes d'hypersécrétion anormale avec augmentation d'ACTH, de STH ou de prolactine ;
- des signes négatifs d'insuffisance hypophysaire.

Si les adénomes ne sont pas traités, il se produit une extension :
- vers le bas, vers le sinus sphénoïdal, le plancher de la selle turcique cède ;
- vers le haut, une extension intracrânienne, qui provoque une compression du chiasma optique.

Traitement

Il existe différentes possibilités thérapeutiques :
- un traitement médical ;
- une radiothérapie stéréotaxique ;
- un traitement chirurgical avec deux voies d'abord :
  – voie haute : intracrânienne sus-frontale ;
  – voie basse : transnasosphénoïdale médiane (la plus utilisée).

Une exérèse s'accompagne souvent d'insuffisance hypophysaire. Pour y remédier, la ou les lignées hormonales atteintes seront alors médicalement substituées.

Pronostic

Les adénomes hypophysaires représentent 8 % des tumeurs intracrâniennes. Ce sont des tumeurs bénignes qui, grâce à la microchirurgie, ne présentent aucun risque per- et postopératoire, mais peuvent être l'objet de récidives ou d'atteintes des voies optiques en cas de développement en situation extrasellaire.

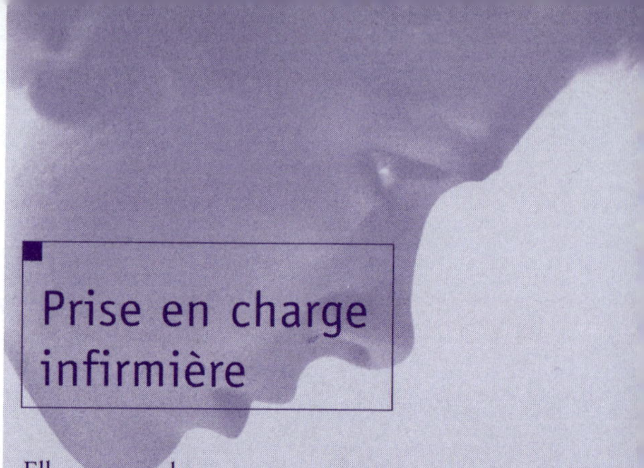

Prise en charge infirmière

Elle comprend :
- les soins infirmiers préopératoires sur le plan local et général ;
- la surveillance postopératoire afin de dépister un diabète insipide ;
- l'administration du traitement substitutif.

Préparation préopératoire

Locale

Dans l'intervention sur l'hypophyse, la préparation locale est différente si la voie d'abord est transnasosphénoïdale : les cavités nasales seront désinfectées localement par la Soframycine® et des aérosols répétés.

Générale

Traitement substitutif cortico-surrénalien en préopératoire (hydrocortisone).
Ce traitement sera continué en peropératoire en perfusion IV.

Soins postopératoires

La surveillance

L'infirmière devra vérifier :
- la tension artérielle, température, conscience ;
- la perfusion ; au bout de 24 heures, le relais sera pris par des boissons (1,5 litre par 24 heures) ;
- le bilan des entrées et des sorties ;
- la diurèse qui sera évaluée toutes les 3 ou 6 heures. La surveillance de la diurèse permettra de détecter l'apparition d'un diabète insipide qui peut être temporaire ou permanent, indiquant l'atteinte de la tige pituitaire. En effet, l'atteinte posthypophysaire provoque une carence d'hor-

mone antidiurétique contrôlant la réabsorption du filtrat glomérulaire au niveau du tube rénal. On constatera alors l'apparition d'une polyurie de faible densité (1001 à 1005) sans albuminurie ni glycosurie ;
- l'analyse d'urines : recherche de sucre et albumine.

Les soins locaux

Ils seront différents selon les cas de chirurgie :
- en cas de chirurgie par voie haute, surveillance du drain de Redon et du pansement ;
- en cas de chirurgie par voie basse, le patient porte des canules nasales et des mèches. L'infirmière évalue l'hémorragie nasale et surveille l'écoulement du liquide céphalo-rachidien. Elle effectue des aérosols répétés 5 à 6 fois par 24 heures, ainsi que des soins de bouche fréquents.

L'ablation des canules nasales se fera 48 à 72 heures après l'intervention, par le chirurgien.

Administration des traitements

Le traitement substitutif surrénalien postopératoire est dégressif pour atteindre une dose d'équilibre de 20 à 25 mg d'hydrocortisone dont l'efficacité se jugera sur les signes cliniques, l'équilibre ionique et la tension artérielle.

Le traitement substitutif posthypophysaire, s'il existe un diabète insipide, sera à la base d'extrait hypophysaire retard, Minirin® injectable, dont l'effet dure 36 à 72 heures ou une solution nasale dont l'effet dure 6 à 12 heures (posologie à adapter à chaque individu).

Tant que le diabète insipide persiste, il est nécessaire de faire une injection environ toutes les 48 heures. Si le diabète est devenu permanent, le médecin prescrira éventuellement des prises nasales.

Le traitement substitutif thyroïdien ne doit être envisagé que lorsque l'équilibre cortico-surrénalien est réalisé. Le suivi de l'ensemble du traitement substitutif est du ressort de l'endocrinologue.

Éducation du patient vis-à-vis du traitement

L'infirmière explique au patient l'intérêt d'un traitement substitutif pour pallier les différents déficits hormonaux. Elle lui rappelle :
- de ne pas arrêter le traitement ;
- de respecter les doses et les horaires ;
- d'effectuer les contrôles biologiques en respectant les dates :
  – bilan hormonal au bout de 3 mois (dosage TSH, stimulation au TRF, dosage ACTH et test à métopirone) ;
  – bilan général : glycémie, glycosurie, ionogramme sanguin et urinaire, bilan phosphocalcique ;
  – surveillance de la tension artérielle, des pulsations et du poids régulièrement ;
- d'avoir une bonne hygiène de vie :
  – bains, soins dentaires ;
  – alimentation riche en protides ;
  – activité physique ;
  – éviter toute infection, tout traumatisme ;
- de prendre le traitement avant 16 heures ;
- de signaler le traitement lors d'une hospitalisation.

En général, l'équilibre endocrinien est acquis au bout de 1 an et l'arrêt des corticoïdes est effectué de façon progressive.

Si le patient présente un diabète insipide, l'infirmière lui spécifiera l'obligation de poursuivre ce traitement à vie, l'intérêt de bien connaître sa maladie et de la signaler en cas de consultation médicale ou d'hospitalisation.

vous devez savoir faire...

Actes infirmiers

- **Installer** et mobiliser la personne soignée de manière indolore.
- **Effectuer** le premier lever en collaboration avec le kinésithérapeute.
- **Informer** la personne soignée sur l'hygiène de vie et répondre à ses questions.
- **Encourager** le patient à exprimer ses interrogations et l'orienter vers les personnes ou structures compétentes.

→subir une intervention pour une hernie discale lombaire

...donc vous devez savoir :

Connaissances requises

- Énumérer **les éléments anatomiques** du rachis.
- Décrire **le disque intervertébral**.
- Expliquer le **mécanisme physiopathologique** de la hernie discale.
- Préciser **les signes cliniques** de la hernie discale lombaire.
- Décrire **les conditions de manutention** des opérés du rachis.
- Expliquer **les positions correctes**.
- Préciser **les conseils** à donner en matière d'hygiène de vie.

Rappel anatomique

Le rachis ou colonne vertébrale est composé de :

- vertèbres ;
- disques ;
- ligaments.

Il contient :

- les racines nerveuses ;
- les nerfs de la queue de cheval ;
- la moelle épinière.

Le disque intervertébral est composé de deux parties :

- au centre, une petite masse arrondie faite d'une substance semi-liquide, gélatineuse : le tuyau ;
- à la périphérie, un anneau composé d'une série de lamelles élastiques imbriquées les unes dans les autres, solidement implantées dans le pourtour osseux vertébral : l'anneau fibreux *(fig. 34)*.

Rappel physiopathologique

Sur le plan anatomopathologique, la hernie discale entre dans le cadre général de la détérioration structurale du disque.

Le disque perd sa souplesse et son élasticité. Le nucléus devient plus dur et l'anneau fibreux se fissure surtout vers l'arrière où il est plus fragile. C'est à travers ces fissures que la substance gélatineuse du noyau, chassée par les pressions résultant du poids du corps et de certains efforts, s'infiltre en s'insinuant jusqu'au niveau des lames périphériques de cet anneau et jusque sous le ligament vertébral commun postérieur *(fig. 35)*.

Hernie discale

C'est une cause classique de la sciatique. C'est une affection liée à la posture et à l'effort, donc particulièrement fréquente dans certaines professions (infirmières, aides-soignantes, maçons, chauffeurs-livreurs) et dans certains sports (tennis). Elle siège habituellement au niveau des espaces intervertébraux L4-L5 ou L5-S1. Elle se traduit cliniquement par des lombalgies associées à des douleurs radiculaires. La chirurgie est indiquée en cas d'échec du traitement médical bien conduit pendant au moins 2 mois.

Signes cliniques

Douleur à caractère radiculaire, impulsive à la toux et à la défécation, accompagnée de paresthésies. *La topographie de la douleur* varie selon le niveau de la hernie :

- la lombo-sciatalgie par hernie discale L4-L5 : la douleur part de la région lombaire, irradie dans le membre inférieur correspondant, en passant sur la

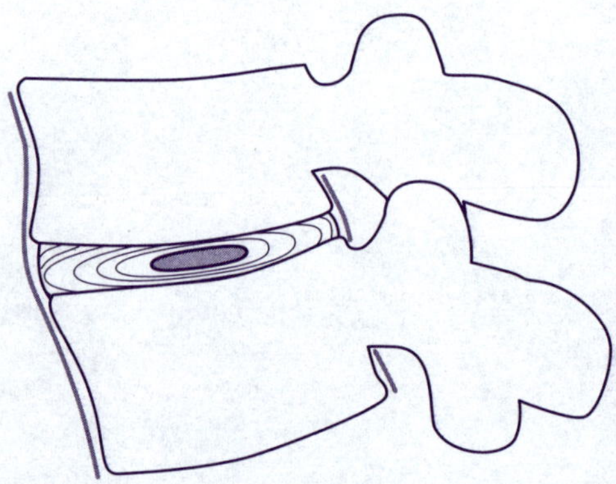

Figure 34 : *L'anneau fibreux.*

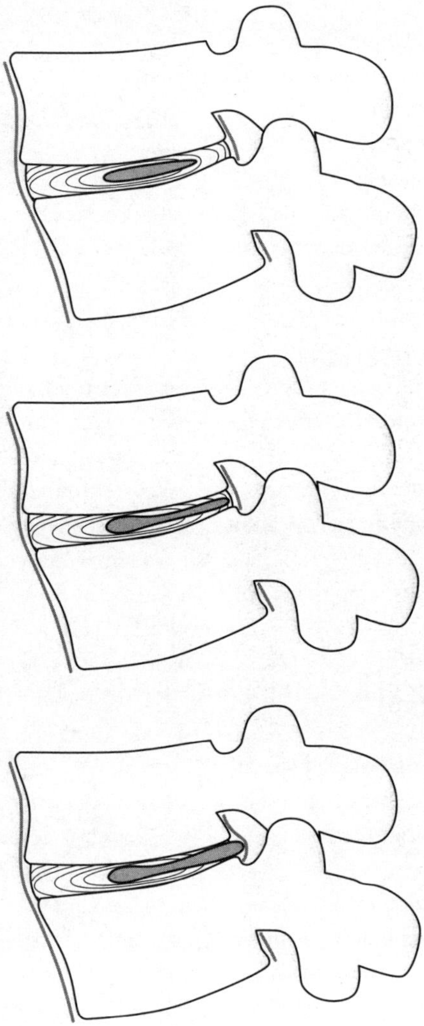

Figure 35 : *Destructuration structurale du disque.*

fesse, sur la face postérieure de la cuisse, puis sur la face externe de la jambe au niveau de la tête du péroné pour irradier jusqu'au niveau de la malléole externe et de là, vers la face dorsale du pied et du gros orteil.

Les paresthésies siègent habituellement au niveau du gros orteil, de la face dorsale du pied, parfois de la face externe de la jambe ;

• la lombo-sciatalgie par hernie discale L5-S1 : la douleur irradie de la région lombaire vers le membre inférieur correspondant, en prenant un trajet identique à celui de la hernie L4-L5 jusqu'au niveau du creux poplité, continue sur la face postérieure de la jambe jusqu'au talon, parfois sur la face plantaire du pied.

Les paresthésies siègent sur le bord externe du pied et les deux derniers orteils.

À l'examen clinique, on note :
- une attitude scoliotique antalgique ;
- le siège de Lassègue : la flexion du membre inférieur sur le bassin maintenu en extension, le patient étant en position couchée sur le dos, entraîne une douleur (siège radiculaire) ;
- le signe de la sonnette : la compression de l'espace intervertébral L4-L5 ou L5-S1 entraîne une douleur.

Examens complémentaires

Les examens complémentaires peuvent être réalisés :
- la radiographie de la colonne lombaire face et profil mettra en évidence un pincement discal ou un bâillement du disque ;
- l'électromyographie appréciera l'importance du retentissement sur le nerf.

Traitement chirurgical

Il est indiqué dans le cas d'une sciatique hyperalgique, dans le cas d'une sciatique paralysante et en cas d'échec du traitement médical, si celui-ci a été correct et complet.

Avant l'intervention chirurgicale, une sacco-radiculographie ou un scanner seront pratiqués afin de confirmer la hernie discale et surtout d'en préciser le siège et l'importance.

L'exérèse de la hernie est une intervention courte, mais délicate, qui comporte peu de risques. Son pronostic est considéré comme favorable dans 80 à 90 % des cas. Certaines hernies discales, 5 à 10 % des cas (après scanner ou IRM) peuvent bénéficier d'un traitement par voie percutanée : *nucléolyse* ou *nucléotomie*, ce qui limite les risques de la chirurgie traditionnelle. Le taux d'efficacité de ces méthodes est de l'ordre de 70 %.

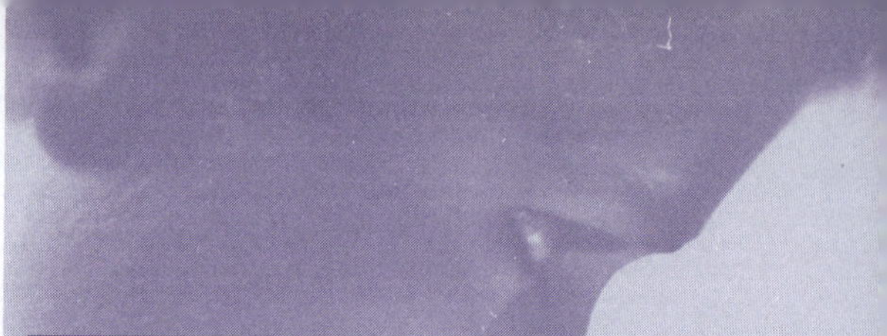

Prise en charge infirmière

Elle concerne essentiellement la mobilisation du patient et son éducation.

Soins infirmiers postopératoires

Les soins techniques sont les suivants :
- le patient est installé en décubitus dorsal ;
- la surveillance postopératoire est identique à celle de toute chirurgie : surveillance de la conscience, de la tension artérielle, des pulsations, de la température, du drain et du pansement ;
- la mobilisation débute le lendemain de l'intervention, parfois le jour même et obéit à certaines règles :
  - toujours se mobiliser en bloc ;
  - pour se lever du lit, le patient se met sur le côté, les jambes hors du lit et relève tête et buste ensemble ;
- le retour à domicile se fait après l'ablation des fils vers le 8e ou 10e jour.

Le repos doit être poursuivi pendant 1 mois et augmenté si nécessaire. La reprise progressive d'une activité se fera au cours du 2e mois.

Éducation du patient

L'infirmière éduque le patient en vue de sa sortie, car l'apprentissage d'une bonne hygiène lombaire est nécessaire afin de prévenir les récidives.

Le patient devra :
- éviter :
  - le port de charges lourdes, les stations prolongées, surtout celles imposant une flexion du tronc : évier, ménage, établi, jardinage, etc. ;

– les longs trajets en voiture ;
– les sports violents, de saut, de contact ou asymétriques ;
- pratiquer :
– une gymnastique quotidienne développant les abdominaux ;
– des sports tels que la natation sur le dos, la marche, le footing ;
- s'accroupir pour ramasser ou soulever un objet ;
- s'asseoir le buste droit sur des sièges durs ;
- dormir sur un matelas ferme.

Conclusion

La chirurgie de la hernie discale a pour but de lever la compression radiculaire, c'est une chirurgie de la douleur. Avec l'apprentissage d'une bonne hygiène lombaire, le travail peut être repris dans les 2 à 3 mois suivant l'intervention. Dans le cas d'un travail de force, il faudra envisager un reclassement professionnel. Dans tous les cas le patient devra suivre tout au long de sa vie les conseils d'hygiène lombaire prodigués par l'infirmière.

4

annexes

Les anti-épileptiques

Nom	Indications	Posologie	Effets indésirables	Interactions médicamenteuses	Contre-indications	Surveillance
Phénobarbital Gardénal®	Grand mal épileptique Épilepsie partielle	2 à 3 mg/kg/jour en 1 seule prise le soir	Somnolence, algoneuro-dystrophobie, ostéomalacie, anémie mégalo-blastique, toxidermie, aplasie médullaire	Risque d'inactivation des contraceptifs œstroprogestatifs, des antivitamines K, des autres anti-épileptiques	Porphyrie aiguë intermittente, myasthénie, allergie aux barbituriques, absorption d'alcool	Efficacité : taux plasmatique entre 15 et 30 mg/mL. Équilibre en 2 à 3 semaines
Valproate de sodium Dépakine® Dépakine chrono®	Idem	20 à 50 mg/kg/jour en 2 ou 3 prises Même dose, 1 seule prise/jour	Troubles digestifs, tremblement d'attitude, hépatite cytolitique, thrombopénie	Risque de surdosage avec le phénobarbital	Hépatite Allergie au valproate de sodium	Efficacité : taux plasmatique (50 à 100 mg/L), équilibre en 3 jours. Effets secondaires : bilan hépatique, TP, plaquettes (arrêt immédiat en cas de baisse)
Carbamazépine Tégrétol® Tégrétol LP®	Grand mal épileptique Épilepsie partielle	10 à 15 mg/kg/jour en 2 ou 3 prises En 2 prises	Syndrome cérébello-vestibulaire ou confusion par surdosage, neutropénie, toxi-dermie, troubles de la conduction cardiaque, hépatite, aplasie médullaire	Clozapine : risque de majoration des effets hématologiques graves. Erythromycine : bio-transformation très ralentie. Risque d'inactivation des contraceptifs œstroprogestatifs	Bloc auriculo-ventriculaire ATCD d'hypoplasie médullaire, porphyrie aiguë intermittente Absorption d'alcool Hypersensibilité à la carbamazépine	Efficacité : taux plasmatique (8 à 12 mg/mL) équilibre en 3 jours. Effets secondaires : NFS bilan hépatique. Surdosage : arrêt immédiat en cas d'éruption cutanée, d'hépatite, de manifestations hématologiques graves

liste des figures

Index

Composition, mise en page : Graficoul'Eure
Achevé d'imprimer en avril 2005
sur les presses de l'imprimerie Sagim Canale
Dépôt légal : avril 2005
N° d'impression : 8450

Imprimé en France

AURORE

Bertrand Touzet

AURORE

Roman

PRESSES
DE LA CITÉ

92, avenue de France – 75013 Paris
ISBN 978-2-258-19469-4
Dépôt légal : février 2021

A mes grands-pères

— Ne bougez pas, madame Campos, je vais finir par vous faire mal !

L'aiguille pénètre la peau fine de la vieille dame. Toujours la même difficulté à trouver les veines sur ces corps décharnés, comme si la vie se cachait… Aurore a vu tellement de personnes s'étioler jour après jour et partir en lambeaux de vie.

Côtoyer la mort sans jamais s'y habituer, savoir qu'elle est là, qu'elle rythme ses jours, dans l'odeur qu'elle sème, dans le regard d'un patient qui a perdu son étincelle, la tenir en respect, comme on le ferait d'un chien de garde dont on sait qu'il peut mordre.

La maladie, la sénilité, la souffrance et les sourires, les gestes de soutien, les gratitudes. Ce qui constitue l'humanité de son quotidien, Aurore en a fait son métier. Aurore est infirmière, elle assure les toilettes, les changes, le nettoyage des draps souillés par des corps qui s'abandonnent ; elle sent la fragilité des gens qu'elle touche (elle se dit qu'elle est peut-être la seule à les toucher vraiment, au sens physique du terme). Réalité nue, âpreté de l'existence, sacerdoce qu'elle s'impose pour fuir une vie qu'elle ne maîtrise plus.

Aurore place les tubes de prélèvement dans la mallette qui partira au laboratoire d'analyses, retire l'aiguille, applique le coton imbibé de désinfectant, le maintient pour éviter que cela ne saigne trop. Mme Campos est sous anticoagulants. La moindre coupure, dure à endiguer, montre toutefois qu'une vie, même fragile, palpite encore en elle. Aurore sourit – toujours sourire, montrer de la douceur dans ces gestes mécaniques, de la légèreté.

Elle se retourne, jette l'aiguille et la compresse souillée dans le sac jaune des déchets médicaux, retire ses gants en latex. Elle replace une mèche de cheveux derrière son oreille droite et commence à écrire les transmissions informant les autres soignants des soins effectués et de l'état de santé des patients.

Les rituels de la toilette laissent place maintenant à la pensée active.

En remplissant le cahier, elle observe la silhouette frêle dans le lit, note qu'une prise de sang a été effectuée pour contrôler les marqueurs tumoraux. Aurore sait que les résultats ne seront pas bons, le taux monte au fur et à mesure que Mme Campos s'éteint. Le cancer du sein gagne du terrain, essaime, mais du fait de l'âge de la patiente l'évolution est lente. Il faut bien que le vieillissement des cellules ait un avantage.

Pas de selles ce matin, un peu somnolente à part pendant la prise de sang. Saturation bonne et tension un peu basse.

Aurore se lève, met son manteau, s'approche du visage évanescent, passe sa main sur les cheveux chenus de la vieille dame. Elle lui sourit, la prévient qu'elle reviendra ce soir vérifier que tout va bien. Monologue des soignants afin de meubler le silence. Elle allume la télévision, change de chaîne, hésite sur le programme et finalement s'arrête sur un reportage sur le Costa Rica. Continuer à occuper le vide, ou créer une sollicitation, comme disent les soignants. Peu importe, pense Aurore, il faut juste tenter de stimuler le peu de flamme des malades, même par des programmes sans intérêt.

Elle remonte les barrières du lit médicalisé, non par peur que Mme Campos descende toute seule, mais par habitude.

Elle rapproche la table à roulettes, pose la télécommande et un verre d'eau. Dans un grincement, la porte d'entrée s'ouvre.

— Bonjour, madame Campos, quel froid ! L'hiver est là, depuis le temps qu'on l'attend…

— Coucou, Fabienne ! Tu vas bien ? Pas trop dur avec la neige ?

— Non, ça roule bien, le chasse-neige est passé de bonne heure. Comment ça va aujourd'hui ?

— Plutôt fatiguée… tu sais si elle a bien dormi ? demande Aurore. La fille de nuit n'a pas laissé de trans…

— Oui, la nuit s'est bien passée. J'arrive de chez Georges… C'est coton, aujourd'hui.

— Ah, bon on fera avec. Il est agressif ?

— Un peu. Tu as le temps pour un café ? propose Fabienne.

— Non, j'y vais, ma grande, il faut que je monte à Cazaux et la route risque d'être difficile avec le verglas.

— Bise, bon courage, on se voit demain ?

— Ça marche, passe une bonne journée. A ce soir, madame Campos.

La porte frotte sur le granit de la première marche, lustrée par le passage des années. Aurore soulève le loquet et donne un coup sec pour la refermer. Elle se souvient de ce « petit truc pour la fermer du premier coup » que lui avait enseigné M. Campos, à l'époque où elle venait lui mettre ses bas de contention. Il était encore alerte, travaillait son jardin.

C'était il y a trois ans, hier, une éternité.

Aurore se retourne, observe la façade grise au crépi typique de cette vallée. Les volets en bois peint de l'étage sont tous fermés, elle les a toujours vus ainsi. Elle prend le temps d'ajuster son bonnet, se demande si la personne qui les a fermés en dernier savait qu'ils demeureraient clos aussi longtemps.

Sur les quinze fenêtres que possède la maison, seules deux sont régulièrement ouvertes. Celles de la chambre et de la cuisine du rez-de-chaussée, uniques pièces à être chauffées par la même occasion.

Ce matin, Aurore a envie de les ouvrir une à une, pour insuffler un éphémère parfum de vie. Elle en a tellement vu, des maisons renaître le temps des vacances, des week-ends, puis s'éteindre pour toujours, avec sur leur façade un panneau *A vendre*.

Mme Campos a eu cinq enfants, tous ont quitté le nid. Les plus proches habitent à Tarbes. Une distance permettant de venir « au cas où », mais pas assez près pour passer un soir à l'improviste ou boire un café le temps d'un après-midi. Les autres sont à Paris, Toulouse, Londres, et viennent au détour d'itinéraires de vacances, apportant la nostalgie des adultes et les rires des enfants qui rouvrent les vieilles malles du grenier et colonisent une dernière fois cette terre promise.

Aurore fait demi-tour et entre sans frapper, la porte frotte le sol et l'annonce bruyamment.

— Qui est là ? demande Fabienne, surprise.

— Ce n'est que moi, j'ai oublié de faire quelque chose…

Aurore monte les marches deux par deux, les faisant craquer à chaque impulsion, actionne l'interrupteur en céramique. Même le courant électrique semble ralenti par des mois de léthargie. L'ampoule incandescente chasse brusquement les noiraudes qui peuplent les étages oubliés. Elle entre machinalement dans l'ancienne chambre des époux Campos, là où elle venait s'occuper de René. En poussant la porte, elle est saisie par une odeur, celle de ses souvenirs. Depuis trois ans, la chambre garde ses effluves de lavande, de poussière légèrement humide, et le parfum de ses occupants. Les maisons retiennent l'odeur des souvenirs longtemps après le départ de ceux qui l'ont habitée ; mélange de bois, de feu de cheminée, de lessive, des placards de cuisine, celle encore des épices et des cubes à potage.

Le simple vitrage tremble à l'ouverture de la fenêtre. Aurore lève les deux crochets qui barrent le volet et d'un coup sec fait entrer la lumière blanche du paysage. Elle prend une grande respiration, en vient à imaginer René, assis sur le lit ; il adorait sentir l'air frais pénétrer dans la chambre le matin quand Aurore aérait la pièce avant de lui faire la toilette. Il se redressait, observait l'Arbizon pour vérifier s'il avait neigé dans la nuit. Depuis qu'il est décédé, presque plus personne ne vient. La maison s'est peu à peu refermée sur elle-même et la maladie l'a définitivement rendue muette.

Au début, les enfants ont fait l'effort d'aller visiter leur mère, puis ils se sont déshabitués, pensant peut-être que celle-ci ne les reconnaissait plus.

« Déshabitué »… Aurore pense à ce mot. Se déshabituer de retrouver ce qui les a construits, les êtres, les lieux, leur mémoire commune. Ils reviendront sans doute le jour de l'enterrement régler les dernières formalités, emporteront ainsi leurs souvenirs, parleront de leur père, de leur mère, qui sera enterrée dans le village, à côté, regarderont la vieille façade grise, le portique rouillé, la balançoire, la cabane qui aura abrité leurs rêves et ceux de leurs enfants, ils imagineront leurs fantômes en train de courir, jouer, se chamailler dans la cour, verseront une larme sur leurs parents et leur jeunesse, et fermeront une dernière fois les volets.

L'exode rural a fait de ces vallées le paradis des portes closes et des résidences secondaires. Aurore a bénéficié de la location d'une de ces belles endormies pour y poser ses valises avec son fils après le décès de son mari. Une étape pour se reconstruire, loin de tout. Elle est finalement restée dans ce sanctuaire qu'offrent les montagnes.

Aurore ouvre la deuxième fenêtre de la chambre puis redescend d'un pas rapide.

Devant la cuisine où s'affaire Fabienne, elle glisse la tête et dit qu'elle viendra fermer ce soir.

— Je ne te demande même pas pourquoi tu as fait ça !

— Tu as raison, je ne le sais pas… une pulsion, un souvenir, un regret ?

Tandis qu'elle remonte dans sa voiture, l'essuie-glace chasse les flocons de neige roulée ; le froid et le vent aiment à transformer les étoiles en petites billes de polystyrène. En passant devant le hangar, elle observe la petite 504 rouge de M. Campos, qui attend son conducteur pour aller chercher le pain. Elle fera le bonheur d'un petit jeune – faible kilométrage, bon entretien –, elle partira elle aussi quand les enfants vendront tout.

Les pneus dérapent sur la neige, cherchent l'adhérence, puis après quelques hésitations sa voiture reprend une bonne motricité. Aurore, en venant dans la vallée, ne savait pas trop comment appréhender l'hiver, la neige, le verglas. Pour les visites, elle craignait que ce ne soit difficile. Après avoir observé ses confrères et vaincu quelques réticences, elle a opté pour le SUV de chez Dacia. Elle en est contente, la voiture se comporte parfaitement sur les routes dangereuses avec des pneus neige et lui permet d'accéder au départ de certaines randonnées sans trop de problèmes.

Aurore sait aussi que ces journées de galère – où l'on guette le passage du chasse-neige, où l'on sort la pelle à neige pour se frayer un chemin jusqu'à la porte d'entrée des patients, où l'on enfile les guêtres et les raquettes pour terminer un chemin d'accès à pied – restent exceptionnelles et donc presque agréables. La plupart du temps, la météo est plutôt bonne et le soleil plus présent qu'en plaine.

Aurore regagne la départementale, jette un regard dans le rétroviseur, trouve que la bâtisse a belle allure les volets ouverts. Elle fermera son caprice ce soir en venant coucher Mme Campos.

La route est noire, l'immaculé de la neige n'est plus, déjà souillé par le passage des voitures, par le sel et la boue. L'activité humaine s'attelle promptement à rompre la magie. La route suit les méandres de la Neste du Louron, serpente entre le blanc des prairies et celui du ciel. Devant la maison des Potier, Aurore remarque qu'il n'y a pas de trace de passage dans la neige. Personne n'est venu voir Noël depuis hier matin et le vieil homme n'a même pas relevé le courrier. Elle ralentit, hésite à lui rendre visite, elle sait qu'il va tous les jours sur la tombe de sa femme. Elle espère qu'il va bien.

Aurore connaît Noël Potier depuis qu'elle est arrivée dans la vallée, elle s'est même occupée de sa femme pendant quelques mois. Lui sortait toujours, quand elle commençait les soins d'Elise, par pudeur, pour s'octroyer un peu de répit dans cette veille de l'être aimé. Elle a gardé l'image d'un homme un peu bourru qu'elle observait en soignant les escarres aux talons d'Elise, elle l'observait donnant à manger aux oiseaux dehors, assis sur le banc en pierre, sa main rugueuse posée sur le dos de son chien venu chercher des caresses.

De la route elle remarque que les volets sont ouverts et que la cheminée fume. Elle s'arrêtera en rentrant de chez Clotilde Baziège, si le vieil homme n'est toujours pas sorti. Elle engage la voiture sur la rampe d'accès à la maison, essaie de garder l'adhérence ; le béton strié n'est pas verglacé, c'est une chance.

Les deux chiens de berger accueillent Aurore à l'entrée de la cour. Comme chaque matin, Clotilde l'attend dans l'embrasure de sa porte.

— Ils ne sont pas méchants, tu les connais bien, depuis le temps !

— Je m'en méfie quand même.

Aurore monte les deux marches du perron en maintenant toujours sa sacoche entre les chiens et elle.

— Entre vite, il fait frisquet.

— Oh, bien couverte ça passe, et puis ça a l'air de se lever.

— Oui, on dirait qu'on va avoir un bel après-midi.

Aurore embrasse Clotilde. C'est une dame de quatre-vingt-dix ans, encore alerte mais vivant seule, sa famille préfère que quelqu'un vienne vérifier que tout va bien, surveiller le pilulier, lui faire la toilette.

— Clo, on fait la toilette aujourd'hui ?

— Oui, c'est gentil, je pourrais la faire toute seule mais j'ai peur de tomber dans la baignoire.

— Il n'y a pas de problème, mais c'est vrai que ce serait plus commode si vous aviez une douche.

— Ecoute, Aurore, j'ai toujours eu cette baignoire sabot et ce n'est pas maintenant que je vais me mettre dans les travaux. Je te prépare un café ?

— Je veux bien. On le boira après la toilette si vous voulez bien ?

— D'accord, je pose la cafetière à moka sur le poêle.

Aurore la suit à travers la salle à manger, la chaleur du poêle de la cuisine s'estompe au fur et à mesure qu'elle s'en éloigne ; il n'y a pas d'autre chauffage dans la maison. Clo vit dans sa cuisine. La salle à manger et le salon sont des pièces d'apparat, inutiles au quotidien. Le petit thermomètre dans la chambre affiche seize degrés, elle a toujours vécu ainsi, avec un gros édredon en plume et une bouillotte pour se coucher.

Comme d'habitude, tout est prêt sur le lit : les affaires propres, la serviette, le gant en éponge, la boîte de gants en latex, le savon. En posant ses affaires, Aurore entend la soufflerie du petit chauffage et l'eau qui remplit la baignoire. Elle sait que Clo n'a pas besoin d'elle, juste sa présence à côté pour la rassurer.

— C'est bon, Clo, tu es prête ?

— Oui, tu peux venir.

Aurore entre, la vapeur d'eau donne une atmosphère de bain oriental à la minuscule salle de bains. L'eau perle sur la faïence bleu ciel et le miroir ne laisse entrevoir que des formes. Clo, qui vient de quitter sa robe de chambre, est assise sur un petit tabouret. Aurore lui prend le bras, l'aide à passer le rebord de la baignoire et la laisse à son intimité, ce moment où la vieille dame semble retrouver un corps, s'abandonner à la caresse de l'eau. L'infirmière l'observe discrètement, attend qu'elle ait fini de savonner son visage, sa poitrine, son sexe. Elle n'est là que pour veiller à ce que tout se passe bien, car, parfois, de fermer les yeux en rinçant ses cheveux fait perdre l'équilibre à Clo. Aurore la sent profiter de la caresse du gant sur sa peau, l'apprécier.

Elle se demande quand tout cela s'arrête, le contact tactile, les caresses, le regard d'autrui. Y a-t-il un moment où l'on s'y habitue, où on l'accepte comme une fatalité ? A voir Clo dans son bain et la volupté qui émane de cette scène, l'infirmière sait que l'on ne perd jamais ce besoin d'interaction physique, on en fait tout simplement son deuil.

L'eau chaude rougit les joues de la vieille dame, Aurore passe la pomme de douche sur ses cheveux blancs. Il y a six mois elle a fait couper ses cheveux plus courts pour ne pas avoir besoin de les coiffer tous les jours.

A force de les côtoyer, Aurore s'est habituée aux corps des personnes âgées, aux peaux détendues, aux taches qui apparaissent… Mais des êtres comme Clo gardent une grâce, une élégance dans la silhouette et dans le mouvement qui les rendent beaux.

La vieille dame se lève, Aurore enroule la serviette autour de sa poitrine et l'aide à descendre. Après avoir frotté énergiquement ses cheveux pour les sécher, Clo se tient devant le miroir pour s'observer.

Aurore la laisse faire face à son reflet, la regarde remonter la serviette pour mettre en valeur sa poitrine, replacer ses cheveux, retenir un épi avec une barrette.

— Vous êtes belle !

— Tu n'es pas difficile, les horreurs de la guerre !

— Non, Clo, vous êtes belle.

— Merci, mais ça ne te fait rien, tous ces vieux corps dénudés ?

— Vous savez, je vous regarde avec des yeux de professionnelle, je ne me dis pas : Beurk, ces rides, ces poils blancs, ces sexes sans poils, ces seins qui pendent… je vois juste des corps. Quand je fais la toilette intime, je vois une vulve, un pénis, des fesses, mais ce n'est qu'une fois rhabillé que je pense à M. ou Mme Untel. Vous avez un corps émouvant, vraiment émouvant… Je vous laisse vous habiller et je vous mettrai vos bas de contention après.

Aurore referme la porte derrière elle pour que le froid de la chambre ne pénètre pas dans la salle de bains et se dirige vers la cuisine.

Elle sort la boîte à sucre du placard en formica, Clo en voudra sûrement avec son café. A son habitude, Clo a déjà mis la boîte en fer-blanc avec les gâteaux secs et les mazagrans sur la table, elle sait pourtant qu'Aurore n'en prend pas, mais elle lui en proposera quand même, et en mangera un au passage.

Aurore sert le café, repose la cafetière sur le coin du poêle, s'assied. Clo entre, le corps encore un peu humide, referme sa polaire, prend place à la table et pousse la boîte de gâteaux vers Aurore.

— T'en prends un ?

— Non merci, Clo !

— Moi, j'en prends un par gourmandise.

Aurore sourit à ce rituel.

— Pourquoi tu souris ?

— Pour rien. Au fait, le médecin doit passer bientôt ? Vous n'avez presque plus de médicaments pour la tension.

— Vendredi, je pense.

— C'est bien le docteur Verdier qui vient chez vous ?

— Oui, il est pas mal, ce petit jeune.

— Oui, c'est un bon médecin, renchérit Aurore.

— Je parle physiquement, il est assez agréable à regarder.

— Oui, il est assez mignon mais il est un peu lunatique… Je vous vois arriver, Clo, à faire l'entremetteuse !

— Je me dis juste que c'est dommage pour vous deux de passer à côté de quelque chose.

Aurore ne répond pas, regarde machinalement sa tasse, sa montre, laisse volontairement Clo à ses pensées.

Elle se lève, boit son café, appuyée à l'évier, rince sa tasse, la pose sur l'égouttoir et va embrasser le front de la vieille dame.

— A demain, je ferai un contrôle dextro[1]. Attendez avant de déjeuner, surtout !

---

1. Technique de mesure simple et rapide de la glycémie (taux de glucose dans le sang).

En traversant la cour, Aurore pense à l'éventualité d'un homme. Non que l'allusion de Clo au docteur Verdier ait ouvert une brèche dans la vie monacale qu'elle s'impose, mais elle est surprise par ce sentiment soudain de ne plus savoir ce qu'est d'être touchée par quelqu'un, par la peur du vide et d'un corps fonctionnant au ralenti. Aurore occupe ses journées à masser ses patients, à les laver, à continuer à faire vivre leurs corps. Elle, personne ne la touche, elle a perdu cette sensation de s'abandonner sous la paume d'une autre main, d'être prise dans des bras. La seule personne qui lui soit proche est son fils de quatorze ans. Or, à cet âge, on ne fait plus de câlin à sa mère. On est trop grand, trop fier, trop bête.

Elle a ressenti ce trouble d'être touchée, ce jour où la doctoresse avait examiné sa thyroïde, à cause du manque d'iode des régions de montagne. De sentir ses mains sur son cou – geste anodin s'il en est –, elle avait éprouvé comme de la timidité, une pudeur excessive. Elle qui, chaque jour, côtoie la nudité, nettoie des plaies, change des couches, lave des sexes et des fesses, ne pensait pas être intimidée par la proximité d'une main sur sa peau.

Aurore pensait à ce moment-là qu'elle avait mis plus que son corps de côté, elle n'avait plus en elle qu'une once de vie, ce besoin d'altruisme et de jusqu'au-boutisme à mener tout de front.

Elle ne se souvenait presque plus de son existence d'avant l'incendie, elle n'en avait conservé que le goût lointain du sucre et de la cendre. Aurore faisait partie de ces êtres qu'on imagine dépourvus de vie intime, tout dévoués à leur métier. Ceux que l'on croit plus solides que le roc, ceux qui prêtent une épaule lors d'un deuil, qui tendent une main. Ces êtres que l'on admire en se persuadant que l'on ne pourrait pas accomplir la moitié de ce qu'ils font. Et on les laisse agir seuls, sans leur demander s'ils ont besoin d'aide. Aujourd'hui, Aurore aimerait qu'une main se tende vers elle, elle ressent comme une lassitude, à passer pour une sainte. Et pourtant elle a cette sensation qu'il ne faut pas trop la bousculer car les larmes pourraient jaillir… Elle voudrait être normale, être une *desperate housewife*, afficher une coiffure parfaite et un visage reposé, comme ces mères qui viennent chercher leurs gosses en gros 4 × 4 avant de repartir à leur cours de Pilates entre copines.

Aurore sait qu'elle doit bosser pour remplir le frigo avant de penser à ce qu'elle préparera à manger à son ado, elle sait qu'elle doit gérer tant bien que mal les devoirs, laisser le repas prêt à son fils avant de repartir pour sa tournée du soir.

Chaise percée, couches, couchers. Cette vie, elle se l'est imposée, elle lui pèse quelquefois, mais son métier, ces gens, elle les aime. D'ailleurs, si Aurore ne les aimait pas, elle aurait arrêté depuis longtemps.

Elle fait démarrer la voiture, regarde son agenda. Georges…

Aurore prend une grande inspiration. C'est le dernier domicile avant de rentrer au local pour faire les transmissions, se poser un peu…

En repassant devant chez Noël, elle remarque des traces de roues sur le chemin enneigé. Il a finalement dû sortir de chez lui. Si elle le croise au bourg, elle lui demandera des nouvelles.

Arrivée sur le pas de la porte de chez Georges, Aurore appréhende, comme toujours, sa visite. Pénétrer dans cette maison, c'est entrer dans l'antre du monstre. La neige recouvre le capharnaüm du jardin, amas de tuiles, d'objets rouillés, de choses accumulées au fil des années. L'intérieur de son domicile est redevenu salubre grâce aux passages des aides à domicile.

Aurore se souvient de sa première fois. L'épouse de Georges était décédée six mois auparavant et Georges n'avait pas fait le moindre ménage. Bouteilles vides et poubelles jonchaient le sol. Depuis, la maison et son propriétaire s'étaient améliorés, mais le jardin était resté dans son jus. D'après les gens du village, il était le même avant la séparation, les époux semblant préférer la bouteille à la bineuse.

Aurore a beaucoup de mal à imaginer une femme partageant le quotidien de cet homme abîmé par l'alcool, le corps transpirant ses excès.

Aurore et les aides à domicile assistent Georges pour maintenir une certaine hygiène corporelle et vestimentaire même s'il est tout à fait apte à le faire seul. Lui manque juste la motivation. Depuis le dernier incident elle a négocié de ne venir que pour les piluliers et surveiller qu'il prenne sa camisole chimique. Pourtant même diminué, shooté, Georges reste un prédateur, elle le sait, elle s'en méfie.

Aujourd'hui, plus que d'habitude, à la méfiance s'ajoute la crainte. Face à cette porte, elle hésite, se sent plus vulnérable qu'à l'accoutumée. Elle entre, salue Georges, assis sur son canapé en tissu, une cigarette à la bouche, un verre à pastis vide devant lui. Elle espère que le verre date d'hier soir.

— Je peux ouvrir un peu ? Là ce n'est pas possible, il y a trop de fumée, Georges.

On lui a dit de fumer à la fenêtre ou dehors.

— Je sais, mais il fait trop froid.

Il se lève, oscille un peu à cause de ses troubles cérébelleux. Il la regarde, il lui fait peur, il le devine à son regard. C'est peut-être ce qu'il préfère chez elle, la peur qu'il lui inspire, il sent dans ces yeux que potentiellement, pour elle, il existe sexuellement. Et même si ce n'est pas vraiment flatteur, il lui inspire autre chose que de la pitié, il existe en tant qu'homme pouvant agir sur elle – lui qui est bouffé par l'alcool, pourri par les névrites, lui qui ne bande plus depuis des années. Et cela l'excite.

Aurore n'est pas une femme que l'on remarque forcément, mais elle plaît aux hommes qui prennent le temps de s'attarder sur elle. Une beauté de fête de village, généreuse, charnelle, simple. Aurore sait qu'elle peut encore plaire aux hommes de son âge ; des regards, des sourires, des attentions, elle n'en manque pas.

Chez ses patients plus âgés, elle devine parfois lors des soins des regards furtifs ou plus insistants sur sa poitrine, des mains hésitant à la peloter, un semblant d'érection. Elle met cela sur le compte d'un lointain souvenir, de chair et de luxure, d'un réflexe, d'une réminiscence physiologique. Elle les sent gênés par la manifestation de leur désir. Elle en sourit presque, songe à sa grand-mère d'origine espagnole qui lui disait, à propos du grand-père, « *El olor consuela* » : le parfum du souvenir console.

Ces papis lubriques, ces pépères pervers, elle s'en amuse. Mais Georges, c'est différent. Georges a une soixantaine d'années, il est désinhibé voire dangereux.

Certes, la dose de médocs qu'il ingurgite lui bloque toute érection mais en sa présence elle se voit comme un morceau de chair fraîche en pâture. Aurore appréhende tout ce qui émane de lui, l'odeur de vieil alcool anisé, son souffle qui s'amplifie quand il s'approche d'elle, ce regard impudique quand elle nettoie cette plaie qui suinte.

L'alcool et le tabac ont obstrué les artères de Georges, la cicatrisation est donc très difficile. De plus, son hygiène corporelle, des plus douteuses, n'aide pas, malgré les efforts des aides à domicile.

En voulant se battre avec un camarade de beuverie, Georges s'est fait une fracture ouverte du tibia en tombant de sa hauteur. Il a frôlé de peu l'amputation et, depuis, tout le monde s'attelle à sauver cette jambe malgré l'attitude délétère de Georges. Il y a des jours où Aurore préférerait qu'il soit amputé pour de bon. En attendant, elle se concentre sur la plaie afin de ne pas imaginer son regard sur son tee-shirt légèrement moulant.

La peur d'Aurore est légitime, Georges a déjà essayé de l'embrasser une fois, de la bloquer contre la porte pour l'empêcher de sortir. Il a déjà calé sa jambe entre ses cuisses, et même posé ses mains sur ses seins.

Aurore se concentre pour ne pas se laisser submerger par cette odeur qu'elle associe à celle de la prédation.

Comme si elle avait entendu son appel silencieux au secours, Fabienne montre sa tête à travers le rideau de perles et sourit à Aurore.

— Est-ce que Georges est sage aujourd'hui ?

L'homme regarde la jeune femme, presque surpris de la voir, ne prête que peu d'attention à ses dires. Aurore, elle, est soulagée, Fabienne sait depuis l'agression que la soignante n'aime pas rester seule avec le vieil homme, et l'aide-ménagère s'organise toujours pour être présente, même quelques instants, pendant qu'Aurore s'occupe de Georges.

— Ça va, il est de bonne humeur. Tu as fini plus tôt ! Merci.

— De rien, ma grande, on se serre les coudes… #Metoo.

Georges ne semble pas comprendre la connivence des deux femmes et elles en jouent.

Fabienne vide le cendrier, saisit le verre vide sur la table du salon, secoue les coussins du canapé, profitant que Georges l'ait quitté momentanément. Aurore applique la compresse avec de l'eau stérilisée sur la jambe, fait tomber les morceaux de peau sèche. Elle observe la plaie avec attention, ne la trouve pas trop vilaine et applique un pansement épais dessus.

— Bon, Georges, c'est fini ! Elle est de mieux en mieux, cette cicatrice.

— Elle commence à m'emmerder, cette jambe, tu sais ?

— On arrive au bout ! Courage, ce n'est pas le moment de faire n'importe quoi !

Aurore se redresse, observe le chien de Georges qui attend dans un coin de la pièce. C'est peut-être la seule chose qui attire la sympathie dans cette maison.

Elle appelle l'animal, le caresse, mais le petit yorkshire se méfie quand Aurore pose sa main sur son dos. La main de son maître ne prodigue pas que des caresses, semble-t-il.

— Aurore, tu cherches toujours un local ? Il y a l'ancienne mercerie de la grande rue qui est à vendre, si tu veux.

— Le local à côté de chez Delrieu ?

— Oui, c'est pas mal, en plus ils ne doivent pas en demander cher.

Georges tousse pour attirer l'attention, Aurore se retourne, capte ses yeux jaunes de crocodile.

— Bon, j'y vais, moi, sinon je vais être en retard pour chercher mon fils au collège. A tout à l'heure, Fabienne. A jeudi, Georges. Passez une bonne journée.

Aurore sort promptement, soulagée d'en avoir fini. Il y a des moments où aimer son métier ne suffit plus.

Le soleil commence à fendre le ciel de neige, la route encore humide mouchette de boue et de sel les pare-brise, les arbres perlent des chapelets d'eau glacée et redressent petit à petit leurs branches qui ployaient sous la neige. Les stations vont ouvrir ce week-end, les promène-spatules vont pouvoir de nouveau coloniser les vallées, apportant leurs lots d'animations et de bouchons. La neige des derniers jours était attendue et presque inespérée, et, malgré la gêne relative qu'elle occasionne, les gens sont heureux de sentir une nouvelle fois son mordant.

Face à la vitre, son bol de café à la main, Noël regarde la neige.

Des traces d'oiseaux, de cervidés, mais pas d'empreintes d'homme, pas de tranchées occasionnées par les pneus d'une voiture. Il se demande s'il est sorti hier. Il ne sait même pas le jour qu'il est. Noël se rend compte que les jours lointains sont plus faciles à amadouer que ceux de la veille ou de l'avant-veille. Le médecin appelle ça le début d'une dégénérescence sénile. Il trouve que ce mot est bien compliqué pour dire qu'il perd la tête lentement.

Il se retourne vers le poste de radio, l'allume. 28 novembre.

Il remarque alors qu'il n'a pas enlevé la fine feuille de l'almanach, comme si la journée d'hier n'avait pas existé, comme s'il était passé directement du 26 au 28 novembre.

Il met son bol dans l'évier, le rince en passant juste sa main dedans et le range sur l'égouttoir en faïence blanche.

Il s'approche de l'almanach, retire les deux feuilles, du 26 et du 27 novembre, pour laisser apparaître la date du 28. Il s'assied face à la table en chêne, s'applique sur le premier pli d'une petite feuille, hésite un peu puis se lance. Faire trois pliages pour les ailes et le cou, ramener le bord inférieur pour définir le corps, et l'oiseau en papier prend forme. Il le regarde, dessine un rond noir pour l'œil, le pose sur la table puis saisit une autre feuille.

Si Noël ne se rappelle pas ce qu'il a fait la veille, il se souvient que sa femme adorait les origamis et en particulier le premier qu'il lui avait confectionné : un papillon avec une feuille bleue achetée pour l'occasion. Après s'être longtemps exercé en cachette sur du papier brouillon, il s'était, un jour, assis à cette même table et, sans un mot, avait commencé son origami. Elise était en train de repasser le linge. Il avait le geste sûr de celui qui s'est exercé avec application. Cinq minutes plus tard, un papillon était dans sa paume, prêt à s'envoler jusqu'à elle. Elise avait souri, réalisant les efforts qu'il avait dû faire. Elle lui avait demandé ensuite de dessiner un poisson. Tout penaud devant sa feuille, il avait pris un crayon et avait esquissé rapidement les contours d'un poisson rouge. Ils s'étaient mis à rire dans cette cuisine où, aujourd'hui, ne résonne plus que le tic-tac de la comtoise.

Des origamis, il a appris à en faire des dizaines : des fleurs, des animaux, des formes, des assemblages complexes. Elise lui avait offert un livre sur cet art et il s'était plus ou moins frotté à tous les modèles. Mais l'origami dont il était le plus fier était celui qu'il avait spécialement créé pour elle. Une fleur, leur fleur, une petite violette. Assemblage simple de trois feuilles violettes groupées en cercle et d'une feuille verte pour la tige.

Cet origami, il ne l'a jamais oublié car il le confectionne chaque jour en allant rendre visite à Elise sur sa tombe.

Il se lève, va chercher le beurre et la confiture restés sur la table pour les ranger, regarde rapidement les magnets qui ornent le frigo. Souvenirs de voyages, les plus anciens, les siens et ceux d'Elise, et dorénavant petits cadeaux rapportés par les gens qui l'entourent et le soignent. Quand on n'a plus la santé et l'envie, on voyage par procuration, à travers les souvenirs des autres. Noël se dit que c'est peut-être cela, la vieillesse : vivre dans le souvenir des choses et des êtres jusqu'à en devenir un soi-même.

Dans le tiroir, il prend quatre petites feuilles, trois violettes et une verte, les met avec soin dans une chemise en carton contenant des feuilles blanches et un crayon, referme l'élastique orange puis enfile son manteau.

En sortant, il lui semble entendre les pas de sa chienne au loin. Elle aussi est partie. Noël a toujours eu des chiens chez lui, mais il se refuse à en accueillir un nouveau. S'il venait à mourir, qui s'en occuperait ? Dans l'esprit de Noël, comme dans celui de beaucoup de personnes âgées, être vieux, c'est aussi s'interdire de vivre pleinement car la mort peut survenir à tout moment.

Noël branche la batterie sur son tracteur tondeuse, vérifie que la chaise pliante est bien accrochée au capot et actionne le démarreur. Après deux coups d'essai, le moteur se met en route.

La vieille tondeuse lui sert de moyen de transport de fortune depuis qu'on lui a confisqué sa voiture. Le docteur Verdier l'a prévenu qu'à son âge il devenait un danger, pour lui et pour les autres. D'ailleurs c'est chez le docteur que se rend Noël avant d'aller au cimetière, pour qu'il lui renouvelle les médicaments pour le cœur, pour son cancer de la prostate, ceux pour la mémoire et ceux pour dormir. Une existence sur ordonnance, un médicament pour chaque chose : dormir, se réveiller, digérer, pisser, déféquer, se souvenir. Et il en existe un même pour bander, mais il n'en a plus besoin depuis un moment.

Noël appuie sur l'unique pédale du tracteur, qui avance, creusant un sillon dans la neige humide. Il s'arrête au croisement de la grande route, replace ses gants et accélère d'un coup pour regagner le côté opposé sans gêner la circulation.

Ici, tout le monde connaît ce monsieur avec un béret qui part faire ses courses en tondeuse. Même les gendarmes du PGHM[1] le laissent tranquille. Noël Potier est une figure locale qui bénéficie d'une solide réputation de montagnard et de la sympathie des gens en mémoire de sa femme, Elise, appréciée pour sa gentillesse à toute épreuve.

1. Peloton de gendarmes de haute montagne.

Au début, cela le gênait un peu. Lui qui est d'un naturel discret, il passait tout à coup pour un original. Et puis il en a pris son parti. Le fait que les gens pensent que vous avez « les fils qui se touchent » permet quelques fantaisies.

— Vous prenez bien vos médicaments, monsieur Potier ?

— Oui, docteur, quand j'y pense, mais si je m'aperçois que je ne l'ai pas fait le matin, je les prends le soir et inversement.

— Non, monsieur Potier, non, il ne faut pas faire ainsi ! Vous pouvez vous mettre en surdose, avec les somnifères cela peut être dangereux. Et surtout il ne faut pas prendre les somnifères le matin sinon vous allez vous endormir au volant...

— Au volant ? Vous m'avez interdit de rouler avec ma voiture. Et avec mon tracteur tondeuse, à part les parterres de fleurs, je ne risque pas de faire de mal à quelqu'un.

Le docteur Verdier ne peut s'empêcher de sourire en imaginant le vieil homme endormi traversant le rond-point à l'entrée du village.

— Plaisanteries mises à part, avec vos problèmes cardiaques, c'est dangereux d'adapter les prises de médicaments. Je vais vous prescrire le passage d'une infirmière pour la préparation du pilulier et pour la prise des médicaments.

— Je peux le faire tout seul.

— On va essayer comme ça et puis on fera le point, d'accord ?

— Oui, docteur.

— Je vais prendre votre tension, mettez-vous sur la table d'examen. A part ça, tout va bien ?

— Oui, un peu las de temps en temps. On a besoin de se bouger un peu, répond Noël.

— Vous avez des amis ? Vous sortez ?

— Oui, j'essaie de voir du monde, parce que le quotidien dans cette grande maison sans personne…

— Je comprends, et la maison de retraite ?

— Je n'ai pas les moyens, docteur, et puis c'est chez moi, j'ai fait plein de choses dans cette maison. Je n'ai pas envie de l'abandonner.

— Je comprends… Vous avez un peu de tension quand même, il faut vous ménager ! N'allez pas me déneiger votre chemin par ce froid !

— Non, ça, je ne le fais plus, personne ne vient me voir et le tracteur passe bien.

Noël se rhabille, observe le médecin occupé à remplir les ordonnances. Il pourrait être son fils, presque son petit-fils.

Avec Elise, ils n'ont jamais pu avoir d'enfant. Ils n'ont pas voulu savoir ce qui clochait, ça n'a jamais marché, voilà tout. Et à l'époque il n'y avait pas les moyens de procréation assistée d'aujourd'hui. Les Potier ont été quand même très heureux sans enfants, amoureux jusqu'au bout. Pourtant ce manque, Noël, malgré toutes les attentions du monde, n'a jamais pu le combler pour sa femme.

— Vous avez quel âge, docteur Verdier ?

— Quarante-trois, pourquoi ?

— Comme ça. A partir d'un certain âge, tout le monde a l'air extrêmement jeune pour vous.

Noël n'ose pas lui demander s'il s'en sort tout seul chez lui. Depuis que sa femme l'a quitté, sa grande maison, les horaires interminables de garde, les repas… Il se dit que la nouvelle génération n'a pas les deux pieds dans le même sabot en ce qui concerne l'intendance d'une maison. Pas comme lui, qui a dû apprendre à faire la cuisine, à repasser tant bien que mal ses affaires.

— Votre mère va bien, docteur ? Ça fait un moment que je ne l'ai pas vue au village.

— Oui, elle va bien mais pendant l'hiver elle ne bouge pas beaucoup de la vallée du Louron. Il y a une petite supérette, à Bordères, pour dépanner, et pour le reste son infirmière et son aide-ménagère lui rendent service.

— Vous lui donnerez le bonjour !

— Je n'y manquerai pas, monsieur Potier.

Noël se lève et serre la main du médecin. Il aime bien le docteur Verdier. Il est du coin, il l'a vu faire les quatre cents coups avec les autres gamins du village avant de partir à Toulouse pour ses études.

Il l'aime bien, mais il lui garde une certaine rancune depuis qu'il lui a interdit de conduire sa voiture.

— Je vous fais confiance pour appeler l'infirmière ?

— Oui, j'en connais une qui était venue pour ma femme.

— Très bien. Passez une bonne journée. Et faites attention de ne pas glisser.

Noël traverse le village jusqu'au cimetière. La veuve Brunet l'attend à l'entrée. Il l'embrasse.

— Tu vas bien, Jeanine ?

— Oh ça va, avec la neige c'est un peu compliqué, mais ça n'a rien à voir avec les hivers d'antan. Maintenant il tombe à tout casser cinquante centimètres sur toute la saison.

Noël poursuit la conversation tout en décrochant sa chaise pliante du capot du petit tracteur. Il pense à l'époux de Mme Brunet et à ceux qui sont sous terre. Bientôt il connaîtra plus de personnes enterrées dans le cimetière que vivantes dans le village. Les arbres aux squelettes nus se sont recouverts d'un léger voile blanc qui scintille aux rayons du soleil. Même les silhouettes lugubres des cyprès paraissent adoucies sous leur coiffe enneigée.

Il passe devant le caveau de ses parents. Pas besoin de le nettoyer aujourd'hui, la neige masque tout, les fleurs fanées, les mousses. Un coup d'œil rapide vers leurs photos et il part rejoindre Elise.

Elle est enterrée avec ses parents dans un caveau qu'ils s'étaient fait confectionner quelques années après leur arrivée dans la vallée. Enfants, Noël et Elise avaient suivi l'avancée des travaux avec curiosité. Acheter un trou, qui plus est pour y être mis mort dedans, à quoi cela pouvait bien servir ?

A l'adolescence, quand la mère de Noël est morte, Elise était venue pendant quelques soirées pour lui tenir compagnie et regarder les étoiles. Noël aimait la voir assise sur la pierre, écoutant les chouettes et les stridulations des criquets en été. Il se souvient de leurs conversations et des robes légères d'Elise.

Mais plus le temps passe et plus Noël a du mal à se souvenir des traits d'Elise à la fin de sa vie. Dans son esprit elle rajeunit, et quand il ferme les yeux, il l'imagine à soixante, cinquante, quarante ans. A ce rythme-là, pense-t-il, il ne lui restera bientôt d'elle que la vision d'une petite fille à l'arrêt du bus, avec ses cheveux frisés et sa petite robe à fleurs…

En avançant avec sa chaise sous le bras, il songe que ces soirs d'été sont loin. Devant la tombe d'Elise, il embrasse le bout de ses doigts et les pose délicatement sur le haut de la stèle.

— Bonjour, mon amour, désolé pour hier, ce fut une journée vide, je ne sais même pas si je l'ai vécue.

Il déplie sa chaise, remonte le col de son manteau et s'assied face à elle.

Après un court silence, il commence à lire le journal, à commenter les nouvelles du monde, de son monde, les résultats sportifs et la rubrique nécrologique, sorte de petit supplice que s'imposent les anciens. Apprendre la mort d'untel ou d'unetelle, après avoir partagé tant de moments, avoir été ensemble à l'école ou au mariage d'un des enfants…

Le présent s'efface, le passé s'abîme.

Une fois sa lecture achevée, Noël ferme le journal et, en rituel immuable, extrait de la chemise cartonnée une petite feuille violette. Il fixe le granit de la tombe comme pour se concentrer. Ses doigts engourdis commencent le pliage, d'abord maladroitement. Peu à peu, entre les mains épaisses du vieil homme, une petite fleur semble éclore.

Noël la pose délicatement sur la tombe et sort une nouvelle feuille. Faire naître des fleurs à partir d'un simple papier, l'image lui plaît. La poésie des choses et des actes, c'était un don d'Elise. Elle lui a appris à s'émerveiller.

« Tu sais, Noël, chaque jour est unique : prends celui-ci, 19 avril 1965, il n'y en aura pas d'autre. Il faut avoir conscience de son caractère exceptionnel et le vivre comme tel. »

Noël met la deuxième corolle à côté de la première et sort une dernière feuille. Il se rappelle Elise l'amenant à travers chaque recoin de cette campagne qu'elle affectionnait tant. Elle avait fait découvrir au petit gars de la ville qu'il était chaque point d'eau où se baigner, chaque grotte où se cacher, les versants soulanes pour les coins à champignons…

Elle avait guidé Noël sur les chemins de traverse, lui, le fils d'instituteur arrivé un beau jour par l'autocar. Elle lui parlait de fleurs et d'arbres ; lui de constructions et de maquettes d'avions. Noël n'avait rien remarqué de ses œillades à l'époque, jusqu'à ce jour de printemps où elle lui avait pris la main et l'avait mise sur sa poitrine pour qu'il sente battre son cœur. Noël était comme ces jeunes garçons un peu distraits qui tombent des nues quand les filles les embrassent pour la première fois.

— Je n'ai jamais rien touché d'aussi doux, même le petit duvet sur les edelweiss paraît rugueux, comparé à tes lèvres…

Ils avaient douze ans, c'était leur premier baiser. Noël apprit bien plus tard qu'elle avait déjà embrassé, pour essayer – à dix ans –, le fils du boucher Delcros. Mais Elise lui avait assuré que c'était beaucoup mieux avec lui.

Depuis qu'elle était en âge de se situer sur une mappemonde, elle avait l'envie de voyager, la soif de découverte et de vertige que provoque l'inconnu. Elise montrait son monde à Noël, ses endroits secrets, la bergerie abandonnée, sa cachette dans l'enrochement pour les canards du parc, les bords de la Neste, elle lui apportait les livres de géographie qu'elle empruntait à son père. Et à l'abri du regard des adultes ils se mettaient à rêver d'un monde qui avait l'air magnifique : les chutes d'Iguazú, le Grand Canyon, l'Uluru… Des lieux qui peuplaient leur imaginaire d'enfants de noms qui allaient façonner leurs carrières. Elise était devenue professeur des écoles, comme on dit aujourd'hui, et Noël professeur d'histoire et géographie, d'abord au collège de Saint-Gaudens, ensuite au collège Michelet à Lannemezan.

Leur disposition à rester attachés à la vallée des Nestes et au piémont pyrénéen leur avait donné pourtant des envies de lointains voyages, que malheureusement le salaire d'enseignant restreint parfois. Ainsi, le Grand Canyon et les chutes d'Iguazú furent remplacés par des destinations plus abordables, accessibles en voiture, comme l'Espagne, l'Angleterre, l'Autriche. Pour autant, Elise et Noël n'avaient eu aucun regret, tant ces voyages leur avaient apporté de beaux souvenirs. « Tout bonheur inaccessible est un leurre », se plaisait à répéter Elise.

Noël attrape la feuille verte et confectionne une tige dans laquelle il insère les trois corolles violettes. Entre ses doigts prend forme un bouquet de violettes. Il le met au milieu des vestiges des précédents bouquets. Il en devine certains sous la neige, encore sur le caveau, d'autres sur le sol, plus ou moins abîmés par le temps et les intempéries. Petits confettis aux couleurs délavées.

Un bouquet de violettes, c'est la première chose qu'il ait offerte à Elise, à l'âge de leur premier baiser. Bien sûr, il y eut d'autres cadeaux plus prestigieux, mais ce petit bouquet du mois de mars, qu'il lui confectionnait avec les violettes du jardin, a toujours gardé un charme particulier.

Il aimait le regard tendre d'Elise quand elle recevait son cadeau rituel. Généralement elle posait sa main sur sa joue, caressait légèrement sa barbe, et il lui embrassait la paume quand elle s'approchait.

Il aimait ces petits riens qui, mis bout à bout, rythmaient leur vie.

Ils s'étaient étiolés durant la maladie d'Elise. Les derniers temps, elle ne prêtait plus attention à ses bouquets de fleurs des champs, cueillies au détour d'une balade, coquelicots, reines-marguerites… Rien n'agissait sur la lassitude provoquée par la maladie.

Noël saisit la chaise, en tapote les pieds en alu et la plie. Un dernier regard, un dernier signe, et il remonte l'allée du cimetière.

Le ciel s'est définitivement dégagé et la neige n'est plus qu'une légère trace sur la chaussée.

Noël regagne le village, s'arrête chez le boucher pour acheter deux côtelettes et une saucisse, puis décide d'aller boire un verre au café de France.

Le patron, Bruno, le salue. Noël n'est pas un habitué des lieux, mais il s'y arrête parfois le samedi après le marché.

Il s'assied face à la baie vitrée en partie recouverte de buée. Devant son verre de bière, Noël pense à cette journée d'absence, hier, à ce que lui a dit le médecin : sa tête qui commence à tenir de la boussole en dérangement, son cœur qui a des coups de fatigue. Il sait que sa maison est trop grande pour lui seul, mais il n'a aucune envie de la vendre. Il s'y refuse, pour lui, pour Elise, il n'en a pas le droit. Certes, avec l'argent il pourrait se payer une maison de retraite, mais il ne s'y voit pas. Et puis abandonner cette maison où il a tant fait…

— Bruno, tu aurais un morceau de Scotch ?

— Oui, je dois avoir ça, répond le patron du café.

Noël sort de sa chemise cartonnée une feuille blanche, un stylo. Le regard perdu dans le vide, il réfléchit à la formulation de son texte, hésite un peu, se lance enfin.

— Qu'est-ce que tu écris comme ça ?

— Une petite annonce.

— Tu as un truc à vendre ?

— Non, une vieillerie à donner.

Noël boit son verre, serre la main de Bruno et après un salut à la cantonade quitte le bar. En descendant la rue principale, sa feuille à la main, il passe devant un abribus non loin duquel il a garé son tracteur. Sans trop s'attarder, il colle la feuille blanche sur laquelle il a mis quatre morceaux de Scotch, recule. L'emplacement est bon, la feuille légèrement inclinée. Noël s'en satisfait.

En face du collège, Aurore attend son fils, dans sa voiture. Elle se souvient de sa rentrée en sixième, elle le voyait comme un bébé qu'elle abandonnait dans la cour des grands. Il cherchait dans son regard le courage qui lui manquait et un peu de douceur maternelle. C'est peut-être la dernière fois qu'elle a ressenti si fort la nécessité de son rôle de mère pour son fils. Ce temps est loin et a emporté avec lui les douceurs de l'enfance. Nils traîne des pieds pour la rejoindre maintenant et s'il daigne encore se faire ramener à la maison c'est par paresse et pour gagner un temps précieux pour jouer sur sa console.

Elle le regarde évoluer au milieu de ses camarades, elle aime le voir rire, s'exprimer, elle le voit vivre alors qu'avec elle il donne l'impression d'être en apnée. Elle se demande quand se casse l'équilibre entre une mère et son fils, quand on cesse d'être l'alpha et l'oméga pour son enfant.

Nils ouvre la portière, les yeux toujours fixés sur ses amis qui s'éloignent, sur cette fille qui lui donne l'air d'un petit hérisson fragile quand elle lui adresse la parole.

Aurore aime cet instant quand il entre dans la voiture, son odeur de garçon. Elle aime le voir passer sa main dans ses cheveux pour se donner de l'importance. Elle sent son pouls ralentir, presque apaisé d'être près d'elle, même s'il ne le lui avoue pas. Elle aussi aime son silence, mais ne peut s'empêcher de le rompre pour prendre des nouvelles de sa journée :

— Tout s'est bien passé, aujourd'hui ?

— Oui.

La réponse, laconique, ne donne pas envie à Aurore de l'interroger davantage. Mais si elle ne lui demande rien il va lui reprocher son manque d'intérêt.

— C'est qui, la fille en doudoune rouge ?

— Une copine de classe.

— Jamais vue.

— Mais si, c'est Sibylle.

— Sibylle, de l'école maternelle ?!

— Oui.

— Waouh, elle a changé !

— Maman !

Aurore ne doit pas aller plus loin. Elle veut profiter encore un peu de cette proximité avec son fils, de l'odeur du parfum qu'il met depuis que Sibylle pointe sa frimousse à la sortie des cours.

Il change de station de radio, elle ne dit rien sur cette petite prise de pouvoir. Elle s'en fout, d'ailleurs. Elle lui cède trop, mais les sujets de dispute sont tellement nombreux en ce moment qu'elle préfère lâcher du lest. Si elle a toujours été consciente que la présence d'un père, d'un homme en général, est nécessaire, depuis la mort de son mari c'est différent.

Dans l'incendie, elle a perdu le père de son enfant, le cadre de sa famille et toutes ses illusions.

Un pompier volontaire redoute toujours d'être appelé pour une intervention impliquant un proche, un ami, une connaissance. A l'époque du drame, en plus de son service à l'hôpital, Aurore assurait des tournées avec les pompiers. N'ayant pas d'enfant alors, elle était sur tous les fronts : hôpital, caserne… Elle laissait son mari pour la nuit, plusieurs fois par mois.

Ce soir-là, elle avait dû partir travailler ; assoupi sur le canapé, il lui avait dit qu'il ne tarderait pas à se coucher.

Plusieurs heures plus tard, lors de sa nuit de garde, un de ses collègues avait noté le nom de la rue pour l'intervention. En plaisantant, il lui avait dit qu'elle pourrait rentrer directement chez elle et même rapporter des croissants pour le petit déjeuner. Il était six heures, la garde prenait fin et l'idée d'aller se lover contre son homme au petit matin lui plaisait assez. Depuis peu, les hormones d'Aurore la travaillaient et elle rougissait à la pensée d'un câlin matinal.

La réponse à ses bouffées de désir, Aurore l'avait eue quelques semaines plus tard en réalisant un test de grossesse, positif, et qui allait définitivement bouleverser sa vie.

Dans le camion, Elise se laissait bercer par la sirène, plongée dans ses pensées sensuelles de lèvres charnues, de caresses et de croissants au beurre. Ce qui l'avait tirée de ses rêveries avait été en premier lieu une impression étrange. Elle avait bien entendu le nom de la rue, oui, elle savait que c'était la sienne mais jusque-là elle n'avait pas réagi, elle pensait qu'ils allaient intervenir chez un voisin, probablement à l'autre bout de la rue. Après le petit carrefour qu'elle prenait habituellement, elle avait senti peu à peu la fumée, d'abord légère comme celle d'un feu de bois, puis prenante, oppressante. Elle avait aussi senti monter en elle une intuition de plus en plus forte. En effet, le camion ramenait Aurore chez elle. Mais il n'y avait plus de chez-elle.

A partir de cet instant, Aurore ne se souvient que de flashs imprécis, de bribes de conversations, de visages nombreux et compatissants, d'une main qui la retient alors que dans un mouvement réflexe elle cherche à pénétrer dans sa maison ; les gendarmes restent à ses côtés, regardent, impuissants, agir les pompiers pour éteindre le feu qui aurait pris au rez-de-chaussée. Peut-être une bûche qui aurait roulé sur le tapis et embrasé le salon…

Elle se rappelle avoir appelé le portable de son mari, espérant qu'il se serait échappé à temps pour se réfugier en lieu sûr. Mais le répondeur ouvre tout à coup un abîme sous ses pieds. L'idée qu'il est encore dans la maison chemine dans son esprit.

Ses collègues la rassurent : les pompiers en action tentent tout ce qu'ils peuvent malgré l'intensité du brasier. Aurore leur demande de ne pas prendre trop de risques.

Elle est là, face à sa maison qui se consume. Attendre et espérer, attendre et voir les minutes s'égrener comme un espoir suspendu, le sentir s'évaporer, et puis cette phrase terrible, soudain :

— Il y a deux corps à l'étage !

Deux corps lovés l'un contre l'autre dans le lit à l'étage, dans leur chambre à coucher. Mais Aurore est là, dehors, comment se fait-il qu'ils soient deux dans son lit ? Dans leur lit ?

Le capitaine des pompiers s'approche et lui demande combien de personnes devraient se trouver dans la maison. Elle hésite, ne sait plus, ou plutôt elle sait. Le gendarme semble comprendre le désarroi de la jeune femme. Il n'ose la questionner sur l'identité possible de la seconde victime, de sexe féminin. C'est Aurore qui est censée être dans la chambre à coucher, blottie contre son mari, morte étouffée par la fumée. Or c'est une autre que son mari tient enlacée…

Ses larmes s'arrêtent net de couler. Survient l'amertume de l'épouse trompée, anéantie par la découverte de l'adultère. Pas le temps de pleurer, juste de haïr. Comment a-t-il pu lui faire ça… Depuis combien de temps profitait-il de ses absences pour entretenir une double vie ? La tête lui tourne, la nausée qu'elle ressent depuis quelques jours se fait d'un coup plus forte. Elle s'agenouille, vomit un peu de bile. Serge, un collègue pompier, court vers elle, la prend dans ses bras. Elle se met à pleurer des larmes de rage, de désespoir, avec ce trop-plein de sensibilité dû à cette grossesse qu'elle ne soupçonne pas encore.

Toute la vérité sur le drame, le fait que son père n'était pas seul, Aurore la cache à son fils. Il ne l'a pas connu, elle veut qu'il s'en fasse l'image d'un être sublimé. Un père imaginaire formidable à défaut d'en avoir un vrai. Ce « détail » de l'histoire a fait d'elle une « cocue magnifique », et l'a poussée à quitter sa ville, laquelle, comme toute ville moyenne, colporte les ragots comme le vent les chatons de peupliers.

Les amants maudits, avait titré le quotidien local le lendemain de l'incendie, faisant passer son mari et son amante pour les nouveaux Roméo et Juliette et reléguant Aurore à un rôle secondaire. Un journaliste était presque allé jusqu'à la soupçonner d'avoir mis le feu. Des pompiers pyromanes, n'est-ce pas chose fréquente ?

Pour fuir cette situation intolérable, elle s'était réfugiée dans une vallée des Pyrénées et y avait refait une partie de sa vie. Malgré tout, Nils lui pose régulièrement des questions sur son père ; au fil du temps, Aurore a eu de plus en plus de mal à lui masquer la vérité, à rester dans son rôle de veuve inconsolable, provoquant des sujets de discorde avec son fils. Lui veut faire de son père un martyr alors qu'Aurore ne ressent que mépris pour un tel gâchis. Chaque souvenir exhumé, inventé, est comme du sel sur une plaie à vif.

Aujourd'hui encore, si elle peut supporter la photo du père de son fils dans le salon, dépeindre le défunt comme un mari idéal est au-dessus de ses forces.

— Maman, tu as vu la petite annonce qui était sur l'abribus ?

Nils tend à sa mère une feuille A4 sur laquelle, d'une écriture hésitante propre aux personnes âgées, est inscrit :

Vieil homme ne voulant pas finir seul ou en maison de retraite cherche une personne ou une famille qui voudrait l'adopter.

Je suis encore propre et autonome, je cherche quelqu'un qui pourrait m'aider à terminer cette vie en être humain.

Le numéro de téléphone en bas de la page interpelle Aurore, il lui semble le connaître. Elle prend son portable et vérifie s'il fait partie de ses contacts. Elise Potier.

Cette annonce viendrait donc de Noël Potier ? Aurore est songeuse, d'abord les absences de traces sur la neige, puis ce papier sur l'abribus. L'enchaînement des deux éléments la trouble, elle se demande s'il n'a pas fait un AIT[1] ou s'il n'est pas en train de perdre la tête.

---

1. Un petit AVC.

Elle gare la voiture et compose le numéro du docteur Verdier.

— Maman, tu le connais, ce petit vieux sénile ?

— Il n'est pas sénile ! Il est vieux et il est seul. Quand on est seul, à n'importe quel âge, on envoie des bouteilles à la mer.

— Qu'est-ce que tu vas faire ?

— Je vais appeler son médecin traitant et je vais aller le voir.

— Tu me ramènes d'abord !

— OK, je te dépose, je ne vais pas te faire perdre ton temps précieux en m'occupant de quelqu'un qui en a réellement besoin ! J'appellerai le docteur plus tard.

— Je ne dis pas ça pour ça, maman, mais…

— J'ai compris. Sache juste que dans cette société il faut lever de temps à autre son nez de son nombril.

— Je ne le connais même pas, ce mec…

— Ce n'est pas une raison.

Noël rentre chez lui, un peu chamboulé, presque honteux de ce qu'il vient de faire.

Il se demande s'il doit repartir enlever l'affiche. Il se ravise rapidement : au pire, des gosses l'enlèveront, s'amuseront à l'appeler. Il songe au genre de canular téléphonique auquel il pourrait avoir affaire. La Société protectrice des personnes âgées enverra peut-être un de ses représentants ?

Le silence ouateux du matin a laissé place au bruit cristallin de l'eau qui s'écoule, des gouttières, des ruisseaux, des arbres. Le soleil a basculé de l'autre côté de la montagne. Le froid se fait plus mordant qu'au cœur de l'après-midi. Noël va chercher deux bûches sous l'abri, ses pas marquent le sol. La neige ne masque plus assez le vert que dessinent ses empreintes sur l'herbe. Avant de rentrer, il tape ses chaussures humides sur le perron abandonné par la couche blanche, se retourne, observe le ballet des mésanges et des rouges-queues, allant et venant sur les assiettes remplies de graines de tournesol. La prairie face à lui est encore immaculée, mais le vert ne va pas tarder à apparaître. Il marque une hésitation, finalement il pose son sac de courses et les quelques bûches devant sa porte et part vers le jardin.

— Je vais en faire un, peut-être le dernier, je ne suis pas sûr de la revoir !

Noël saisit la pelle à neige, donne un coup dans l'amas formé par la purge du toit, en retire un beau volume qu'il pose à terre délicatement. Il renouvelle le geste une dizaine de fois, jusqu'à obtenir un petit monticule blanc. Il s'accroupit et commence à former une boule de la taille d'un ballon de football. Noël sourit en pensant aux gens qui observeraient la scène de loin. Il imagine, attendri, Elise à la fenêtre, tenant le léger rideau entre ses mains fragiles et regardant son homme qui, comme à chaque année que Dieu leur a permis de vivre ensemble, confectionne son rituel bonhomme de neige.

« Tu fais toujours le même, Noël ! Tu ne peux pas lui donner quelques fantaisies ? »

Noël a toujours fabriqué le même bonhomme. Et celui de cette année ressemblera trait pour trait à celui du pré commun lors de son premier hiver dans la vallée. Une fois, ils étaient étudiants à Toulouse, il a failli ne pas en faire, à cause du manque de neige, de la douceur de cet hiver-là. Noël avait dû aller chercher de la neige dans le col d'Aspin, avec la camionnette plateau d'un ami bûcheron.

Les enfants du village étaient venus voir le bonhomme comme tombé du ciel.

Noël se redresse, frotte ses pantalons et met sa casquette sur la tête blanche et froide de son ami tout blanc.

— Bon, au moins tu seras venu nous saluer encore un hiver, mon beau.

Il rentre chez lui, range ses gants à côté de la cuisinière à mazout, réchauffe l'onglet qui lui engourdit les doigts. Depuis son opération pour un Dupuytren, l'atteinte des tendons du doigt, Noël est sensible au froid ; toucher la neige même quelques instants lui est pénible. Les mains au-dessus de la plaque chaude, le regard fixé sur la crédence, il écoute la pendule égrener le temps.

Dix-huit heures.

Il aime ce bruit, le bruit du silence, celui que l'on entend quand plus rien ne bouge, ni ne meuble le vide. Il aime ce bruit car il semble diriger son corps et l'apaiser.

— Poumon respire sur ce rythme, cœur bat sur ce rythme…

Pour Noël, la vieillesse est une étape douloureuse mais elle demeure supportable tant que l'on reste roi de ses songes et de ses chagrins.

Après avoir retrouvé l'usage de ses mains, il s'approche du foyer, le réactive un peu, fait apparaître les braises du matin, sur lesquelles il souffle doucement avec son bouffadou jusqu'à obtenir une maigre flamme. Un morceau de cagette, une petite bûche suffiront à relancer le feu. Il ouvre le frigo, y range la viande achetée le matin. En refermant la porte, un magnet tombe. Toujours le même, celui de Valence. Une des aides-ménagères lui a offert le petit objet en forme de plat à paella d'un voyage sur la côte espagnole ; l'aimant situé derrière est à peine sous-dimensionné par rapport au poids, ce qui provoque un léger glissement à chaque ouverture et fermeture de frigo. Régulièrement donc le magnet se retrouve par terre. Il est cassé. Noël le ramasse et pose les deux parties sur la table. Il ira chercher de la colle tout à l'heure.

Il repense à sa journée d'hier, journée inutile car non vécue. Noël donne à chacun de ses jours une importance particulière.

« Chaque jour est unique, c'est à nous de faire en sorte de le rendre exceptionnel. »

Finalement, il a bien fait de mettre l'annonce. Il sait que s'il devient dépendant il ira en maison de retraite, de gré ou de force, après avoir vendu la maison. Vendre cette maison après la mort d'Elise est au-dessus de ses forces.

Trop de souvenirs, de travail, de rires, de larmes, trop de vie.

— Docteur Verdier ?

— Oui.

— C'est Aurore, l'infirmière, désolée de vous déranger, je sais que vous ne travaillez pas le jeudi après-midi. Vous allez bien ?

— Oui... Qu'est-ce qu'il y a ?

— C'est à propos de M. Noël Potier. C'est bien un de vos patients ?

— Euh, oui. Qu'est-ce... Qu'est-ce qui lui arrive ?

Aurore décèle dans la voix du médecin un ton inhabituel, mélange de fatigue et d'hésitation. Il a comme une voix embrumée de fin de repas, quand les heures et l'alcool ont fait leur travail de sape, quand la pensée va plus vite que la parole.

Aurore regarde sa montre. Dix-huit heures trente. Un peu tôt pourtant pour une fin de repas festive...

— Vous êtes sûr que je ne vous dérange pas ?

— Mais non !

La voix se teinte d'agacement. Sentant qu'elle s'enraie, le docteur tousse un peu. Aurore tergiverse, se demande si elle doit continuer. Elle connaît le docteur Verdier professionnellement ; il est taciturne, lunatique parfois, mais ce soir sa voix trahit d'autres maux.

— Je lui ai prescrit une ordonnance de soins infirmiers, ce matin. C'est pour cela que vous m'appelez ?

Aurore saisit la perche tendue :

— Oui, il m'a laissé un message mais je n'ai pas tout compris. C'est pour quoi, exactement ?

— C'est justement parce qu'il n'est pas bien en ce moment que je lui ai prescrit le passage d'une infirmière. Pour vérifier le pilulier, les toilettes. Veiller sur lui, quoi !

Aurore devine que chaque mot est un effort pour le médecin et qu'elle n'en tirera rien de plus ce soir. Son coup de fil lui a permis néanmoins de confirmer ses craintes sur Noël Potier.

— Et niveau cardio ?

— Son cœur et ses artères ont le même âge que lui…

Aurore a l'impression de faire une transmission au café du Commerce.

— Merci, je vous rappelle demain, si besoin.

Avant qu'elle ait le temps de lui souhaiter une bonne soirée, son interlocuteur raccroche.

Son téléphone à la main, Aurore trouve cette conversation légèrement surréaliste. Au fond d'elle-même, elle a toujours pensé que ce médecin était un abruti, elle comprend que sa femme l'ait abandonné.

Le seul intérêt de ce type, c'est sa mère, une femme adorable.

Elle fait démarrer sa voiture, jette un dernier coup d'œil à la baie vitrée de sa maison. Son fils est devant la télé avec un plateau-repas. Elle n'aime pas le laisser tout seul le soir. Les démons veillent, à chaque âge ses bêtises.

Sabine, Sabine Lefebvre. C'était son nom.

Celui de la femme retrouvée morte près de son mari dans les restes calcinés de sa maison.

Comment s'étaient-ils connus ? A quoi ressemblait-elle ? Aurore avait fait des recherches sur sa vie, avait vu sa photo à côté de celle de son mari, dans le journal, comme si c'était eux, le couple légitime. Une collègue de bureau, une rencontre tout ce qu'il y a de plus simple, une histoire d'adultère, tout ce qu'il y a de plus banal. Une histoire de mari, de femme et de maîtresse. Aurore préfère penser que c'est une histoire d'ego et non d'amour qui a conduit au drame.

Maudits était écrit dans le journal au-dessus du visage de Sabine Lefebvre. Aurore avait constaté des ressemblances assez frappantes entre elles deux. Brune, pétillante, ce regard noir commun aux filles du Sud, les traits de la jeune femme légèrement plus fins au niveau du nez et des lèvres. Sabine Lefebvre avait l'air un peu plus mince mais n'était guère plus jeune, du moins c'est ce que laissait deviner la photo du journal.

« Maudits », c'est aussi ce qu'Aurore avait pensé de ces personnes qui trouvaient de la poésie, du lyrisme dans cette histoire, ces gens qui la regardaient et la jugeaient, ces gens qui lui avaient volé son chagrin, les journalistes, les habitants de leur ville. Tous ceux qui l'avaient incitée à se réfugier ici, dans cette vallée.

Aurore se gare devant chez M. Estrade.

Cancer du pancréas. Pronostic vraiment pas bon. L'infirmière le sait, lui aussi. Alors que certains cancers évoluent sur des années, celui du pancréas se compte en mois voire en semaines. Une fois le diagnostic révélé, une urgence de vivre s'était enclenchée chez le malade, comme un sablier qu'on retourne. Accomplir le maximum de choses avant de partir, ne rien laisser comme paperasse, éviter tout sujet d'inquiétude à sa femme.

« J'ai toujours fait les comptes, les impôts. Comment elle fera quand je serai parti ? »

Aurore est certaine que son épouse, Marie, se débrouillera sans lui, qu'elle y arrivera. Lui doit profiter des derniers instants de sa vie avant de penser aux autres. Ce qui est terrible avec le cancer du pancréas, c'est son côté inéluctable. Le malade sait qu'il va perdre le combat. Dans le regard des malades il y a déjà le renoncement, l'acceptation de la fatalité. Pour les autres cancers, on se bat, il y a les traitements, les moments durs, quelquefois la guérison, mais le patient se bat toujours. Là, M. Estrade prépare sa fin : tout régler avant de ne plus pouvoir, avant que la maladie l'en empêche. Savourer le jour qui vient car demain, après-demain, la maladie l'aura définitivement cloué au lit, lui aura peut-être fait perdre la conscience des choses.

Aurore entre chez le vieil homme, ce dernier la salue en souriant. L'infirmière n'a pas à simuler un regard gai, optimiste, elle doit trouver le ton juste, l'empathie pour son patient, lui donner le sentiment d'être encore vivant. Elle lui caresse la main et l'embrasse sur la joue, pose doucement une main sur l'épaule de son épouse ; des gestes qui rythment les rapports sociaux des hommes. M. Estrade s'allonge sur le canapé en tissu, enlève sa chemise, montre son ventre gonflé par les médicaments, par l'ascite. Aurore lui prend la tension, passe une main la plus légère possible sur son abdomen.

— Ça va aller ?

Eviter le « Ça va ? », qui ne veut rien dire dans certains cas. Elle sent le vieil homme au bord des larmes. Elle vérifie qu'il a pris ses antidépresseurs. Elle a tout à coup honte de son spleen de ce matin, celui de la quadra qui ne sait pas si elle peut plaire encore, avoir des aventures – même pour l'hygiène –, ou si elle doit continuer à jouer la veuve éplorée pour protéger son fils.

— La douleur est supportable, ou voulez-vous que l'on augmente un peu les antalgiques ?

— Non, je la gère encore. Vous savez, Aurore, il y a des hauts et des bas dans la journée. Avant que vous arriviez c'était plutôt bas, mais là, ma main dans la vôtre, je suis dans un haut… !

Aurore sourit, rougit presque.

— Vous êtes un incorrigible charmeur, monsieur Estrade.

Sa femme s'approche, lui passe la main dans les cheveux.

— Il vous a encore fait des avances ?

— Non, des compliments. En tout bien tout honneur, glisse Aurore dans un joli sourire, avant d'enchaîner, à l'intention de M. Estrade : S'il faut adapter le traitement, dites-le-moi, j'en ferai part à votre médecin. C'est bien le docteur Verdier ?

— Oui, il est formidable avec nous, répond M. Estrade.

— Tout se passe bien avec lui, ces derniers temps ?

— Oui, il est passé dans l'après-midi. C'est son jour de repos, mais il voulait voir Jean. Nous le connaissons depuis qu'il est tout petit, c'est un enfant de la vallée.

— Je l'ai eu au téléphone tout à l'heure, il avait l'air bizarre…

— Tu sais, Aurore, c'est un homme qui ne parle pas beaucoup. Tu as dû tomber sur un mauvais moment.

— Sans doute.

Aurore n'ose pas dire qu'à sa voix il semblait saoul. Discréditer un médecin, qui plus est ami de la famille, ça ne se fait pas. Pour cette fois, l'infirmière laisse au docteur le bénéfice du doute.

— Depuis le départ de son épouse, Myriam, il est mal, tu sais.

— C'est-à-dire ?

— Elle ne supportait pas la vie dans la vallée, alors elle est partie vivre à Toulouse la semaine. Ils se voyaient le week-end, jusqu'au jour où elle lui a annoncé, il y a deux ans, avoir rencontré quelqu'un, un homme qui travaille à Météo France. Ça lui a brisé le cœur et depuis on ne le voit qu'au cabinet ou lorsqu'il est en visite, il ne s'intègre plus du tout dans la vie du village. Il a peut-être peur des ragots…

— Sans doute, je ne connaissais pas sa situation, cela explique son côté taciturne.

— Il est surtout très timide depuis tout jeune et une belle plante comme vous, Aurore, ça intimide.

— Je me demande bien qui est le plus charmeur des deux !

Aurore range le tensiomètre, vérifie le pilulier une dernière fois et embrasse son patient.

— A demain, monsieur Estrade, reposez-vous et bon courage.

— Merci, Aurore, à demain. Essaie de ne pas rentrer trop tard chez toi. Ça risque de glisser un peu sur la route.

Une fois dehors, Aurore écoute ses pieds faire crous-tiller la neige. Même s'il n'est pas encore très tard, le givre a déjà œuvré et les étoiles qui apparaissent une à une augurent une nuit belle et froide.

Elle démarre, actionne l'essuie-glace, qui gratte légè-rement sur le pare-brise. Elle prend le temps de relire l'annonce de Noël Potier qu'elle a gardée dans sa poche, hésite à lui rendre une visite, mais il est tard et le vieil homme doit déjà dormir. Elle connaît son rythme de vie, ses habitudes, l'heure de son coucher. Aurore ira demain, au début de sa tournée. La nuit, les visites sont toujours anxiogènes, et comme rien ne presse…

Chez elle, tout est éteint, mais son fils parle avec quelqu'un au téléphone, de filles, de jeux vidéo et de profs relou. Sans espionner, elle écoute distraitement. Comme un ado normal, pense-t-elle, il joue, discute, vit avec ses potes et « survit » avec ses parents. Cette période bénie où on est tout pour ses enfants défile trop vite aux yeux d'Aurore. Elle range le plateau-repas de Nils, remplit le lave-vaisselle, marque davantage les bruits de vaisselle pour signaler qu'elle est rentrée. Au bout de quelques minutes, son fils descend, pose le téléphone sur la console de l'entrée, passe la tête dans le salon.

— Déjà là ?

— Oui. Tu étais avec qui, au téléphone ?

— Un copain. Je vais lire un peu dans ma chambre. Bonne nuit, maman.

— Bonne nuit, mon fils, fais de beaux rêves.

Aurore aurait aimé avoir un dernier baiser de sa part. Même cette habitude il l'a perdue, ou n'y pense plus, tout simplement. Elle devrait lui demander, mais n'ose pas.

Aurore s'installe dans le salon avec le reste d'une soupe de légumes, tournée vers le feu de la cheminée qui décline. Elle entend Nils aller et venir à l'étage, se brosser les dents, passer aux toilettes, rentrer dans sa chambre, fermer la porte. Et marcher de long en large dans sa chambre. Elle suppose qu'il prépare son sac pour demain. La musique s'arrête. Un dernier bruit sourd, il doit s'être couché.

Aurore ramasse son assiette, la met dans le lave-vaisselle, s'allonge sur le canapé, replie ses jambes et place le plaid en laine sur ses épaules. Ce soir, elle n'a pas envie de ressentir la solitude d'un lit, du moins pas encore, elle restera peut-être dormir dans le salon.

— Allô, Aurore ? C'est M. Potier, vous me remettez ?

— Oui, Noël, parfaitement.

Aurore est presque rassurée par son appel. Cela vaut mieux que de passer chez lui et de feindre la nouvelle d'une prescription médicale.

— Qu'est-ce qui vous arrive ?

— Le docteur Verdier m'a prescrit le passage d'une infirmière. Attendez, je vais lire l'ordonnance…

— Pas la peine, Noël, je vais venir dans la matinée. On en parlera de vive voix, d'accord ?

— Bien, je vous attends vers quelle heure ?

— Je passerai chez vous vers neuf heures, avant d'aller chez Clotilde.

— Ah oui, c'est vrai, vous allez chez Clo. Elle va bien ?

— Oui, toujours très dynamique. A tout à l'heure, alors.

Aurore raccroche, l'écran du téléphone s'allume. Six heures dix. Les Potier, couchés tôt, levés tôt. Elle peut commencer la tournée par lui. Elle plie le plaid, allume la cafetière, met la table du petit déjeuner… Le silence accompagne chacun de ses gestes, leur donne une dimension monacale. Bols, cuillères, céréales…

Aurore regarde par la fenêtre, vérifie s'il n'a pas reneigé.

Elle monte à pas feutrés l'escalier, sans allumer, tâtonne pour trouver la porte de la salle de bains. Une fois à l'intérieur, elle allume le petit radiateur, tourne le robinet thermostatique et attend que l'eau se réchauffe. Elle compte à rebours, se donne du courage pour se déshabiller puis pénètre sous la douche. Elle laisse couler l'eau chaude sur sa nuque raidie par une nouvelle nuit sur le canapé. Elle pose les mains sur la faïence, happée par la vapeur de la pièce où la soufflerie du petit radiateur peine à adoucir l'atmosphère, et réfléchit au programme de sa journée. Aujourd'hui mercredi, elle va cumuler deux journées en une : gérer le cours de judo de son fils, les devoirs, les courses entre deux vagues de visites à domicile. Aurore pense à tout et à tout le monde sauf à elle, et s'en rend bien compte.

En frictionnant ses jambes avec le savon, elle remarque la présence de poils noirs, signe d'un certain laisser-aller. Puis, se détaillant encore, elle ne peut contenir un énorme « Merde… » en observant son pubis. A force de se persuader que son corps n'intéresse personne à part elle, Aurore en a honte.

— Là, ma grande, c'est direct l'esthéticienne ! C'est plus possible. Imagine, si le prince charmant se pointe pour me culbuter comme ça, à la hussarde, à tous les coups je le fais fuir !

Aurore coupe l'eau, sort de la douche et tout en s'essuyant note mentalement de prendre rendez-vous avant d'aller chercher Nils au collège. Elle se met de la crème avec précaution. Le froid, les lavages de mains successifs assèchent et forment des crevasses au niveau des doigts et, si elle veut traverser un hiver sans problème, ce soin est loin d'être une coquetterie. Elle s'observe avec attention dans le miroir, se fait une grimace.

— Epilation nécessaire, maquillage futile !

Sept heures. Aurore frappe deux petits coups secs à la porte de son fils.

— C'est l'heure, mon chéri. Je te prépare ton petit dèj.

Elle descend, sait qu'il lui faudra sans doute remonter dans un quart d'heure pour renouveler l'opération. Elle remplit son thermos de café, mange son muesli, rajoute *Esthé* sur son cahier de rendez-vous.

Le vieux parquet de l'étage craque. Nils vient de se lever, elle l'entend descendre l'escalier, il apparaît en haut de la première marche en granit. Aurore trouve qu'il grandit de plus en plus. Mais elle ne le lui dit surtout pas, cela l'agacerait. Elle se contente de le regarder, de lui sourire. Par cette attitude simple, elle sait qu'elle fait la promesse de toutes les mères, celle de l'amour inconditionnel, même à un ado ronchon. Elle pense au roman de Romain Gary, *La Promesse de l'aube*, en particulier à cette phrase au sujet des mères, qui devraient toujours avoir quelqu'un d'autre à aimer que leur enfant.

Se dit aussi qu'elle doit trouver un homme à aimer, pour laisser respirer son fils, lui apprendre à boire à d'autres fontaines. Elle relativiserait les attitudes hautaines de Nils et penserait un peu plus à elle.

Son fils s'approche, l'embrasse d'un coup de joue. Elle lui rend un baiser tendre, observe ses gestes comme des petits cérémonials millimétrés du matin. Elle le voit tout à coup trop grand dans son pyjama. Aurore culpabilise de le laisser se préparer seul, aller seul jusqu'au collège. Mais elle doit partir. Les prises de sang, les dextros ne peuvent pas être remis à plus tard, ses patients attendent de petit-déjeuner, aussi. Dix minutes de retard et ils râlent car ils ont faim, ils sont bloqués à la maison. C'est ça son métier, aussi, se mettre entre parenthèses, elle, sa famille, pour ses patients, des inconnus parfois. Toujours sourire, ne pas prêter attention aux remarques, aux aigreurs.

Le sourire, arme de persuasion massive, on ne se méfie jamais assez des gens qui sourient.

— Je viens te chercher à treize heures trente ?

— Oui, je reste à la cantine. T'as lavé mon kimono ?

— Oui, il est propre. Au fait, Sibylle fait toujours du judo ?

— Euh, non, pourquoi tu me parles d'elle ?

— Comme ça, par association d'idées.

Aurore enfile sa veste, prend sa mallette de soins et après un dernier signe vers son fils qui verse ses céréales dans son bol, sort dans le froid du petit matin. En enfonçant son nez dans l'écharpe en laine, elle sent son odeur qui la rassure, pense à l'enchaînement des visites de sa matinée. Les étoiles sont encore là, bien visibles à l'ouest ; les montagnes environnantes ne sont que des ombres massives, de part et d'autre de la vallée. La neige craque sous ses pas et un givre épais a recouvert le pare-brise du SUV. Elle fait démarrer la voiture, enclenche le dégivrage. Les phares s'allument automatiquement, pointant de leur faisceau la face grise de sa petite maison.

Elle voit Nils remplir le lave-vaisselle, ranger la table, remonter se préparer. Un adulte miniature en pyjama Star Wars…

Les responsabilités font grandir plus vite. Mieux ? Aurore ne sait pas.

Avant de s'installer à la montagne, elle n'avait presque jamais gratté son pare-brise, à cause de la douceur des hivers, et grâce à son mari, qui le faisait pour elle. Ces petits privilèges qu'une femme s'accorde, galanteries masculines que l'on accepte sans avoir l'impression de mettre un coup de cutter dans les chartes féministes. Tenir la porte, changer une roue, chasser une araignée…

Cela fait des années qu'Aurore n'attend plus qu'on fasse les choses à sa place. Certes, certains lui tiennent encore la porte ; si elle doit changer une roue, il y aura bien quelqu'un pour l'aider, mais gratter le givre du pare-brise, personne. Car ce geste, qui doit s'opérer très tôt le matin, laisse supposer une certaine intimité… Des aventures pour l'hygiène, pour le plaisir de séduire, d'être séduite, Aurore en a eu, mais elle n'arrive pas à franchir le cap du petit matin, de l'intrusion d'un homme dans l'équilibre fragile avec son fils, dans la mythologie du père, du couple qu'elle a forgé, pour protéger Nils. Elle lui en parlera un jour, mais il faut qu'elle ait autre chose à offrir en échange, un socle plus solide.

Elle l'aimait, son mari. Pourquoi a-t-il tout gâché ?

Treize ans se sont écoulés, pourtant Aurore se demande encore pourquoi il l'a trompée. Elle était heureuse avec lui, lui aussi. Du moins il en avait l'air. Mais peut-être que l'on ne voit que la surface des êtres, le bonheur, comme un miroir fantasmé. Son amour-propre qui a volé en éclats ce soir-là, elle ne l'a jamais retrouvé. Pour

Aurore, si son mari l'a trompée, d'autres feront pareil. Elle doit peut-être lasser ses amants une fois qu'ils se sont bien amusés avec ses seins, ses fesses, qu'ils ont goûté chaque partie de son corps, caressé chacune de ses courbes. Ils s'ennuient, ont l'impression d'être délaissés par une femme que son métier accapare trop, par son caractère à elle, à ne pas s'extasier sur les paroles d'un homme, si brillant soit-il, à se sentir sur un pied d'égalité. Ou bien fait-elle partie de ces femmes qui lassent tout simplement, qui « ne savent pas tenir un homme », comme disent certaines vieilles.

Le givre part peu à peu, fait deviner l'habitacle à travers la vitre. Aurore monte dans la voiture, donne un coup d'essuie-glace pour chasser les derniers résidus blancs, ôte ses gants et tourne la page de son agenda.

Potier, ensuite Baziège. L'ordre des patients donne souvent l'impulsion d'une matinée de travail. Commencer par des gens agréables met dans de meilleures dispositions.

L'amour, quel qu'il soit, Aurore en dispense, en reçoit certes un peu en retour, mais elle en redemande. Cet amour sans condition dont chaque humain a besoin : l'enfant qui voit sa mère comme la source de toute chose, la personne âgée qui voit en l'autre l'ultime bouée de secours, l'être capable de décrocher une étoile pour la personne aimée… Ou encore cette promesse que fait une mère au tout début de la vie : que l'existence est remplie de cet amour, alors qu'il n'en est rien.

Noël observe la voiture blanche qui remonte la petite allée jusqu'à sa maison. Les traces des roues du petit tracteur sont absorbées par celles du véhicule de l'infirmière. Il la voit descendre puis s'arrêter devant le bonhomme de neige. Il devine qu'elle sourit. Cela le rend heureux. Noël a toujours souri en voyant quelqu'un sourire, toujours ri en entendant le rire d'un autre. Il adore regarder un film drôle au cinéma pour cette raison. Ce mimétisme du bonheur lui procure du bien. Quand il a un coup de cafard, il part au square voir les enfants jouer, crier et rire à en perdre leurs dents de lait. D'un coup, il va mieux, il se dit qu'il pourrait aussi perdre ses dents, les fausses, s'il riait autant.

Ce matin, de voir Aurore devant son homme de neige avec sa casquette sur la tête, il vient de poser un joli caillou blanc sur le chemin de sa journée. Aurore lève la tête, remarque le vieil homme à la fenêtre, lui fait un signe amical de la main.

Elle frappe, entre. Le silence de la maison est rompu, elle occupe l'espace. Noël trouve Aurore de plus en plus belle. Il la regarde non pas comme quelqu'un qui voudrait lui nuire, mais comme un homme ému par une beauté simple et intouchable. Il détaille son visage rond, doux, caché sous un bonnet, ses quelques mèches de cheveux noirs revenant sur ses joues rosies par le froid piquant du matin. Noël la regarde comme le ferait un grand-père en s'émerveillant de voir combien sa petite-fille est devenue une femme superbe. Avec émotion et timidité. Elle ôte son manteau, il lui semble qu'elle a formulé quelque chose mais il n'a pas écouté.

— Bonjour, Noël, comment ça va ?

— Oh bien, le froid ça conserve, tu sais.

— Oui, ça pique, ce matin. C'est vous, le bonhomme de neige ?

Noël se frotte la tête, acquiesce :

— J'en ai toujours fait un du temps d'Elise.

— Je m'en souviens. La dernière fois, j'avais même habillé chaudement votre épouse pour qu'elle sorte le voir. Elle avait pu sortir et marcher un peu jusqu'à l'angle de la maison.

Noël n'a plus le souvenir de ce moment, mais devant Aurore il fait semblant. C'était peut-être la dernière fois que sa femme a accepté de sortir dans le jardin. Ce moment pourtant récent dans sa vie s'est effacé, comme tant d'autres. Noël n'a pas gardé en mémoire ses dernières années. Ne restent que les plus anciennes, comme s'il avait voulu, même inconsciemment, ne conserver que les images de leur bonheur. Sa mémoire se perd, sélective, à rebours dans le passé.

— Alors, il paraît que vous avez besoin de moi ?

— Oui, le docteur trouve que j'ai des absences. Et comme je dois prendre des médicaments pour le cœur et pour la mémoire, quelqu'un doit surveiller que je suive bien le traitement.

— D'accord, montrez-moi l'ordonnance. Vous êtes allé à la pharmacie chercher les médicaments ?

— Oui, ils sont là, et il y a le pilulier.

— Parfait, il y a tout.

Noël regarde Aurore remplir chaque jour de la semaine avec précaution, chaque moment de la journée. Lundi, Mardi, Mercredi, Matin, Midi, Soir. Une semaine définie uniquement par des médicaments et des compartiments minuscules.

— A part ça, monsieur Potier, tout va bien ?

Noël hésite, repense à la petite annonce. Non, tout ne va pas bien. Il est content qu'elle soit là, mais il ne va pas l'embêter avec ses histoires, elle a d'autres cas plus compliqués, d'autres soucis sûrement. Noël se persuade qu'il est juste vieux et que, comme tous les vieux, il est quelquefois triste, seul. La vie, la fougue, les projets, les sentiments, c'est pour les jeunes, dorénavant.

— Vous ne vous ennuyez pas trop ? Vous savez, Mme Lelong, quand elle s'est retrouvée veuve elle s'ennuyait, alors elle a choisi de partir à la maison de retraite d'Ancizan. Elle est bien, là-bas.

— Aurore, j'ai beaucoup d'affection pour toi, mais si c'est pour dire des bêtises, tu peux rester chez toi. Je n'irai jamais dans ce mouroir, je sais que le docteur Verdier veut m'y mettre. C'est pour ça qu'il t'aime bien, vous êtes de mèche.

Aurore relève à peine le « C'est pour ça qu'il t'aime bien ». Se demande d'où Noël sort cette affirmation.

— En plus, je n'en ai pas les moyens. Même si je n'ai pas d'enfant, je ne vendrai jamais la maison. J'ai fait trop de trucs dedans, j'en partirai les pieds devant. Aurore, t'aimerais, toi, vivre dans un Ehpad ?

— Plus tard, je ne sais pas. Mais il y a plein d'animations et plein...

— De vieux débris comme moi ! J'ai assez d'en voir un dans le miroir tous les matins, ce n'est pas pour m'en coltiner à chaque coin de couloir !

Aurore sourit ; il a sûrement raison. Qui voudrait s'enfermer dans ces lieux ? Même elle, est contente de ne plus y travailler depuis la médicalisation de ces structures.

— En plus je ne te verrai plus ! Les maisons de retraite, ce sont des petits pas, des petites siestes, des petits goûters, des petites sorties, une petite vie qui se rabougrit jusqu'à disparaître...

Aurore se tait. C'est vrai, cette vie personne n'en voudrait.

« C'est plus sûr, plus pratique », « Tu comprends, on ne peut plus te laisser tout seul, cela devient dangereux pour toi, pour les autres », ces phrases, elle les entend souvent, perçoit le regard du vieux que l'on veut convaincre. Un regard triste, résigné, un regard qui veut dire « Voilà, c'est la fin de la route ». Souvent c'est la double peine, avec la vente de la maison pour payer ce lieu où il ne veut pas aller.

Aurore comprend la révolte de Noël, pressent aussi que cette solution devra être envisagée à plus ou moins court terme.

— Et pour les toilettes ?

— Comment ça, « pour les toilettes » ?

— Normalement je dois vous aider et vous donner une douche tous les deux jours...

— Aurore ! Je ne suis pas grabataire, je me lave, tu vois bien que je suis propre, que mes vêtements le sont aussi !

— D'accord, on verra plus tard. Et vous avez la douche adaptée que l'on avait installée pour votre épouse à l'époque.

Noël attise le feu, répond à peine, tout ceci l'ennuie. Dépendre des autres, être infantilisé. Il a conscience que c'est pour son bien, pour lui éviter des soucis, mais il ne se fait pas à l'idée.

Il regarde les flammes renaître, devine Aurore en train d'écrire sur le cahier qui sert de transmission entre elle et les aides-ménagères. Il sait aussi qu'inexorablement la dépendance s'installe dans son quotidien. Jusqu'à présent le médecin lui parlait simplement, lui donnait des indications. Aujourd'hui, avec Aurore assise à cette table devant le pilulier, il sait que tout commence.

Pour Noël, entre deux maux il faut choisir « le moins pire » et même si c'est reculer pour mieux sauter, tout plutôt que la maison de retraite.

Aurore l'observe à son tour ; il ne semble plus là, perdu dans ses pensées. Il est au centre d'une image. Le feu dans l'âtre de pierre et de fonte, et lui, vieillard aux cheveux chenus au tison, avec sa veste en laine épaisse. Une vraie carte postale des métiers d'autrefois, montrant des sabotiers, des rémouleurs…

On entendrait presque le bruit des chenets que l'on rapproche, l'odeur de cheminée et du café au coin d'une cuisinière à pétrole. Aurore a découvert ces odeurs en même temps que celles des sous-bois humides, des cours d'eau, de la mousse épaisse, des champignons et de l'humus.

En automne, son fils, tout petit, répétait : « La nature sent des fesses, tout moisit. »

Elle avait acheté une poussette tout-terrain pour se balader sur les chemins autour de la maison. Nils lové dans son nid d'ange, elle lui décrivant la montagne, la nature, belle, simple. Rien ne lui manquait, rien ne comptait. Elle était trop occupée à lui faire découvrir chaque recoin de ce nouveau monde pour penser à l'ancien. Aurore se souvient des premiers pas hésitants de son fils sur le vieux chemin le long de la voie ferrée désaffectée.

Plus tard, Nils adorait la suivre dans les bois, cueillir toutes sortes de fleurs, d'herbes, les jonquilles au printemps, les châtaignes en automne. Maintenant, il se cloître dans sa chambre, laisse Aurore marcher seule dans la futaie au-dessus du hameau, ramener du houx, des girolles. Même les randonnées en montagne ne l'intéressent plus. Elle espère que l'envie lui reviendra, avec elle ou avec les copains de la vallée, que bientôt cette liberté en haut des cimes lui manquera.

Ses amies du village la rassurent : « Ils sont tous pareils, ces ados, la console, la télé, le portable… »

Pourtant Aurore pensait que son fils serait différent, plus à l'écoute des vibrations des êtres et de la nature, lui qui était contemplatif des choses, heureux uniquement dans les bois, caché dans une cabane, en haut d'un arbre, parti des après-midi entiers au bord de la Neste pour tenter d'attraper un poisson. D'ailleurs, se demande Aurore, où est passée la canne à pêche de Nils ?

Noël émet un léger raclement de gorge, extirpe Aurore de ses pensées. Elle jette un coup d'œil à la pendule de la comtoise. Elle doit avancer dans sa tournée ; lui est pressé de rejoindre Elise au cimetière.

— Aurore, tu peux me conduire jusqu'au cimetière ?

— Oui, je repasse au village pour me rendre dans la vallée du Louron. Je vous déposerai au passage.

Aurore range le cahier sur l'enfilade en chêne, se rhabille chaudement, sa veste, son bonnet. Noël la précède, sort tête nue. Puis Aurore le voit récupérer sa casquette sur le bonhomme de neige. Il la secoue, la met sur le sommet de son crâne et se retourne vers Aurore en lui souriant. Il y a quelque chose de fragile dans ce sourire, le même que ferait un enfant, pris au fait, pour atténuer sa bêtise.

Percevoir les failles comme des petits riens, les êtres sur une corde raide, sentir que la bascule est facile, mais aussi, tant que cela tient, se dire que jusqu'ici tout va bien. Il sera toujours temps de s'en inquiéter plus tard.

Nils franchit les grilles du collège la tête enfouie dans sa capuche, la fourrure qui la borde atténue les effets du froid sur son visage. Les yeux fixant le sol, il ne prête que peu d'attention à ce qui l'entoure, il ne remarque même pas la doudoune rouge de Sibylle, assise sur le petit muret. La jeune fille le voit passer devant elle, sans un regard, impassible. Elle lui en veut, d'autant plus que ses copines l'observent du coin de l'œil. Elle s'est postée là pour avoir droit à un bonjour égoïste et non à la cantonade, elle espérait un « Salut ! » ou un sourire faussement détaché et à la fois sûr de lui de Nils. Mais rien, le dédain complet. Le vent souffle fort. Sibylle se relève, met son sac à dos sur ses épaules et retourne auprès de ses amies, déçue, vexée, à vif. Nils n'a aucune idée du drame qui vient de se jouer à l'entrée du collège.

Plus loin, à une dizaine de mètres, il relève le nez, voit un de ses copains à côté du terrain de basket, reprend sa posture « anti-froid » et avance en suivant les lignes blanches qui délimitent le terrain sur le goudron pour rejoindre son ami Thomas.

— Ça meule, ce matin !

— C'est clair, trop froid.

— Tu fais la gueule à Sibylle ?

— Non, qu'est-ce qui te fait dire ça ? demande Nils, surpris.

— T'es passé devant elle et tu l'as même pas calculée.

— Ah, merde, non je l'ai pas vue avec cette putain de capuche… Elle va m'en vouloir.

— C'est clair ! Tu crois pas que tu aurais une chance avec elle ?

— Qu'est-ce que tu racontes ?

— Je sais pas, mais elle est de plus en plus avec nous en ce moment, et c'est pas pour moi, elle ne peut pas me piffrer…

— Non, mais c'est Sibylle ! On se connaît depuis la maternelle, c'est une pote. Et puis, qu'est-ce qu'elle aurait contre toi ?

— Je sais pas, mais dès que je commence à déconner avec toi, j'ai l'impression que ça la rend dingue ! explique Thomas.

— Tu te fais des idées. Elle aime bien rigoler avec nous, c'est tout. On y va, ça a sonné.

Les deux copains traversent la cour pour regagner leur rang. Sibylle, qui n'est pas dans leur classe, s'arrange pour ne pas croiser le regard de Nils. Le jeune garçon se fait la réflexion qu'il y a peu elle lui aurait sauté dessus pour le taquiner, lui enfoncer son bonnet sur les yeux, lui demander ce qui n'allait pas. Jamais elle ne lui a fait la tête parce qu'il avait oublié de lui dire bonjour. Comme si c'était devenu de la plus grande importance…

Mais la petite graine semée par sa mère hier soir et « arrosée » par l'attitude de la jeune fille ce matin semble petit à petit germer dans son esprit et lui titiller le cœur. Avant, il n'avait jamais regardé Sibylle autrement qu'en bonne copine, celle qu'il a toujours connue, depuis la maternelle, les cours de judo. De si loin que remontent ses souvenirs d'enfance, ils sont peuplés de ses boucles brunes.

Les goûters d'anniversaire, les sorties scolaires, les randonnées en famille dans la réserve du Néouvielle… Il a toujours pensé qu'avec elle ce ne serait jamais pareil qu'avec les autres, que leur attirance mutuelle était due à leurs différences. Mais leur complicité s'est arrêtée en grande section de maternelle, quand Sibylle a montré à Nils qu'une fille c'était comme une maman « mais sans les seins et sans les poils ».

Pourquoi cela changerait-il aujourd'hui ?

— Nils, Thomas, vous avancez !

M. Fourcade, le professeur de français, rappelle à l'ordre les deux compères en pleine discussion.

Sibylle se fond dans la cohue des rangs qui se dirigent vers le bâtiment, Nils la cherche des yeux en vain, avance à petits pas pour tenter de l'apercevoir, mais la doudoune rouge a disparu. Il ira la retrouver à la pause, il espère que les choses s'arrangeront…

La voiture du médecin est déjà stationnée devant chez M. Estrade.

Aurore a un mauvais pressentiment ; elle sait que le docteur Verdier est passé renouveler les médicaments il y a peu et qu'il est venu hier prendre des nouvelles. Sa présence, ce matin, peut faire penser à une visite d'urgence. Elle entre directement dans la maison, après avoir sonné brièvement. Comme toujours, elle prend un air faussement détaché, même si elle ne peut pas tricher devant Jean. Sur le seuil de la cuisine, elle voit son épouse assise, la main sur le menton, le regard rivé sur la corbeille de pommes. Le docteur Verdier est posté face à elle, son ordonnancier ouvert. Jean n'est pas dans la pièce. Aurore s'approche, serre la main du médecin, embrasse Marie Estrade, lui glisse un « Ça va ? ». Celle-ci lui répond que oui, que Jean est en haut, qu'il se repose. Le docteur Verdier prend le relais.

— Oui, Aurore, il était très algique, confus, j'ai dû lui faire une injection de calmant. On va vérifier sur la journée si son état se stabilise. Si cela ne va pas mieux, je l'hospitalise.

Aurore acquiesce, comprend la gravité de la situation. Dans ces cas-là, personne n'est dupe mais personne ne parle.

— Je voudrais le garder avec moi à la maison. S'il doit arriver quelque chose, il aimera mieux être chez lui.

— Marie, croyez-moi, le docteur et moi préférerions aussi qu'il reste chez lui, lui répond Aurore d'une voix douce.

— Aurore a raison, nous allons tout faire dans ce sens. Je vais appeler l'oncologue de Pasteur qui vous suit et voir ce qu'on peut faire avec le centre antidouleur. Gérer une hospitalisation à domicile peut être une solution judicieuse.

Aurore raccompagne le médecin jusqu'à l'entrée, referme la porte derrière elle.

— Alors, docteur ?

— On arrive au bout de nos capacités. Mais ça m'emmerderait de le voir partir pour mourir à l'hôpital. Je lui ai promis de tout faire pour qu'il reste chez lui. Tu en penses quoi ?

Aurore n'a plus un médecin en face d'elle mais un homme désemparé par une promesse qu'il ne pourra peut-être pas tenir. Elle le côtoie professionnellement depuis des années. Jamais il ne l'a tutoyée, ni ne lui a parlé avec autant de liberté de ton et d'empathie. La carapace du « gros con » se fendille.

— Vous pensez pouvoir ? demande Aurore.

— Normalement ils m'enverront une équipe de l'HAD[1] de Tarbes. Encore faut-il qu'ils aient le personnel suffisant.

— Après ce sont eux qui gèrent tout, même les infirmiers ?

1. Hospitalisation à domicile.

— Oui, pour les traitements. Par contre, pour le nursing, tu peux continuer à venir.

— OK, vous me tenez au courant ?

— Pas de souci. Aurore ? Ça ne te dérange pas que je te tutoie ? demande le docteur.

— Pas du tout.

— OK. Au fait, désolé pour hier soir au téléphone, ce n'était pas le jour.

— Il n'y a pas de mal.

— Non, je t'assure, je suis franchement désolé. Tu n'es pas tombée au bon moment.

— Ne vous inquiétez pas, docteur.

— Maxime, appelle-moi Maxime, c'est mieux, et tu peux me tutoyer. On doit se préparer à un moment difficile, avec Jean. Autant qu'on se soutienne un peu, supprimons quelques barrières.

Maxime s'éloigne tandis qu'Aurore rentre chez les Estrade pour rejoindre Jean à l'étage. Marie pleure, craque doucement, presque cachée dans la cuisine. Elle a le droit de le faire, alors pourquoi se cache-t-elle ? Pour elle, pour Jean ? Se lâcher un peu pour revenir plus forte.

Aurore frappe à la porte de la chambre, entre doucement, s'approche du lit, embrasse le vieil homme, lui prend la main et s'assied à côté de lui.

— Aurore, je n'ai pas envie de partir.

— Nous allons tout faire pour que vous restiez ici.

— Maxime, il m'a promis.

— Je sais, il va se débrouiller. Ne vous inquiétez pas. Avez-vous mal ?

— Ça va, il m'a donné ce qu'il faut.

— Reposez-vous, je repasserai ce soir, d'accord ?

— Oui. Merci d'être là, Aurore.

— Tu n'es plus fâchée ?

— Pourquoi tu dis ça ? je n'étais pas fâchée ce matin, j'avais d'autres choses à faire, c'est tout.

— OK, ça te dit qu'on se retrouve au pré commun tout à l'heure pour faire un bonhomme de neige ?

— T'as quel âge, Nils ? Grandis un peu !

— Sibylle, on a toujours fait ça pour la première neige…

— J'ai plus envie. T'as qu'à le faire avec ton pote Thomas, il sera content.

— Qu'est-ce que tu as après lui ? J'ai l'impression que tu ne l'aimes pas.

— Pas du tout, je te dis juste ça comme ça.

Sibylle baisse ses yeux, rentre son nez dans sa doudoune. Le silence s'installe entre eux. Ce même silence pesant qui s'immisce entre un garçon et une fille devant le précipice de leurs sentiments. Nils avait déjà ressenti un petit vertige quand, quelques semaines plus tôt, il avait demandé à Chloé de sortir avec lui. Il la trouvait très mignonne mais n'avait rien de particulier à lui dire.

Avec Sibylle, cette sensation est décuplée et le malaise d'autant plus grand qu'ils ont toujours été sur la même longueur d'onde pour tout. Sibylle part de son côté, le plantant là sans autre explication.

Nils et Thomas sortent du collège, se dirigent vers le pré commun, où ils doivent attendre leurs mères. Ils observent les sixièmes et les cinquièmes qui jouent à la bataille de boules de neige, partagés entre l'envie de les rejoindre ou de se moquer d'eux. N'empêche, ils seraient peut-être mieux à s'amuser aussi au lieu de se geler les fesses sur le banc. Leur sac à dos à l'étiquette rouge et noir commune à tous les élèves du collège sur les épaules, la capuche sur la tête et les mains dans les poches, Thomas et Nils prennent leur mal en patience, tout en pensant que parfois c'est nul de grandir.

— T'inquiète, ça lui passera, le rassure Thomas.

— Quoi ?

— Sibylle. Ça lui passera.

— Mais t'inquiète, je la calcule même pas.

Thomas ne répond pas. Ils grattent tous les deux la neige dure avec les crampons de leurs chaussures montantes en cuir.

— Non mais qu'est-ce qu'elle a, aujourd'hui ? Elle a dû se monter la tête avec ses copines…

— Ou elle est vraiment trop mal lunée !

Nils donne un coup de poing dans l'épaule de Thomas, puis éclate de rire.

— T'as raison, c'est ça, elle est trop mal lunée… Voilà ma mère, j'y vais. Passe à la maison tout à l'heure, on ira au judo ensemble.

Assise sur la table de l'esthéticienne, Aurore sait qu'elle va devoir rattraper ce temps qu'elle s'accorde mais elle est heureuse de le faire. Même si se faire épiler les jambes est un supplice… C'est la raison pour laquelle elle ne l'a pas fait depuis longtemps.

En tout cas, cette pause, même brève, est pour elle, rien que pour elle. Comme si elle réalisait enfin qu'il lui faut agir, se prendre en main.

L'esthéticienne – une amie prénommée Séverine – discute, parle de choses et d'autres tandis qu'elle applique la bande de cire chaude sur ses jambes, puis, l'air de rien, elle tire d'un coup sec, sans cesser de parler, sans la moindre variation dans l'intonation de la voix. Aurore serre les dents, à peine une fraction de seconde jusqu'à ce que Séverine pose sa main sur sa peau endolorie pour l'apaiser.

— Je ne te fais pas trop mal ? Parce que là, c'est quand même long.

— Non, ça va, je crains juste pour le maillot.

ses fesses pour s'isoler du froid. Puis s'adosse et prend une respiration ample.

— Bonjour, Elise, tu ne m'en voudras pas de ne pas venir jusqu'à toi.

Noël vérifie qu'il n'y a personne ce matin. Lui qui d'habitude chuchote près de la tombe de sa femme, il est obligé de parler plus fort.

— Tu sais qui j'ai vu, aujourd'hui ? Aurore, la jeune infirmière qui a si bien veillé sur toi. Le docteur Verdier m'a prescrit une ordonnance pour qu'elle s'occupe de moi. Il croit que je perds la tête... Et ne me dis pas qu'il a raison ! Je suis content que ce soit elle.

Noël s'interrompt, marque un temps d'hésitation, comme s'il avait peur d'avouer une faute.

— Tu sais... Je crois qu'il a raison... Je sens qu'il y a des trucs qui ne vont plus, des absences. Je m'en rends encore compte... Ce n'est pas trop grave, mais jusqu'à quand ? J'ai tellement peur de devoir quitter la maison. Tu sais ce que j'ai fait ? Oh oui, tu dois savoir... J'ai vu que l'affiche avait disparu, soit quelqu'un de la mairie l'a arrachée, soit quelqu'un l'a prise car il était intéressé... J'aimerais tant que ce soit Aurore.

Il se penche en avant, pose ses mains sur ses genoux, observe un rouge-queue en quête de quelque festin. Les cimetières sont fréquentés par des petites mamies au sac regorgeant de gâteaux secs.

— Désolé, mon gars, je n'ai rien pour toi, ce matin, je ne suis pas encore allé chercher le pain.

Noël ferme les yeux, imagine sa femme assise sur le banc à ses côtés. Hier le souvenir d'Elise adolescente est venu à lui, aujourd'hui c'est celui de la femme de soixante ans. L'âge de la retraite, quand on savoure le temps de vivre ensemble. Il aurait aimé que cet âge dure toujours. Durant cette dizaine d'années et jusqu'à la maladie d'Elise, ils ont pu voyager, profiter de ce temps. Le visage de sa femme à soixante ans est celui dont il se souvient le mieux. Il n'a pas besoin de photo pour en redessiner les contours.

Ce visage qu'il a pris le temps de regarder, durant les différentes heures de la journée, au fil des saisons. Soixante ans, c'est l'âge où l'on arrête de vieillir dans la tête des enfants. Noël se souvient de sa grand-mère à soixante ans. Lui avait huit ans et il avait pris conscience de l'âge des personnes. A jamais dans son esprit sa grand-mère aurait soixante ans, sa mère quarante et la vieille pie du quatrième étage l'âge des dinosaures.

Se souvenir des belles choses, c'est à cela que pense Noël. C'est probablement pour cette raison que sa mémoire n'a pas retenu les derniers jours d'Elise. Il n'y a pas de photos, pas de témoins. Sauf Aurore peut-être ? Il la questionnera.

La pelote de sa mémoire semble se dérouler peu à peu, chaque petite bribe de sa vie se perd à tout jamais.

Un employé municipal passe à côté de lui, un seau de sel à la main ; Noël le voit jeter des poignées sur le sol. Le sel se disperse sur la neige, la fait craquer, puis fondre. Il va pouvoir cheminer plus facilement vers la sortie du cimetière.

— Bonjour, monsieur Potier, vous ne lisez pas le journal aujourd'hui ?

— Mon postérieur en fait un meilleur usage.

— Voulez-vous que je vous aide à marcher jusqu'à votre voiture ?

— Non, c'est gentil, je vais rester encore un peu, répond Noël. Le temps que je m'en aille, le sel aura fait son œuvre.

— Comme vous voulez, bonne journée.

— Bonne journée à vous aussi.

C'est une chose irrépressible.

Cette boule au ventre en entrant. Lui, l'odeur, un tout. Elle est ancrée dans tout son corps, cette odeur de crasse et de pastis qui rappelle à Aurore ce moment où il l'a serrée contre lui, a essayé de l'embrasser, où elle a senti sa main prendre sa hanche... Cette emprise qu'il avait sur elle, sa façon de la scruter...

Aurore déteste cette façon qu'ont certains hommes de vous faire sentir petite, fautive d'être une femme. « Sois juste ce que tu es, une femme désirable. Tu es une femme, je peux faire ce que je veux. »

D'ailleurs, dans toutes les religions les femmes sont fautives de provoquer le désir chez l'homme. Ce n'est pas l'homme lubrique qui a un problème, c'est la femme qui est un problème en soi. Alors, pour les hommes, il faut qu'elles cachent, qu'elles aient honte ou qu'elles subissent.

Mais Aurore se raisonne un peu : les mentalités évoluent, les petits garçons sont éduqués différemment, mais pour ces vieux libidineux, c'est trop tard. A part un bon coup dans leurs attributs virils, il n'y a pas grand-chose à faire. Au besoin, Aurore s'y est préparée. Si un jour Georges essaie encore ne serait-ce que de l'embrasser, elle les lui fait remonter jusqu'à la glotte. Et elle n'hésitera pas à le faire savoir.

Aujourd'hui, l'odeur de cigarette, de vieil alcool, est plus forte. Aurore remarque des taches de sang sur le lino de l'entrée.

— Georges, vous allez bien ?

Pas de réponse. Dans le salon, elle trouve le vieux monsieur assis dans son fauteuil, calme, presque absent.

— Georges, ça va ? C'est quoi, ce sang par terre dans l'entrée ?

— Je me suis ouvert la main.

— Comment ça ?

— C'était mon anniversaire, hier soir ; des amis sont venus boire l'apéro. Quand je me suis levé pour pisser, j'ai perdu l'équilibre. J'ai voulu me retenir, je ne sais pas ce que j'ai fabriqué, mais mon doigt s'est enfoncé dans la charnière de la porte et ça a tout arraché.

Aurore imagine aisément la scène, Georges titubant, perdant l'équilibre et se coinçant le doigt dans la porte.

— Vous avez appelé les secours ?

— Non, j'ai juste mis un torchon autour de mon doigt. Mes amis n'ont pas su quoi faire. J'attendais que tu arrives. J'ai appelé Verdier, il doit passer ce matin, peut-être que tu le croiseras.

Aurore s'approche, ôte le torchon maculé de sang et découvre la plaie.

— Vous ne vous êtes pas loupé ! Il aurait mieux valu recoudre, maintenant c'est un peu tard. Je vais désinfecter et mettre des strips…

La blessure du vieil homme sonne le glas de l'apéro copines ce soir. Aurore savait que ce serait ric-rac, maintenant, avec le retard accumulé, plus la peine d'y songer…

Elle envoie un message à Maxime Verdier, hésite sur l'emploi du tutoiement : de quel pied se sera-t-il levé ce matin ? Hier il lui faisait presque la bise, aujourd'hui peut-être se souvient-il à peine de son prénom.

Suis chez Georges Galvany. Vous passez vers quelle heure ?

En attendant la réponse, elle écrit un message à Séverine.

C'est mort pour ce soir, problème avec patient. On remet ça à ce week-end ?

Un bip, elle lit.

Quel âge, le patient ? a écrit Séverine.

Aurore lui répond :

Si tu savais…

Re-bip. Message de Maxime Verdier :

En chemin.

Aurore se tourne vers Georges, le prévient qu'elle préfère que le docteur examine la plaie et qu'il sera là bientôt.

Le temps, l'attente sont plus ou moins longs à supporter selon la situation. Pour Aurore, les minutes avant l'arrivée de Maxime sont interminables. Le silence, le bruit de respiration de Georges, l'odeur de sang séché et de pisse, et Fabienne qui n'est pas de service aujourd'hui, l'inaction, tout cela contribue à un sentiment de gêne intense.

Elle cherche un moyen de s'occuper, se réfugie dans la cuisine.

— Georges, les serpillières sont sous l'évier ?

— Qu'est-ce que tu veux que j'en sache ?

Le contraire aurait étonné la jeune femme. Des restes de charcuterie sèchent sur la table, des bouteilles de bière à moitié vides, des mégots à l'intérieur, le sol de la cuisine colle, l'apéro a dû se prolonger en soirée… Aurore attrape la serpillière, la bassine en plastique. Elle y verse de l'eau chaude puis du détergent. La fraîche odeur d'eucalyptus la soulage.

Elle commence à frotter vigoureusement le sol du salon en prenant soin de ne pas faire attention à Georges. Les taches partent petit à petit une fois que l'eau a humidifié la zone. Puis elle saisit l'éponge et se met à lessiver les murs.

Au bout de quelques minutes, elle entend la porte claquer derrière elle. Puis une voix :

— Je ne savais pas que la sécu payait les infirmières pour le ménage. Ne devriez-vous pas plutôt vous occuper du patient ?

Aurore jette l'éponge dans la bassine et se dirige vers la cuisine. Les mains sous l'eau, le regard vers l'extérieur, ses yeux sur la voiture garée de Maxime, elle se félicite de ne pas avoir utilisé le tutoiement dans son message. « Docteur Connard et Mister Sympa » sont décidément difficiles à cerner.

Elle écoute la conversation entre les deux hommes dans la pièce à côté ; Maxime réprimande Georges et lui explique que s'il continue à boire il risque de ne pas faire long feu. Georges lui répond qu'il fait ce qu'il veut. Quand il boit il cotise à la sécu. C'est marqué sur certaines étiquettes de bouteilles.

Le médecin examine la plaie, confirme le diagnostic d'Aurore : refermer avec des strips en espérant une bonne cicatrisation ; ce n'est pas gagné, vu la dépendance à l'alcool et les problèmes circulatoires du patient.

— Bon, je vous prépare une ordonnance pour des pansements, des compresses et un désinfectant. Et votre infirmière, une fois son ménage terminé, pourra s'occuper de vous…

— C'est bon, on a compris ! rétorque Aurore, excédée, en entrant dans la pièce.

Maxime est surpris par le ton et le regard de la jeune femme. Il prend conscience qu'il l'a blessée. Il pourrait soit sauver la face en rabrouant Aurore, soit lui présenter des excuses. Il hésite, remplit l'ordonnance, la donne à Aurore sans un regard. Il a choisi le silence.

Aurore s'installe face à Georges, ses mains tremblent, d'énervement, d'injustice, d'incompréhension.

Georges le devine, hésite à lui confier son doigt. Les gestes d'Aurore sont brusques, heurtés. Rien à voir avec la douceur qu'elle met d'habitude dans sa pratique. Le médecin l'a vexée. Le silence règne dans la pièce. Le visage d'Aurore s'est empourpré, c'est la première fois qu'elle tient tête à Maxime, mais elle ne lâchera pas. Le médecin referme sa sacoche et tire sa révérence.

Après un court instant, Georges tente un « Tu ne l'as pas loupé, le toubib ! ». Aurore le regarde et lui jette :

— Pas de commentaire.

Elle applique le pansement et demande à Georges d'essayer de le maintenir propre au moins jusqu'à demain.

Le bip d'un message retentit au fin fond de son sac. Elle se doute, espère, que c'est Maxime qui s'excuse. Mais après tout pourquoi le ferait-il ? Il n'est pas obligé. N'est-elle pas une simple infirmière à ses yeux ?

— Bon, Georges, à demain. N'oubliez pas que l'alcool empêche une bonne cicatrisation. Si vous tenez à votre doigt et au reste, soyez raisonnable.

Aurore n'est pas dupe : Georges n'en a rien à faire de ses recommandations. Et elle non plus d'ailleurs, hormis le fait qu'elle va avoir plus de boulot encore. Sur son portable, elle découvre un message d'excuse de Maxime. Il la tutoie à nouveau et lui propose de boire un verre.

Assise au volant de sa voiture, avant de démarrer sa voiture, elle commence à tapoter un message :

Je croyais que le vouvoiement était redevenu de rigueur ! Je pardonne mais je n'oublie pas. On verra plus tard pour le verre, j'ai du travail.

Aurore estime que l'on ne doit pas jouer avec elle.

Les violettes sont revenues, les vraies, les fragiles.

Noël s'est habitué aux passages d'Aurore. Elle est prévenante, elle respecte son intimité. Elle se tient dans la pièce à côté, au cas où. La mairie lui livre des repas tous les deux jours. Il trouve que cela n'a pas de goût, mais il les mange quand même. Deux fois par semaine, il achète chez le boucher une pièce de viande à poêler et du jambon de pays. Il va aussi toujours chercher sa miche de berger en l'enveloppant soigneusement dans un torchon. Son pain lui dure la semaine. Noël en met de côté aussi pour les oiseaux du cimetière et les canards des bords de la Neste.

Noël a apporté un petit bouquet de violettes fraîches à Elise. Le premier de l'année, il essaie de le réserver toujours pour la Saint-Valentin, c'est symbolique et c'est également la fête de la petite fleur. Quand la nature est en retard, comme cette année, il achète un pot de violettes de Toulouse chez la fleuriste. Il espère à chaque fois pouvoir les planter dans le jardin, mais cette variété est capricieuse et aucune bouture n'a jamais pris. Alors Noël crée des papillons en origami et les dispose parmi les violettes. Il délaisse les feuilles violettes et vertes pour des roses, des jaunes, des bleu foncé, qu'il nomme pompeusement Majorelle, comme le bleu de la villa d'Yves Saint Laurent à Marrakech.

Elise avait adoré ce voyage au Maroc pour les couleurs, les odeurs, les gens. C'est ce qu'a toujours préféré Noël dans les voyages : les rencontres, les instants de vie partagés. Dorénavant, il les vit par procuration, en suivant des reportages à la télé, sur les trains du monde entier, sur les aventures d'un journaliste qui part dormir chez des inconnus, ou encore celles des deux « olibrius » qui débutent leur périple tout nus.

Ces émissions, Noël les voit mais il ne se souvient plus des noms, des destinations, des voyages. Les choses ne s'impriment plus dans sa tête.

Pourtant il y travaille chaque semaine grâce à un orthophoniste au moyen d'exercices de mémoire. Reconnaître les gens sur les photos, énumérer une liste de mots… Sur un agenda dédié où sont notés les heures de présence des aides-ménagères, les passages du médecin et de l'infirmière, sont également collées les photos de chacun, afin que Noël puisse les reconnaître. Mais c'est davantage avec les prénoms que Noël a du mal. Surtout ceux des aides-ménagères, elles changent tout le temps. Aurore, c'est facile, il pense aux aurores boréales. Maxime, le docteur, pas de problème non plus. Mais la dernière fois que Noël l'a croisé à la supérette, il ne l'a pas reconnu tout de suite. Le vieil homme a tout de même remarqué que le chariot du docteur ne contenait que trois bouteilles de whisky.

Hier, Noël s'est rendu seul au village, en tracteur, même si cela fait râler les aides-ménagères, qui trouvent porte close quand elles arrivent.

« Monsieur Potier, si on note nos passages sur l'agenda, c'est pour que vous soyez là quand on vient ! »

Noël n'y pense pas et s'en fout. Il ne leur dit rien, fait croire que c'est sa mémoire la fautive. Il veut surtout avoir un semblant de liberté, ne pas s'imposer d'heures de sortie, comme en prison. Et il préfère cent fois une échappée et des remontrances à une vie sans imprévus. La seule qu'il attend, c'est Aurore. Elle veille à bien l'habiller pour éviter qu'il ne sorte en pyjama ; il apprécie l'infirmière contrairement aux aides-ménagères, sans cesse derrière son dos. La jeune femme illumine son début de journée. Il aime ses gestes féminins, ses sourires, quand elle l'embrasse pour lui dire bonjour, la façon dont elle pose sa main sur son épaule avant de partir.

Noël n'accepte pas dans le naufrage de la vieillesse les couches, le déambulateur ou la toilette par un tiers, même par une femme aussi séduisante qu'Aurore. Ce serait un moment de trop grande intimité qui ne lui procurerait que frustration. Dans son esprit, même s'il sait que c'est ridicule, il veut maintenir une relation saine et sans ambiguïté dans l'échange et le toucher avec Aurore.

Maintenant, Noël ôte la feuille d'éphéméride du 14 février, et le 15 apparaît. Selon lui, le 14 février a toujours concentré les attentions, les longues nuits d'amour, les preuves d'amour des amants. Quand sa vie sexuelle avec Elise était encore riche, ils mettaient un point d'honneur à faire l'amour le 15, comme pour prolonger la fête de la Saint-Valentin. Après les tonnerres d'orgasmes de la traditionnelle fête des amoureux, eux se plaisaient à réveiller ce jour de trêve érotique avec leurs ébats.

En allumant le gaz sous la casserole pour réchauffer son café, Noël se souvient tout à coup que le 15 février est célébrée la fête de Claude, patron des fabricants de pipes. Elise l'avait lu dans un magazine féminin et lui avait chuchoté sa découverte à l'oreille durant une de leurs étreintes « post-Saint-Valentin ».

Ces nuits-là, chaudes, tendres, coquines, dans les bras d'Elise, lui reviennent... Noël en a gardé des images, presque des odeurs, et il sent le désir monter en lui. Il lui arrive encore à son âge d'avoir des érections, souvent incontrôlées, moins puissantes mais régulières. Elles se manifestent à la vue d'une scène érotique à la télé, de la naissance de la poitrine d'Aurore, lors d'une de ses caresses amicales, même s'il en a honte. Ce matin, c'est le souvenir troublant de ses ébats avec Elise, de leurs nuits du 15 février, qui ravive ses sens...

Il entre dans sa chambre, veut se regarder dans le miroir, détailler son corps, son sexe, voir la vie se réveiller en lui. Il caressait encore Elise quelques semaines avant que la maladie ne l'emporte, comme pour faire un pied de nez à la mort, qui se rapprochait inéluctablement.

Avec l'âge, les étreintes se font moins fougueuses, les jeux changent, les caresses se précisent, plus tendres. Noël connaissait la cartographie du plaisir d'Elise presque par cœur et serait aujourd'hui capable de retrouver chacune de ses zones érogènes les yeux fermés. Cette mémoire disparaîtra peut-être dans les prochains mois, mais là, à cet instant, il se souvient du pli sous ses fesses, du grain de beauté sous son sein droit. Il est nu, la tension de son sexe a disparu tel un feu de paille. Son regard se perd sur son anatomie, qu'il n'a pas contemplée depuis des semaines, des mois, des années.

Insidieusement, par lambeaux, doucement partir. Le corps est le reflet d'une vie. Le corps interagit avec les éléments qui l'entourent, avec les êtres, la peau d'une mère, ses baisers lors des changes.

Noël a vu son corps marqué par toutes les étapes de son existence. Son corps s'est cherché à l'adolescence, a rougi au contact des lèvres de l'être aimé, puis s'est mêlé dans l'autre jusqu'à se perdre – comme sa première fois avec Elise –, a tremblé dans l'attente des résultats pour l'école normale, avec ce nœud au ventre, a vacillé en réalisant que jamais il n'aurait d'enfant avec celle qu'il aime. Ce corps qui a respiré à pleins poumons au sommet d'une montagne, qui lui a permis des exploits dans la force de l'âge et qui, au fil du temps, s'est délité, avec son lot de douleurs, de faiblesses ; ce corps qui a accompagné jusqu'au bout celui de l'autre qui s'en va, ce corps qui pleure aujourd'hui l'être perdu comme s'il avait perdu une partie de lui-même. Ce corps oublié, enfin, qu'il retrouve et ne reconnaît plus.

Face au miroir, face à lui-même, sans fard, sans artifices, Noël observe les varices de ses jambes, la peau devenue papier de cigarette, laissant presque entrevoir, translucides, les tendons de ses mollets, de ses cuisses.

Noël marche régulièrement, s'entretient mais le galbe musculaire fond comme peau de chagrin, les articulations sont plus marquées, déformées par l'arthrose, même s'il ne s'en plaint pas. Les poils sont épars, plus fins, plus longs, et tous blancs. Il en avait encore des noirs à quelques endroits. Ils n'y sont plus. Ses fesses aussi ont disparu, quelques vestiges d'un pli sous fessier disparaissent sous le relâchement des chairs. Même si c'est le sien, Noël n'est pas habitué à observer le corps d'une personne âgée ; d'ailleurs qui l'est, excepté Aurore, ou le docteur Verdier ? La nudité sénile n'est visible ni dans les magazines, ni sur les écrans. Noël n'a aucun moyen de comparaison et le seul corps qu'il lui a été donné d'observer était celui d'Elise. Et il ne l'a pas vu vieillir. Certes, il se rendait bien compte des années passées, mais, nus l'un contre l'autre, leurs corps lui paraissaient avoir toujours vingt, trente ou quarante ans. Leurs corps étaient semblables.

Noël poursuit son exploration, passe rapidement sur son sexe, remonte sur son unique cicatrice, celle de l'appendicite. Il a eu la chance tout au long de sa vie de ne souffrir de rien. Depuis qu'elle veille sur lui, Aurore lui répète souvent que son corps est en apparence neuf par rapport à celui d'autres patients, lardés de cicatrices d'opérations, de traces de chutes, témoins de leurs histoires. En regardant Noël, le livre de sa vie apparaît vierge.

A l'intérieur, c'est autre chose, il le sait : le cœur faiblit, son cancer de la prostate progresse, la tête s'oublie…

Il touche maintenant sa peau qui se relâche, ses muscles noueux, secs, ses poils longs et blancs.

Et puis son visage, ses yeux.

On dit que le regard et les yeux ne changent pas durant la vie. C'est faux, Noël le sait. Le regard est le siège de l'âme et, au terme d'une vie, cette âme est aussi chargée que le corps qui la porte.

Aurore frappe au carreau. Personne ne répond. La porte de la cuisine est ouverte.

— Il y a quelqu'un ? Noël, c'est Aurore !

Une odeur prégnante de torréfaction flotte dans la pièce. Aurore essaie de l'identifier. D'une casserole sur le gaz émane une fumée. L'infirmière s'approche, éteint sous le reste de café qui tapisse le fond en inox du récipient.

Aurore vérifie que le vieil homme n'est pas allé chercher du bois, remarque que sa chemise et son pantalon sont là, pliés sur le fauteuil du salon. Il y a de la lumière dans la chambre, elle avance à pas discrets, entend parler Noël. Ne distingue pas bien ses paroles, il semble entretenir un dialogue avec lui-même.

Dans l'entrebâillement de la porte, elle découvre Noël nu face au miroir de l'armoire. Il s'interroge, il guette une réponse de son reflet. Aurore est émue aux larmes devant la fragilité soudaine qui se dégage de la scène. Elle a la sensation d'être face à un homme en équilibre sur un fil, celui d'une prise de conscience. Craignant de réveiller un somnambule, elle hésite, l'appelle doucement, puis se décide à entrer. Noël se retourne, sourit, n'a pas l'air surpris par la présence de la jeune femme. Il avance en direction du lit pour prendre son slip et l'enfiler.

— Ça va, Noël ? Qu'est-ce que vous faisiez ?

— Je ne sais pas.

— Vous avez laissé brûler votre café dans la cuisine.

— Ah bon, je m'en referai un autre.

— Noël, vous allez bien ?

— Oui, ne t'en fais pas, je vérifiais juste des choses.

Aurore n'insiste pas, devine que toute réponse sera évasive. Elle le laisse se rhabiller pour lire les transmissions de la veille.

M. Potier est peu présent aujourd'hui.

M. Potier a disparu durant une partie de la matinée sans nous en informer.

M. Potier a été agressif avec le livreur de repas en lui expliquant que donner cela (un hachis Parmentier) à des gens était malpoli.

Je soupçonne M. Potier de ne pas bien prendre ses médicaments à la suite de la découverte d'une pilule dans sa poche, il s'est énervé… A voir avec Aurore.

La journée précédente a été agitée, semble-t-il… En quelques semaines, les choses ont évolué et les sautes d'humeur de Noël sont de plus en plus fréquentes, apparemment.

— Qu'est-ce qui vous est arrivé hier, Noël, vous n'aviez pas le moral ?

— Si, tout allait bien.

Ce n'est pas la première fois que les aides à domicile relayent le comportement un peu agressif du vieil homme et ses réactions parfois difficilement gérables. S'il commence à oublier le gaz et à se balader à poil, hagard, Aurore craint de ne pouvoir le laisser seul chez lui.

— Bon, Noël, venez avec moi, on va prendre les médicaments ensemble. Vous ne les crachez pas, au moins ?

— Mais non ! La dernière fois, Fabienne en a trouvé un dans ma poche mais je venais de le ramasser, il avait dû tomber quand tu as préparé le pilulier.

— Ah, c'est de ma faute, alors, si vous vous êtes fait gronder ?!

— Tout à fait.

— Bon, passons. Noël, il faut être gentil avec les personnes qui s'occupent de vous, sinon elles vont vouloir vous placer en maison de retraite.

— Ils n'attendent que ça. Aurore, promets-moi que tu ne les laisseras pas faire.

— Je vous le promets, mais vous, vous devez promettre de m'aider.

— Promis. Au fait, c'est bientôt votre anniversaire ? lance Noël.

— Oui, dans quinze jours. Comment le savez-vous ?

— Il y a la photocopie de vos cartes professionnelle et d'identité dans le dossier de soins.

— Vous menez vos enquêtes ! plaisante l'infirmière.

Aurore embrasse Noël, lui répète de se tenir un peu tranquille. Il acquiesce pour lui faire plaisir. Elle sait bien qu'il n'en fera qu'à sa tête, pourtant.

Cette année, la Saint-Valentin est tombée un dimanche. Nils a pu éviter les petits jeux entre collégiens qu'il déteste.

Depuis leur brouille, Sibylle est presque redevenue celle d'avant, mais elle conserve des attitudes qui déconcertent l'adolescent. Heureusement qu'il y a le ski ; là il retrouve sa compagne de jeu, celle d'avant la puberté.

« Puberté, c'est le mot de tous les maux », comme dit sa mère. Il aime bien sa mère mais il la trouve bizarre, à la fois envahissante et peu présente. Il sait que c'est dur d'élever un enfant seule, il s'en rend compte avec ses copains dont les parents sont divorcés. L'organisation se fait toujours « à l'arrache ». Quelle serait leur vie si son père était encore vivant ? Peut-être serait-elle la même. Ou peut-être qu'il serait moins libre. Par exemple, son copain Hector n'a aucune permission de sortie – hormis le club de ski – quand il est chez son père.

Au collège, presque tous les élèves sont inscrits au club de ski ; c'est comme un club privé, tout le monde doit y être. Les rares non-adhérents sont un peu mis à l'écart, en plus ils doivent aller en classe quand les autres en sont dispensés, les mercredis de compétition. Nils arbore le sweat à capuche à l'effigie du club ; il est l'un des meilleurs dans sa catégorie au collège. Mais il y a Sibylle. Et elle est redoutable sur les pistes. Nils pourrait avoir honte de se faire battre par une fille, mais personne n'est aussi fort qu'elle. Et si elle continue sur sa lancée, ce qu'elle souhaite, elle partira en sport-études au lycée. Pendant un temps, Nils a eu peur de la perdre ; par chance, le lycée Michelet de Lannemezan a ouvert une section haut niveau.

Autour de Sibylle, ses copines se sont agglutinées comme des abeilles. Nils se met sur la pointe des pieds pour voir ce qu'elles font.

C'est un foulard qui provoque leur excitation. Un foulard sur la tête de Sibylle. Un bandana bleu ciel avec lequel elle a attaché ses cheveux.

Thomas regarde son copain, aussi surpris que lui.

— Les filles, elles sont vraiment chelou. Tout ça pour un truc dans les cheveux !

— Il lui va plutôt bien, non ?

— Nils ! C'est Sibylle, c'est juste une pote. On va pas commencer à la trouver mignonne…

Mais Nils veut en savoir davantage et demande à Chloé, une fille du groupe, ce qui se passe.

— C'est Romain, du Ski Club de Saint-Lary, qui l'a offert à Sibylle pour la Saint-Valentin.

Nils regarde son amie exposer fièrement sa coiffe. Il ne comprend pas et ne veut pas essayer, même une seconde, de comprendre pourquoi ce type a offert un cadeau à Sibylle. Pourquoi elle l'a accepté et pourquoi elle en est si contente. Elle a toujours trouvé nuls ceux de « Saint-Lala ».

— Je suis sûr que c'est un coup monté pour qu'elle le laisse gagner la prochaine compète !

— Mais non, Thomas, t'as rien compris, ils sont amoureux. Voilà. A force de ne rien faire, on se fait piquer nos copines par les mecs de Saint-Lary !

Nils va s'asseoir sur le banc sans quitter Sibylle des yeux. Elle n'a jamais été aussi mignonne et ce bandana n'y est, semble-t-il, pour rien. Nils expérimente ce sentiment que les adultes appellent la jalousie. Jusqu'à présent il pensait que c'était l'apanage d'enfants convoitant un jouet ou d'adultes envieux de la réussite de certains. Voir Sibylle heureuse grâce à un autre lui met une boule au ventre.

La cloche sonne, le groupe se disperse et Sibylle s'approche du jeune garçon pour le saluer.

— Salut, Nils, tu vas bien ?

— Oui, et toi ?

— Ça va, t'es pas venu hier à la compétition de Cauterets.

— Non… c'était bien ?

— Oui.

— Chouette, ton bandana, ça te donne un super style.

— Tu trouves ? C'est un cadeau.

— Cool, de qui ? demande Nils même s'il connaît déjà la réponse.

— Romain, du Ski Club de Saint-Lary.

— Je sais qui est Romain, s'énerve-t-il un peu. Pourquoi il t'a offert ça, c'était pas ton anniv ?

— C'était pour la Saint-Valentin.

Ces paroles, si simples, presque ingénues dans la bouche de son amie, qui n'est pas consciente du mal qu'elles peuvent causer, transpercent le cœur de Nils. Soudain le puzzle plein de mystères d'avant les vacances de Noël prend forme. Il n'a rien vu et maintenant c'est trop tard : Sibylle est avec un autre.

Il a les yeux qui brillent, il approche sa main du foulard dans les cheveux de son amie pour le toucher. Il tremble.

— C'est cool, il y a au moins un garçon sur terre qui te trouve mignonne, ça devrait te rassurer.

Il ment, elle le sait, mais les garçons sont trop fiers.

Sibylle remet son sac à dos sur les épaules et rejoint ses amis. Nils fait de même, comme si rien n'avait changé dans son petit monde. C'est pourtant comme un tsunami qui vient de le renverser, cul par-dessus tête.

Il y a des jours où on aimerait avoir un grand frère pour lui confier certaines choses.

— Bonjour, Maxime, c'est Aurore… tu as cinq minutes ? C'est au sujet de M. Potier…

— Oui, il faut passer à l'étape supérieure. J'ai eu le retour du service d'aide à domicile, ça devient compliqué.

— J'ai conscience qu'il faut faire quelque chose. Laisse-moi y réfléchir, j'ai peut-être une solution, poursuit l'infirmière.

— Tu veux que l'on prenne le temps d'en parler ? Je t'invite à boire un verre ce soir.

Aurore ne peut empêcher de lâcher une expression de surprise.

— Tu me proposes de boire un verre avec toi…

— Chez moi ou chez toi. Evitons un bar du coin, si on nous voit ensemble ça va jaser, même si la Saint-Valentin c'était hier.

— Tu me proposes un rendez-vous chez toi ?

— Bon, si tu préfères, rendez-vous au cabinet vers treize heures, avant mes premières consultations.

— Va pour le cabinet, je passerai après ma visite chez Mme Dupin. C'est à côté.

— OK. A tout à l'heure, Aurore.

Maxime raccroche et range son téléphone. Il porte sa tasse de café à sa bouche.

— Elle est bien, tu sais !

— De qui tu parles, maman ?

— Aurore ! C'est bien avec elle que tu parlais, au téléphone ?

— Oui... C'est elle et, oui, elle a l'air bien, mais c'est une relation purement professionnelle. Tu l'as entendu.

— Elle est mignonne comme un cœur en plus d'être gentille.

— J'ai compris, maman, arrête de jouer les entremetteuses. Je n'ai pas besoin de toi pour ça, et puis...

— Je constate juste, Maxime, que tu ne fermes pas la porte. A une époque tu te terrais pour ne rencontrer personne.

— De l'eau a coulé sous les ponts et puis il n'y a rien entre elle et moi. Ne t'amuse pas à lui dire quoi que ce soit quand elle vient s'occuper de toi.

— N'aie pas peur, mon fils, je ne dirai rien, tu me connais !

— C'est bien pour ça que je te préviens, je te connais, ça oui...

Depuis le départ de sa femme, Maxime se réfugie dans les aventures d'un soir, loin de la vallée pour éviter les on-dit. Des histoires sans équivoque, où chacun vient juste combler un manque physique. D'ailleurs, le site de rencontres sur lequel Maxime navigue en a fait un argument de vente : *pour célibataires ou personnes en couple cherchant une aventure d'un soir.* Il a menti sur son profil : sur le site, il est dentiste à Pau. De toute façon les femmes qu'il rencontre sont souvent mariées et elles ne veulent rien d'autre qu'un moment de liberté, de sensualité. Il a menti sur tout sauf sur son âge. Pas besoin, la quarantaine attire tous les profils et il a toujours préféré les femmes mûres aux jeunettes. Un jour, Maxime a cru reconnaître Aurore sur ce même site. Quand il a voulu revoir son profil plus en détail, l'accès lui a été bloqué, ce qui a confirmé ses soupçons.

En effet, Aurore n'est pas restée longtemps sur ce site. C'était pour elle une pulsion d'un soir, l'envie de se prouver qu'elle pouvait encore plaire, le besoin naturel de baiser sans crainte d'une intrusion dans son fragile équilibre familial. Elle était devenue la maîtresse d'un homme marié. Elle était passée de l'autre côté, celui de la concubine. Au début, cela l'excitait. Mais elle refusait d'aller chez son amant, un chef d'entreprise à la tête d'une société de transport à Tarbes. Ils se donnaient rendez-vous dans un hôtel près du casino de Capvern-les-Bains.

Aurore en a profité. Il était parfait au lit, prévenant, il la faisait jouir. Et l'hôtel, loin d'être un palace, était très confortable. Mais tout lasse et Aurore s'est mise à éprouver une certaine honte. Qu'était-elle devenue ? Une Sabine Lefebvre, la maîtresse de son mari, celle qui se trouve à côté de lui sur la photo du journal ?

Maxime, quant à lui, a mis ses sentiments de côté jusqu'à ne plus ressentir l'envie de plaire et de séduire pour autre chose que le sexe. Rien jusqu'à ce récent jour, rien jusqu'à ce qu'Aurore l'envoie sur les roses, rien jusqu'à cette petite pique qui l'a fait tressaillir.

A présent, une seule pensée l'obsède : elle. Il ne répond plus aux alertes du site de rencontres sur sa messagerie, remplit moins son verre de whisky.

Malheureusement, Aurore semble le fuir, évite le contact, au mieux peut-il espérer un bonjour poli, comme si la belle lui faisait payer sa goujaterie passée.

Maxime rapporte sa tasse à café dans la cuisine, vérifie que les plaques sont éteintes, le frigo fermé. A force de chercher certaines absences chez ses patients, il les appréhende chez sa mère. La moindre faiblesse chez celle-ci, la plus petite plainte, l'agace, le laisse démuni. Lui, le médecin qui soigne tout le monde, il a peur de ne pas être à la hauteur pour celle qui compte tant à ses yeux.

Lucie sait que son fils n'aime pas la voir vieillir. Peu de gens de son âge ont la chance de se réveiller au lendemain d'une randonnée dans la lumière chaude et les couleurs pourpres d'un été indien. Peu passent à travers les filets de la maladie et des naufrages de la vieillesse. Alors elle lui ment, lui assure que tout va bien, prodigue des sourires, l'écoute se plaindre de ses journées de fou, de sa vie compliquée depuis le départ de sa femme. Elle estime qu'il doit entendre suffisamment de patients geindre à longueur de journée pour qu'elle n'ait pas à en rajouter.

« Ce sont toujours les cordonniers les plus mal chaussés ! »

Heureusement, Aurore guette, devine, et alerte au besoin Maxime sur l'état de santé de sa mère.

« Pourquoi tu ne m'en as pas parlé, quand je suis venu ce matin ? Ce n'est pas à Aurore de s'en occuper.

Je suis ton fils mais aussi ton médecin traitant. Si tu n'arrives pas à faire la part des choses, je t'envoie chez un confrère ! » la menace-t-il chaque fois.

Maxime passe dans le salon, vérifie le chauffage, demande si elle n'a pas froid sans vraiment écouter la réponse, l'embrasse, lui demande enfin si elle a besoin de quelque chose. Il sait que la réponse sera négative et qu'elle l'appellera dans une heure pour lui dire que si, finalement, il lui manque du pain.

— Ne la laisse pas filer !

— Maman, tu peux arrêter, s'il te plaît !

— Maxime, je te connais, c'est moi qui t'ai fait !

— A ce soir, maman ! lance Maxime.

Son idée est peut-être stupide mais c'est la seule qu'elle puisse soumettre à Maxime pour sauver Noël de la maison de retraite.

En vrai, la solution s'impose à elle depuis qu'elle a découvert la petite annonce de Noël : adopter le vieil homme.

Dans sa tête, c'est plutôt l'inverse, en fait : c'est Noël qui va les adopter. Elle et son fils. Mais auparavant elle doit convaincre Maxime et lui donner les meilleurs arguments : l'alarme de téléassistance, sa présence la nuit au cas où, sa disponibilité au téléphone à n'importe quel moment dans la journée. Elle demandera que les visites des aides-ménagères se poursuivent plusieurs heures par semaine.

Aurore prépare sa tirade sur la route du cabinet médical.

— Allez, ma vieille, il faut y croire ! s'exhorte-t-elle tout haut.

Elle gare son Duster sur le parking de la maison médicale des Deux-Vallées. Maxime est déjà là, il guette

Aurore, adossé à la portière de sa voiture. L'afflux de sang frappe ses veines, ses tempes cognent et sa vue se trouble presque sous les coups de son cœur. Il a l'impression que tout son être est au bord de l'implosion, vibrant sous ce même rythme du cœur qui accompagne les premières fois. Des premiers rendez-vous, des premiers échanges, des premiers baisers…

Elle se dirige vers lui, ne sait pas si elle doit tendre la main ou la joue ; lui a l'air de le savoir. Il lui prend l'épaule, l'embrasse, appuie ses lèvres sur la joue de la jeune femme, cherche le contact, volontairement, pour confirmer les certitudes qui s'imposent à lui. Savoir si sa peau réagit, si la magie opère. Ce frémissement intense qu'il a ressenti l'autre jour quand elle l'a regardé, furieuse…

Maxime regrette d'avoir déclenché cette colère, mais sans elle les choses seraient restées les mêmes. Aurore serait toujours cette infirmière, certes attirante mais pour laquelle il ne ressent rien de particulier, et non cette femme qui le met au supplice par sa froideur. A cet instant, face à elle, il semble la découvrir à nouveau. Ses lèvres, son nez, ses cheveux noirs. Ses yeux, il ne les voit pas, cachés derrière le verre fumé de ses grandes lunettes, mais il les espère tournés vers lui.

En un seul regard, Aurore a éteint de vieux démons en lui et a réveillé la possibilité d'aimer.

Qu'il est étrange, ce moment de bascule où l'on se sent tomber amoureux, où l'on cède à cette perte du soi pour l'autre, à cette sensation de s'enfoncer, de se noyer, en espérant que l'être aimé vous tendra la main.

Aurore ne perçoit de Maxime que la fragilité, les difficultés d'élocution et la gêne. Elle est toute à son idée d'adoption, à ses arguments, et le comportement maladroit de Maxime ne lui évoque rien d'autre qu'une nouvelle saute d'humeur.

Il s'en rend compte, tente de reprendre le contrôle de la situation, mais cela n'a d'autre conséquence que de braquer davantage Aurore contre lui. Elle doit aller vite, exposer ses idées, ne pas lui laisser le champ d'une contradiction butée.

— Il lui faut une téléassistance. Pour la nuit, la solution c'est qu'il y ait toujours quelqu'un avec lui.

— Et on fait ça comment ? On lui trouve une nouvelle femme ? s'interroge Maxime.

— Exactement, une nouvelle femme… Moi !

— Qu'est-ce que tu racontes ?

— Je vais habiter avec lui, Maxime.

— Tu te sens capable d'aller vivre chez Potier pour lui éviter la maison de retraite ?! Et ton fils ?

— Ben, il vient avec moi.

— Et tu lui as demandé son avis ?

— A qui, à Nils ?

— Non, à Noël ! précise le docteur.

— Pas encore, j'attendais de savoir si tu ne t'opposerais pas à mon projet.

— J'ai le choix ?

Maxime ne peut pas lui refuser de tenter l'expérience. Après tout, que risque-t-il, sinon perdre du temps ? Il pourra toujours faire une demande de placement, plus tard, si besoin. Aurore tient son cœur dans sa main et joue avec. S'il refuse sa proposition, elle le serrera jusqu'à le faire exploser.

— Tu peux ne pas être d'accord, mais en ce cas je te laisse le lui annoncer toi-même.

Aurore s'est légèrement approchée de Maxime. Elle n'en a pas conscience, mais son corps entre dans la danse, lui échappe, joue pour désarmer son adversaire.

A cette distance, elle devine son parfum, sa chaleur, son désir. Le dédain, la condescendance s'effacent. Elle le sent impuissant devant elle, perdu dans le magnétisme de son corps. Un pas de plus et il se perd. Elle a soudain envie qu'il la possède, elle sait qu'elle résistera car le moment est mal choisi.

Jamais elle n'aurait pensé provoquer ce désir chez Maxime et encore moins ressentir cette puissante pulsion physique pour lui, et cela la trouble…

Il ne voit pas la flamme dans ses yeux. Tant mieux, elle se félicite d'avoir gardé ses lunettes. Elle recule d'un pas, retrouve possession de son corps, de ses sensations. Et de toute sa tête :

— Bon, je vais faire part de ma proposition à Noël ?

— C'est toi qui t'engages à le faire, mais je t'avertis, si ça merde c'est la maison de retraite.

— OK, Maxime.

Aurore prend les clés de son véhicule dans son sac et retourne vers le SUV. Maxime, encore pantelant, se détache de sa voiture et avance vers la porte du cabinet médical.

— Aurore…

— Oui ?

— Bonne chance.

En voyant Aurore franchir le pas de sa porte, Noël se dit qu'il aurait aimé que ce soit elle, qu'elle soit toutes ces femmes : celle qui lira l'annonce, mais aussi celle qu'il aime, celle qui lui manque, celle qui lui a manqué toute une vie, une femme, une fille.

Il espère compter pour elle. Aurore est de ces personnes solaires, sincères, dont l'amour intimide au départ et puis étreint aussi celui qui sait le recevoir.

Aurore l'embrasse, demande de ses nouvelles, vérifie le pilulier, jette un œil à la ronde ; le feu allumé, le gaz éteint. Rien à voir avec la découverte de la veille, rien qui laisse penser que l'unité centrale de Noël connaît des ratés. Ce serait se leurrer, pourtant, de croire que tout va bien.

Assise à la table de la cuisine, Aurore regarde le vieil homme debout face à elle, la main sur le frigo constellé de magnets. Sur le mur à côté de lui, une photo représentant deux personnes dans la fleur de l'âge, enlacées. Noël et Elise, vivants, amoureux, la quarantaine. La photo a été prise lors d'un voyage. Espagne ? Croatie ?

La blancheur des murs qui les entourent évoque le pourtour méditerranéen. Peut-être la Grèce ?

Ils sourient à l'objectif, à eux-mêmes, car il semble que la photo a été faite pour eux, comme pour immortaliser ce bonheur furtif. Il est de vieilles photos jaunies qui ornent les murs et que l'on ne remarque même plus…

Pourquoi cette photo est-elle ici ? Pourquoi l'avoir laissée sur ce mur pendant plus de quarante ans ? En s'approchant, Aurore remarque que le verre du cadre est propre, sans gras, sans poussière, comme si Noël le nettoyait tous les jours. Cette photo est le témoin d'une période précise, de l'acmé du couple. Aurore a du mal à imaginer que cet homme aux muscles encore saillants pour son âge est celui qui se tient devant elle. Si Noël est loin d'être un vieillard décati, rien ne demeure de cet homme aux cheveux noirs et au joli sourire.

Elle se demande quand tout cela s'arrête : le sourire, l'étincelle de vie dans le regard. Quand s'arrêtent les voyages, les espiègleries, les caresses… Au fil du temps ou tout à coup ? Se dit-on un jour : Fini, je ne monterai plus au sommet d'une montagne, je ne nagerai plus, je ne baiserai plus, et comment accepte-t-on cette ultime fois ? On l'accomplit sans penser à rien d'autre, au moment, à l'acte ?

Ses yeux rivés sur Noël, elle a du mal à s'imaginer qu'il ait pu sauter d'un avion, descendre des canyons, des glaciers, faire l'amour avec cette jeune femme. Aurore sent monter en elle un vertige, celui de passer à côté de sa vie. Elle aussi pourrait être sur une photo, le visage heureux, mais elle a laissé filer tant de belles années qu'elle ne retrouvera plus.

Qu'est-ce qui fait qu'on se raccroche à la vie quand tout est parti, tout a fui, tout s'est échappé, ne laissant que le spectre d'une existence ?

Que vaut la vie quand on n'attend plus rien d'elle ? La bouteille à la mer de Noël – sa demande d'adoption –, c'est peut-être cela, une ultime tentative, l'envie d'une dernière aventure, se sentir encore vivant…

— Noël ? Vous vous souvenez de ceux qui vous ont offert ces magnets ?

— Non, mais j'ai mis des petites étiquettes derrière et quand j'ai un doute je regarde.

— Vous en avez combien de vos voyages ?

— Une dizaine, pour les plus récents. Mais ça n'a jamais été mon truc, je n'ai pas voulu en faire une collection. C'est une femme de ménage qui, de retour du Portugal, m'en a rapporté un, la première fois ; ensuite ça a fait boule de neige.

— C'était quoi, votre truc à vous, en voyage ?

— Rencontrer des gens hors du commun.

— C'est-à-dire ?

— Des gens ordinaires qui accomplissent des choses extraordinaires, des petits bonheurs, des petits miracles.

— Et vous en avez rapporté beaucoup, des petits miracles ?

— Un carnet entier.

— Vous l'avez gardé ?

— Oui. Tu veux le voir ?

Aurore acquiesce. Il se lève, réfléchit sur l'éventuel lieu de rangement du carnet et avance vers la bibliothèque.

Il espère qu'il ne l'a pas jeté. Noël glisse ses doigts entre deux ouvrages épais, en sort une chemise en cuir.

Le temps et les mains ont lissé le cuir couleur tabac et la languette qui la ferme rebique un peu.

— Noël, y a-t-il un endroit où vous auriez voulu aller tant que vous en étiez capable ?

Il se concentre, passe sa main sur son front et lâche, regardant la jeune femme :

— La Norvège. Et sache, ma petite Aurore, que je pourrais encore y aller !

— Pourquoi ne pas le faire alors ?

— Le partage.

— « Le partage » ?

— J'ai perdu ma comparse de voyage et vagabonder seul m'ennuie. Autant regarder les documentaires à la télévision. Et puis c'était un voyage dont nous avions le projet avant qu'Elise tombe malade. Elle avait beau rêver d'aller voir les aurores boréales, cela n'a pas suffi.

— Je pourrai lire votre carnet de voyage ?

— Si tu veux, mais tu risques de t'ennuyer, ma grande. Ce n'est pas du Jack London…

— Je prends le risque !

Aurore ouvre la chemise. Contrairement au cadre de la photo de la cuisine, bien entretenu, la chemise n'a, en apparence, pas été ouverte depuis plusieurs années. Elle garde en son sein des pages jaunies annotées d'une écriture assez ronde, appliquée, réfléchie. Ce n'est pas le cahier de l'instantané. Aux mots succèdent des croquis au fusain ou à l'aquarelle. Un chapitre par voyage. Aurore tourne les pages, doucement pour ne pas abîmer les traits charbonneux. Madrid, Saint-Jacques-de-Compostelle, Londres… L'exotisme dans la proximité.

Elle referme le calepin, le rabat de cuir, fait glisser la languette.

Noël est maintenant assis face à elle, comme s'il attendait qu'elle lui fasse part des véritables raisons de sa venue.

— Il faut que l'on vous équipe d'une alarme de télésurveillance, Noël. Cela nous permettra d'être alertés s'il vous arrivait quoi que ce soit et d'intervenir rapidement…

— Un fil à la patte de plus. C'est tout ?

Aurore hésite, craint une réaction disproportionnée, elle le sent irascible. Aux prémices de la maladie d'Alzheimer les sautes d'humeur sont fréquentes, il faut savoir les reconnaître, les prévenir.

— Non, ce n'est pas tout. La nuit, quelqu'un doit veiller sur vous.

Noël lève le nez, se sent pris au piège.

— Je suppose que c'est la seule solution ?

— C'est la seule envisageable pour éviter la maison de retraite.

— Et qui pour surveiller que je ne fais pas de bêtises ?

— C'est plus au cas où il vous arriverait quelque chose que pour vous surveiller. Et la personne, c'est moi. Je viendrai avec mon fils, aussi. J'ai vu avec le docteur Verdier, il est d'accord. Si cela ne marche pas, il vous envoie en maison de retraite. Ça vaut le coup d'essayer, non ?

— Est-ce que j'ai le choix ?

— Non.

Noël feint la contrariété, semble y réfléchir. Il n'en espérait pas tant.

— Et pour vous payer ? Je n'ai pas grand-chose.

— Disons que ce sera donnant donnant. Logée gratuitement en échange d'une surveillance rapprochée.

Le vieil homme sourit en son for intérieur, il repense à son annonce, se dit qu'Aurore vient d'y répondre favorablement sans le savoir.

Noël s'approche de la tombe d'Elise. Comme tous les jours, il s'assied sur sa petite chaise pliante, lance quelques miettes aux oiseaux du cimetière. Il aime leurs chants, l'insouciance qu'ils donnent à ces lieux où les hommes murmurent. Il aime la présence de ces petits êtres, le bruissement du vent dans les cyprès, le fracas du torrent qui serpente à quelques mètres de l'enceinte… Tous ces signes immuables, cette force qui fait sentir qu'on est seulement de passage, et que la vie continue malgré tout, qu'elle s'immisce partout en ces endroits que l'on ose à peine déranger.

Pourquoi parler devant les portes du cimetière et se taire une fois à l'intérieur ? Les promeneurs, les visiteurs ne vont pas réveiller les morts, alors pourquoi ce silence de rigueur ? Les Mexicains, eux, font la fête pour le jour des morts, le *día de los muertos*. En France, on vient fleurir les tombes avec des chrysanthèmes en affichant une tête de fin du monde.

Ici, Noël, excepté le jour de l'enterrement, a toujours souri et parlé fort à sa femme, siffloté les airs qu'elle aimait. Il ne voit pas pour quelles raisons il devrait être triste de partager du temps avec elle. La pleurer ne la fera pas revenir, alors autant faire de ce rituel un moment gai. Installé sur sa chaise, les mains sur les genoux, il est serein, contemplatif. Pourtant quelque chose lui manque, il réfléchit… Le journal !

D'habitude, il va l'acheter tous les matins au village. Avant, on le lui livrait à domicile, mais depuis le décès d'Elise il fait un crochet chez la buraliste pour le prendre, discuter un peu, meubler sa journée. Dieu sait pourquoi il a oublié sa petite course matinale, aujourd'hui.

Tant pis ! se dit-il. Elise n'aura pas les nouvelles du monde.

De sa chemise rouge en carton, il sort alors ses feuilles violettes. Ses doigts, comme par réflexe, commencent le pliage d'une fleur. Il s'arrête un temps, regarde le ciel et change d'idée. L'inspiration viendra des airs, des sons. Il fait un premier essai, rate son premier pliage, froisse la petite feuille et recommence son œuvre avec une autre, blanche et plus grande. Il ferme les yeux, imagine l'origami qui exige plus de savoir-faire et de dextérité, il travaille le mouvement de ses mains sur le papier. Il s'excuse auprès d'Elise de ne pas lui parler en même temps, mais son esprit fait des pelotes.

Et pour ne pas s'emmêler les ficelles, il ne peut pas effectuer deux choses en même temps.

Lentement l'oiseau prend forme, blanc, majestueux. Cygne de rivière ou cygne d'étang ? Peu importe. Noël le pose sur le granit sombre. Il flotte sur la pierre, belle silhouette découpée à l'emporte-pièce sur un fond sombre.

— Tu sais, elle va venir s'installer à la maison pour me garder…

Noël s'interrompt, hume l'air, choisit ses mots.

— Il paraît que je ne peux plus rester seul. Ce serait dangereux pour moi et pour les autres. Après la voiture, ils me retirent peu à peu mon autonomie. En plus, ils m'imposent la téléassistance… J'ai l'impression d'avoir un bracelet électronique… Tu vas trouver que j'exagère, tu as peut-être raison, mais bon… Après, c'est la seule solution pour ne pas aller en maison de retraite. Je ne pourrai jamais vendre la maison, je préfère partir avant. Il y a trop de toi, de moi, de nous dans cette bâtisse…

Noël s'interrompt à nouveau, observe les rouges-queues qui s'approchent des miettes de pain, essaie de ne pas bouger, pour ne pas les effrayer.

— Elle est bien, tu sais… Elle me fait penser à toi, elle n'a pas tes cheveux frisés, mais son regard… Ça pourrait être elle… L'enfant qu'on n'a pas pu avoir… celui que l'on s'est imaginé sans jamais se l'avouer… Tu as dû faire pareil, à l'époque. Ne me mens pas… Regarder les enfants, les adolescents, les jeunes adultes… Se dire que cela pourrait être lui, elle… En fait, nous n'en avons jamais parlé… Jamais vraiment parlé… Les mots, les paroles se sont effacés au fil du temps, comme le désir d'en avoir, mais le deuil, le manque, l'amertume, jamais tu ne m'en as fait part. A l'époque on ne cherchait pas à savoir pourquoi cela ne marchait pas. Ça venait ou pas, voilà tout. On ne cherchait pas à savoir qui de nous deux ne pouvait pas avoir d'enfant, c'était comme ça. Je pense que nous le vivions peut-être mieux que les couples d'aujourd'hui : moins de pression, moins de médecine. Quand je vois des reportages sur ces femmes que l'on bourre d'hormones, sur ces couples qui n'en sont plus vraiment, qui font l'amour à certaines heures, qu'ils aient ou pas envie, pour se donner une chance… Nous avons essayé, et Dieu sait que nous avons essayé souvent ! J'adorais faire l'amour avec toi, et même après que l'horloge biologique nous indiquait qu'il était trop tard. Le deuil de l'enfant est arrivé peu à peu, moins violent, plus insidieux. Un regret, une curiosité, « ça aurait été comment ? », aussi. Mais pas une déchirure entre nous. Je pense que cela nous a permis de vivre pleinement notre couple, d'éviter de passer du désir d'enfant à l'obsession d'en avoir. D'être égoïstes, certes, mais de vivre avec tendresse et légèreté notre amour. Nous avons vécu comme un couple mais pas comme des parents… Est-ce que cela t'a manqué, mon amour ? Peut-être que toi aussi tu t'es dit : Une femme sans être mère est-elle une bonne épouse ? Comme moi j'ai pu me demander : Un homme qui ne peut donner un enfant à la femme qu'il aime est-il un bon mari ?

Noël s'arrête de parler à Elise, sa voix tremble un peu. Il fixe le cygne blanc de papier, essaie de penser à autre chose.

— Elle est bien. Elle va venir habiter à la maison avec son fils de quatorze ans… Cela aurait pu être elle, tu sais !

La maison des Estrade n'est pas trop éloignée de celle d'Aurore.

Quand elle s'est installée dans la vallée avec Nils bébé, Jean Estrade était venu lui effectuer quelques petits travaux pour l'aider. Il lui répétait qu'un jour c'est lui qui aurait besoin d'elle. Ces jours sont ensuite arrivés.

Elle sait qu'il va mourir bientôt. Le crabe a gagné et le vieil homme s'éteint à petit feu. Un jour proche, elle se voit arriver chez lui, embrasser sa femme, Marie, et lui dire que son mari est parti tranquillement. Le médecin, prévenu un peu avant pour augmenter la dose de sédatif, sera déjà là. Et après avoir vu l'état du malade il recommandera de lui faire ses adieux, de profiter des derniers instants. Selon Aurore, ce jour est peut-être arrivé ; elle regrette déjà de ne pas avoir dit à Jean combien il a compté pour elle, de ne pas avoir assez exprimé sa gratitude, tout ce que l'on n'ose dire du vivant d'une personne, et que l'on garde pour une oraison funèbre.

Combien de fois en voyant M. Estrade, souriant, allongé sur le lit, elle a voulu lui dire merci, un simple merci pour sa présence, pour les prévenances qu'il a eues quand elle était complètement perdue avec son bébé, avec son boulot. Déneiger l'accès à la maison, allumer la cheminée avant qu'elle rentre de chez la nounou, mettre une soupe sur la table. Toutes ces attentions qui ont parsemé sa vie de petits bonheurs. Aurore pense que l'on devrait être alerté de la mort d'un être pour le remercier une dernière fois et le quitter avec des mots sincères.

Une sorte d'alerte : « M. Estrade va mourir ce soir à dix-neuf heures, dépêchez-vous pour lui dire tout le bien que vous pensez de lui… »

En vain. Elle sait que les alarmes n'existent pas, que les paroles sont réservées à ceux qui restent comme un baume en guise de consolation. L'être humain est ainsi fait, incapable de formuler les choses les plus élémentaires : merci, pardon, je t'aime.

En entrant dans la cour, elle voit la voiture de Maxime garée. Il était là avant-hier aussi. Ses visites rapprochées n'augurent rien de bon. Elle frappe doucement, ouvre la porte, entend sa voix, différente en fonction de son interlocuteur. Posée, rassurante avec un patient, plus vive, plus sèche avec sa mère. Une voix qu'elle entend plus fragile, plus feutrée, avec Marie Estrade.

Le café est servi sur la table, les petits gâteaux à disposition sur une assiette.

La vieille femme adresse un signe amical à l'infirmière, la prie de s'asseoir. Maxime lui sourit à son tour.

— Bonjour, Aurore, tu vas bien ?

— Oui et vous ?

— Tu sais, pour Jean c'est la fin, c'est une question d'heures.

— Ça a empiré ?

— Oui, j'ai dû venir cette nuit pour augmenter les doses d'antalgiques, il a eu une nuit très agitée. Il est calme depuis deux heures, mais n'est plus vraiment présent. Son activité cardiaque diminue au fil des heures.

Aurore fait un tour de table des regards de chacun. La quiétude de l'instant peut surprendre mais elle vient après la lutte, la douleur, l'angoisse. Chacun attend que la pendule s'arrête. Aurore prend la main de Marie, lui sourit, puis se lève et se dirige vers la chambre.

Les volets sont ouverts sur les montagnes, magnifiques, éclairées par le soleil levant. Marie a tenu à ce que Jean les voie une dernière fois. Il les aimait tant. Pour rien au monde il ne les aurait quittées. Il est là, paisible, les yeux fermés. Si Aurore n'entendait pas le léger flux d'air sortant de sa bouche entrouverte, elle pourrait croire qu'il est déjà parti. Une chaise est disposée à côté du lit, la lampe est allumée sur le chevet, comme pour signifier qu'une flamme brûle encore.

Aurore s'assied, reste un court instant, silencieuse, estime que le moment est venu de remercier le vieil homme.

— Monsieur Estrade, c'est Aurore. Comme vous êtes encore un peu là, je voulais simplement vous dire que vous êtes une belle personne, peut-être la plus belle que j'ai rencontrée dans ma vie. Je n'oublierai jamais ce que vous avez fait pour moi quand je suis arrivée dans la vallée. Seule, malheureuse, toute jeune maman. A chaque fois que j'allume la cheminée, je pense à vous ; quand je mange la soupe aux cèpes, la confiture de myrtilles de votre femme, aussi. J'aurais voulu vous rendre la pareille plus longtemps mais vous avez décidé de rejoindre les autres là-haut. Dommage, je vous aurais bien gardé encore un peu, mais je sais combien les derniers jours ont été difficiles. Ne vous inquiétez pas, tout ira bien pour tout le monde. On aidera Marie pour les papiers et tout le reste, même si je sais que vous avez déjà réglé beaucoup de choses. Au revoir, Jean.

Aurore pose un baiser sur son front et sort de la chambre.

Ses yeux embrumés croisent le regard de Maxime. Ses émotions oscillent entre désarroi et soulagement, puis Aurore cède à une tristesse enveloppante, celle qui grandit quand on perd un être cher. On pleure le passé, les moments qui ne seront plus, mais l'égoïsme s'arrête là, conscient des souffrances de celui qui vient de partir.

Maxime la serre maintenant contre lui. Elle entend sa voix feutrée et douce, sans prêter attention au sens des mots. Elle est perdue en lui. Le son de sa voix, le contact de son corps contre elle, son parfum minéral et boisé, la chaleur de son torse, de ses épaules, Aurore fond en lui.

Elle baisse les armes, Maxime contre elle est la seule chose dont Aurore ait besoin. Elle sait qu'elle devrait rester maîtresse d'elle-même, mais là, elle lâche prise et se met à pleurer. Marie est retournée dans la chambre, pour partager les derniers moments avec Jean. Dans l'intimité de l'instant, de leur posture, Maxime et Aurore prennent conscience d'une évidence. Ils sont comme un couple.

Le docteur n'est que tendresse mais les frissons qui les parcourent ne trompent pas. Leurs corps sont faits pour s'entendre, une heure, une nuit, peut-être davantage.

Maxime replace une mèche des cheveux d'Aurore derrière son oreille ; elle sent le tremblement de ses doigts.

Elle se ressaisit, le parfum de Maxime imprègne encore sa joue.

Combien temps est-elle restée lovée dans ses bras ? Lui ne sourit plus, il est troublé par ce qu'il vient de vivre. Il essaie de se donner une contenance, se saisit de son carnet de rendez-vous sur la table, fait mine de vérifier l'organisation de sa journée.

Aurore en profite pour se servir un café.

— Maxime, Aurore, il est parti, annonce Marie.

Sur le seuil de la chambre, la vieille femme ne pleure pas, elle semble apaisée par cette fin de vie, sereine, contrastant avec les derniers jours de son mari.

Maxime et Aurore retournent à leur tour dans la chambre, ils contemplent le visage de Jean. En le quittant, la vie lui a comme imprimé un léger sourire sur le visage. A moins que ce ne soit l'effet des dernières paroles de sa femme ?

Aurore sent la main de Maxime presque effleurer la sienne. Elle la saisit, les doigts de Maxime lui répondent.

Le silence est là, le mince vitrage des vieilles fenêtres laisse entendre les sifflements des oiseaux, et les deux coups de cloche, séparés, indiquant la demi-heure. Aurore doit partir, d'autres patients l'attendent, il en va de même pour Maxime.

— Le plus difficile, c'est le jour d'après, lui glisse Maxime en quittant les lieux.

Aurore sait qu'il pense aux jours prochains, lorsque Marie va se retrouver seule. Pourtant égoïstement elle ne peut s'empêcher de penser à leur jour à eux.

A celui d'après.

— Tu me laisses tirer un peu dessus !

Nils crapote sur la cigarette de son ami, toussote. Il déteste avaler la fumée mais il essaie quand même à chaque fois. Tout le monde le fait au collège, du moins les mecs cool, pense Nils.

Assis au pied d'un vieux hêtre, les deux copains observent le village à leurs pieds. La vue est belle, imprenable, et l'on voit avant d'être vu. C'est le poste idéal pour fumer ses premières cigarettes, rouler des pelles aux filles, jouer aux poètes maudits.

— Ça se passe bien, avec le vieux ? demande Thomas.

— Quel vieux ?

— Celui chez qui tu vis maintenant !

— Ouais, ça va, il est pas trop chiant. Et puis, comme ça, ma mère est occupée avec quelqu'un d'autre.

— La maison est bien ?

— C'est une vieille maison, un peu humide, mais il y a un poêle, une cheminée, et comme Noël est tout le temps à la maison, il fait bon quand on rentre.

— Tu discutes un peu avec lui ? questionne encore Thomas.

— Pas trop, j'ai l'impression qu'il m'observe, me jauge, comme s'il voulait me cerner un peu avant de me parler vraiment.

— Bizarre.

— Tu sais, il a pas eu d'enfant donc il ne sait peut-être pas comment ça marche. Et puis c'est un prof à la retraite, et les profs c'est toujours chelou.

— Il était prof de quoi ? Il pourrait t'aider pour les devoirs…

— Histoire-géo ! Eh non, il va pas m'aider pour mes lacunes en maths. Et puis j'ai l'impression qu'il perd quelquefois la boule, donc je n'ai pas trop confiance, niveau fiabilité des tuyaux.

— Pourquoi ta mère est allée habiter chez lui ?

— Il pouvait plus rester seul. En fait, c'est comme si on l'avait adopté.

— Mon grand-père est en maison de retraite et il est super bien.

— Ma mère m'a expliqué que ça le tuerait d'aller là-bas, précise Nils.

Puis après un silence il reprend :

— Tu sais, j'ai vu des cannes à pêche dans son garage…

— Trop cool ! On pourrait les lui emprunter, tu crois ?

— T'es malade, Thomas ! Il veut même pas qu'on aille dans son garage, en plus ce sont des cannes pour la pêche à la mouche… On aurait l'air fins avec ça ! Tu saurais t'en servir ?

— Non et toi ?

— Non plus. Peut-être que Noël pourrait me montrer et ensuite on ira ensemble.

La cigarette s'est consumée toute seule pendant que les deux garçons discutaient. Nils prend un air surpris et énervé de ne pas avoir fumé davantage. En vérité cela l'arrange bien, il trouve le goût de la fumée dans la bouche toujours aussi mauvais. Il ouvre la bouteille de soda achetée à la supérette et se gargarise avec. Un peu de gel hydroalcoolique sur les mains et le tour est joué. Nils regretterait de s'être fait pincer par sa mère pour quelque chose qu'il n'aime pas vraiment.

En redescendant au village, Thomas et Nils aperçoivent au loin le groupe des filles et la doudoune rouge de Sibylle.

— Qu'est-ce qu'on fait, on les évite en passant par les jardins ? lance Thomas.

— Laisse tomber, on va faire style !

De leurs grandes foulées, les deux ados rattrapent rapidement le groupe d'amies.

— Salut, les garçons, vous arrivez d'où ? Du pré commun ?

— Non, on était…

— On était au terrain de rugby du collège ! coupe Nils.

— Vous sentez la cigarette ! remarque Sibylle.

— Et alors, qu'est-ce que ça peut te faire ? T'es pas en train de traîner avec ton copain à Saint-Lary ? lui renvoie Nils.

— Non, je préférais rester là et puis c'est plus mon petit copain. Je ne le trouve pas drôle. Mais j'ai l'impression que c'est un défaut propre à tous les mecs, par ici.

— …

Thomas est prêt à rebondir mais Nils empoigne sa main pour le faire taire. Son regard croise celui de Sibylle mais il joue l'indifférent. Ils repartent d'un pas pressé, ils préfèrent faire preuve de dédain plutôt qu'essayer de se défendre.

— Quelle bande de pimbêches, celles-là !

— Ma mère m'a dit qu'on ne vient pas de la même planète. Les gars de Mars, les filles de Vénus.

— Ça veut dire quoi ? demande Thomas.

— Que l'on ne se comprend pas vraiment et que ce n'est pas près de changer… Après, quand je vois ma mère avec les hommes…

— Ah bon, il y a des mecs qui tournent autour de ta mère ?

— Ouais, un ou deux, mais je les tiens à dix mètres et puis c'est chelou de voir qu'elle plaît à des mecs…

— Bon, elle est pas moche, ta mère ! s'exclame Thomas.

— Mais ta gueule, c'est ma mère, elle est encore pas mal !! Tu vas te le prendre, celui-là !

— Je dis pas que c'est une MILF mais, comparée à la mère de Stanislas, y a pas photo…

— En même temps on ne fait pas la différence entre sa mère et son père !! plaisante Nils.

— Ah, ah, LOL !

En passant devant son ancienne adresse, Aurore jette un œil à la maison des Estrade.

Les volets sont fermés, cela lui faisait bizarre au début et puis elle s'y est habituée. Une énième maison qui ne sera rouverte que pour les vacances des enfants. Marie Estrade n'a pas voulu rester seule dans la grande bâtisse, elle a préféré se rapprocher de sa fille, à Tarbes. Le jardin, si beau à l'époque où Jean s'en occupait, n'est plus qu'une friche romantique. Le printemps – le premier sans Jean – a fait repousser la végétation, les tonnelles débordent de rosiers, les marguerites fleurissent ici et là. Les crocus, tulipes, coquelicots renaissent de plus belle, accompagnés d'herbes hautes, de fleurs des prairies. Ces douces sauvages se vengent. Personne n'est là pour les contrarier, alors elles occupent l'espace, étouffant les plantes les plus fragiles. La branche d'un épicéa n'a pas résisté à la neige, mais personne ne viendra la tailler avant un moment. Si Aurore s'accordait un peu de temps pour s'asseoir sur le banc en bois sous le cerisier, elle verrait des oiseaux un peu perdus de ne pas trouver de graines dans les mangeoires. Eux aussi s'adapteront, « changeront de restaurant ». Aurore se rend compte que les habitudes ont la vie dure : deux mois qu'elle vit chez Noël Potier, mais elle revient toujours vers son ancien domicile.

Rituel de sa tournée, de retour de chez Mme Verdier, en descendant la vallée du Louron, passage chez Clo, M. Alexandre, Georges, « petit pèlerinage » devant la maison de Jean ; enfin, un arrêt chez elle, chez Noël, pour le café avant de repartir au village. Les choses changent, de nouvelles habitations se sont rajoutées. Jean Estrade n'est plus, Georges a été placé et elle habite maintenant chez Noël.

Tout le monde semble avoir trouvé ses marques dans la maison. Elle et Nils vivent à l'étage, ils ont chacun une chambre immense et se partagent une salle de bains en bon état.

Noël continue de vivre au rez-de-chaussée. Il a organisé la grande pièce où il dort, avec une télévision et un fauteuil ; il ne reste dans le salon que pour les repas et pour profiter de la cheminée pendant la journée. Et quand Aurore rentre, il est quelquefois déjà couché.

Pour les repas et les courses, Aurore préfère tout gérer. En échange, Noël veille à ce que le poêle et le feu soient bien allumés, rentre le bois et s'occupe du jardin.

Elle est consciente que tout le monde doit s'habituer à ce nouveau quotidien. Et si Nils et Noël se regardent un peu en chiens de faïence, elle sait que cela est plus dû à une méconnaissance de l'univers de l'autre qu'à une réelle défiance.

Elle fait demi-tour et repart en direction de son « nouveau chez-elle ».

Aux yeux d'Aurore, Maxime est un être bien complexe. A la suite de la mort de Jean Estrade et de ces instants qui les ont tant rapprochés, il est reparti dans la fuite, dans une mise en distance avec elle. Si elle ne le côtoyait pas depuis des années elle croirait qu'il drague comme un ado : un coup je suis là, un coup je n'y suis plus, « Fuis-moi je te suis, suis-moi je te fuis ». La jeune femme se dit que c'est peut-être mieux ainsi, cela évite les commérages.

Elle le croise parfois entre deux visites de patients, à la supérette, et se contente d'un bonjour poli. La dernière fois, elle faisait les courses avec Noël et le vieil homme avait félicité le docteur pour son changement de régime alimentaire. Maxime avait regardé son chariot d'un air gêné. Aurore n'avait pas saisi l'allusion et Noël n'avait pas voulu s'expliquer.

Même en côtoyant Noël régulièrement, Aurore a encore du mal à cerner le vieil homme, à faire la part des choses entre son humour au second degré, sa maladie et sa poésie.

Aurore entretient depuis peu une relation plutôt agréable avec un homme plus jeune. Pierre, kiné, était venu assurer un remplacement dans la vallée pour quelques mois. Il lui faisait du rentre-dedans cet hiver, et elle aimait bien flirter avec lui mais n'osait pas franchir le pas. Il l'a invitée un soir pour boire un verre et Aurore a craqué. Pas marié, pas d'enfant, un bonbon au lit. Elle savait que cette relation ne la mènerait nulle part et que dès qu'elle en aurait assez elle pourrait, sans remords, y mettre fin. Aurore s'éclate dans son nouveau rôle de cougar. Et si elle a quelques scrupules, ils ne font qu'aiguiser ses envies.

A contrario, il lui semble perdre pied avec Nils. Il n'a pas l'air de faire de bêtises, du moins pas de graves, mais il ne dialogue plus avec elle. Il fait acte de présence à la maison, aide aux tâches domestiques et disparaît ensuite dans sa chambre. Il ne lui pose plus de questions sur la vie, le monde ; elle a peur qu'il aille chercher ailleurs de mauvaises réponses. C'est peut-être cela grandir, se tromper tout seul… et en prendre conscience ?

Aurore arrête le Duster dans l'allée, sans bien le stationner car elle fait une courte escale. Dans le jardin, Noël ramasse des reines-marguerites en bordure de route. Il se relève, la salue.

— Tu viens pour le pilulier ?

Aurore stoppe sa marche, interdite.

— Mais non, Noël. Je viens faire une petite pause entre mes visites.

— Ah, c'est gentil de t'arrêter. Tu veux un café ?

— Noël… Je vis ici avec vous depuis plus de deux mois !

— Ah oui, c'est vrai, je pensais à autre chose, au milieu des fleurs. Tu m'excuseras.

Cela faisait longtemps que Noël n'avait pas eu de troubles de mémoire. En le dévisageant attentivement, Aurore se demande s'il n'aurait pas refait un AIT récemment. Elle garde un œil sur lui depuis son poste d'observation dans la cuisine, tout en se préparant un café.

— Vous voulez un café, Noël ?

— C'est gentil, je termine mon bouquet et j'arrive.

Aurore en profite pour appeler Maxime et connaître les résultats de la dernière prise de sang de Noël et le compte rendu du rendez-vous cardio.

— Allô, Maxime, c'est Aurore, je ne te dérange pas ?

— Non, qu'est-ce qui t'arrive ?

— Tu as les résultats de M. Potier ?

— Oui, je dois les avoir sur l'ordi... Attends, je regarde... Ça se passe toujours bien, la cohabitation ?

— Oui, super, mais je le trouve confus, aujourd'hui.

— Voilà, j'ai trouvé... ils ne sont pas bons, de fait. Les marqueurs prostatiques continuent de monter et le cardio trouve son cœur fatigué. Il lui a prescrit encore un médoc. Il faut que je fasse le point avec tout ce qu'il prend à côté, pour éviter les surdosages. Bon... pour les deux pathologies on ne fera rien, il est trop vieux, tant que cela tient...

— Oui, je m'en doute... On en parlera plus tard, je dois te laisser, Maxime.

— OK, et toi tu vas bien ?

— Oui, pourquoi cette question ?

— Je te croise moins souvent, alors je prends des nouvelles.

— C'est gentil, tout va bien, Maxime. A bientôt.

Noël entre, pose le bouquet humide sur la table, Aurore le regarde prendre sa tasse de café, elle a remarqué qu'il était en pyjama sous sa veste, et il a même gardé ses chaussons. D'habitude, il s'habille au saut du lit...

— Noël, vos chaussons sont trempés... Pourquoi ne mettez-vous pas vos chaussures pour sortir ?

Noël baisse les yeux sur ses pieds, il a l'air surpris. Il regarde Aurore comme un enfant pris la main dans le sac.

— Je n'ai pas trouvé mes sabots en caoutchouc.

Contre le mur à côté de l'entrée, Aurore ouvre la porte du placard et découvre la paire de chaussures à sa place habituelle. Elle sait qu'il ne servirait à rien d'insister.

— Quel joli bouquet ! C'est pour Elise ? Je vais finir par être jalouse…

— Oh, il ne faut pas et j'espère que tu ne comptes pas que sur moi pour t'offrir des fleurs. D'ailleurs, tu devrais te trouver quelqu'un tant que tu es encore belle et désirable. Ces choses-là fanent comme les fleurs coupées.

Aurore sourit. Les vieux, comme les enfants, sont libres d'exprimer ce qu'ils pensent en toute sincérité sans crainte d'être repris.

— Ce soir, je vous prépare une garbure… Je termine un peu plus tôt cet après-midi. C'est mercredi, et comme Nils se débrouille tout seul maintenant pour aller au sport j'ai du temps.

— Bonne idée, tu as une recette ?

— Je vais regarder sur Internet.

— Internet… Le fameux ! Il faudra que tu me montres comment ça marche.

— Vous pourriez demander à Nils, il est tout le temps dessus, c'est un pro.

— Je t'ai déjà dit qu'elle s'appelle Aurore ? Comme les aurores boréales en Norvège… Tu te souviens, ce dernier voyage que l'on devait faire ensemble… Tu sais, ce matin ça n'allait pas du tout… J'avais les fils qui se touchaient et la petite l'a remarqué… Je l'ai bien vu, à son regard inquiet.

En cette fin de matinée, Noël arrange sur la tombe le bouquet de coquelicots, de reines-marguerites et de roses.

— Des roses, les premières ! Tu devrais voir le rosier de l'entrée, il va être magnifique.

Noël ferme les yeux, imagine le visage d'Elise, il sent que ses souvenirs s'estompent. Elise a quarante ans pour lui aujourd'hui. L'âge de l'acceptation, quand ils se sont le plus aimés, quand ils se sont résignés à ne pas avoir d'enfant. Du désarroi sont nés le soutien et la tendresse dans leur couple.

— Elise, tu es de plus en plus belle dans ma tête mais les kilomètres de vie en rose que fut notre vie s'amenuisent et j'ai peur qu'il ne subsiste plus de toi qu'un écho…

Noël sort les petites feuilles violettes.

— C'est ce que je sais le mieux faire, et puis comme ça je peux continuer à te parler... Tu sais, il n'y a pas que moi qui aie besoin d'aide, eux aussi. Aurore et son fils ne se parlent presque pas. C'est peut-être ainsi, les relations parents-enfants. C'est un peu triste quand même... Je vais essayer de mettre mon grain de sel. On verra bien... Elle me propose souvent de me conduire ici mais je préfère venir avec mon tracteur et garder un semblant d'indépendance. Et puis les autres continuent à me prendre pour un cinglé sur mon engin... Ça me fait rire. Si tu voyais leurs têtes !

Noël interrompt son pliage, avance vers la tombe, déplie son Opinel et se met à gratter la mousse qui pousse sur les rebords en granit avec la pointe du couteau. A chaque fois qu'un petit morceau de mousse se détache, il l'époussette en soufflant dessus. Une fois le tour du caveau fini, il arrache quelques mauvaises herbes, replace les plaques et ramasse les petites feuilles de papier abîmées au fil du temps. Le cygne a disparu, peut-être s'est-il envolé... Noël l'imagine tombant sur la terrasse d'un voisin, sur la tête d'un passant, au creux du corsage d'une dame... Il ne peut s'empêcher de sourire à cette idée.

— On ne se refait pas !

Il lance les petites touffes d'herbes arrachées dans la pelouse avoisinante et vient se rasseoir.

— Je t'ai dit qu'elle a voulu lire mon petit carnet de voyage ? Je ne sais pas ce qu'elle va en penser, c'était un truc entre nous deux, ce petit jeu... Découvrir des gens atypiques lors de nos voyages... Tu te souviens de la vieille sur le chemin de Saint-Jacques-de-Compostelle ?

C'était vers Carrión de los Condes… La vieille… Elle devait être pourtant plus jeune que moi aujourd'hui… Imelda. Chaque matin, elle s'installait au bord du chemin, les mains sur un vieux bureau usé, abritée sous un parasol elle comptabilisait le nombre de pèlerins. Tu te souviens, quel personnage ! On la regardait faire, nous étions comme au spectacle…

« Je me souviens bien du lieu, El Chozo, la petite hutte. Tablier, chapeau de paille, une tasse de café dans la main, un épagneul attaché avec une chaîne, derrière elle la petite maison avec le rideau en plastique pour les mouches et le canari dans sa cage…

« Elle était assise impassible, un carnet sur la table, des figues à vendre pour les pèlerins et un tampon pour la crédencial… Je m'étais approché pour lui acheter des figues et pour cerner le personnage. J'ai voulu discuter avec elle mais elle restait tournée vers le chemin, commentant chaque arrivée. Une vraie bonne sœur avec des dents en or, qui critiquait la richesse de l'Eglise ! Chacun en prenait pour son grade. Alors nous nous sommes assis avec nos figues et nous avons commencé à lui parler de loin. La scène était surréaliste, le chien, le canari, la mémé sur le chemin céleste… Je lui avais demandé son âge, tu te souviens ? Elle se rappelait avoir eu dix-huit ans un jour !! Cela nous a fait rire… Je lui avais dit qu'elle avait dû avoir des prétendants… Des tas, m'avait-elle répondu en riant… Ça l'avait un peu déridée.

« Elle comptait le passage des pèlerins, comme sa mère le faisait avant elle. Mais elle ne savait pas écrire, alors elle mettait des cailloux dans des bocaux que le curé venait relever… C'était lui qui lui avait dit de le faire…

Elle gardait pour elle les chiffres, le comptage des pèlerins, personne ne la payait pour ce travail ! Finalement elle était attachante, cette petite vieille, qui doit être décédée depuis. En la quittant, je lui avais fait la bise et elle m'avait dit : "Quand j'en aurai fini ici, tout sera fini ! Il n'y aura plus de passage ici, plus de tampon, je ne sais pas ce qu'il a prévu pour moi là-haut. On verra bien !"

Noël s'interrompt, songe sans doute à Imelda, là-haut, en train de compter les arrivées à côté de saint Pierre.

— C'est drôle, Elise, les souvenirs lointains me reviennent sans trop de difficulté, mais j'ai du mal à me rappeler ce que j'ai fait hier, même si je ne fais rien d'extraordinaire depuis longtemps. Tu vois, Imelda, elle m'est revenue sans problème, dans les moindres détails, mais tout s'efface petit à petit et j'ai peur de perdre ce souvenir aussi. Le jour de ta mort, je ne sais plus si je me suis fabriqué ces souvenirs. Je ne sais plus si c'est toi que je vois vraiment, allongée les yeux clos, définitivement clos, ton teint poudré sous ce visage de cire, tes mains froides... Tu as toujours eu les extrémités plus froides, mais pas de cette intensité-là... On t'avait mis ta robe à fleurs, je crois, celle que tu affectionnais tant. Tu disais qu'elle faisait jeunette mais je l'aimais bien... Moi, je trouvais qu'elle t'allait tellement bien... Tu vois, ce souvenir, de te mettre dans cette boîte avec cette robe, je ne sais plus si c'est la vérité ou si c'est moi qui me le suis fabriqué d'après une photo de toi... Tu me diras que peu importe, imagine-moi comme tu voudrais que je sois... A soixante, à quarante, à quatre-vingts ans, avec ma robe à fleurs, celle blanche en broderie anglaise, dans ce pantalon en velours beige qui me faisait de superbes fesses… Peu importe…

Noël marque encore une pause.

— Pourquoi es-tu partie si vite, mon amour ? Me laissant ici, tout seul… On a fait des vieux des êtres dépendants, des boulets qu'il faut maintenir en vie. Et quand on ne les abandonne pas, s'en occuper est trop contraignant. On nous carre dans un hospice, on nous rend de plus en plus dépendants, et on nous colle une alarme pour nous faire croire qu'elle sert à maintenir une certaine autonomie. En vrai, c'est comme un bracelet pour les prisonniers. Si tu sors du périmètre, gare à toi ! Tu n'es plus protégé ! Fini les voyages, les randonnées. Je suis déjà content qu'on me laisse m'occuper de mon jardin encore tout seul sans un maton derrière mon dos. Jusqu'à quand ? Il y a des jours où j'en ai marre, mon amour…

« Heureusement qu'elle est là… Je t'ai dit que j'allais faire une garbure avec elle, tout à l'heure ? Et ce week-end j'emmène le petit à la pêche… On a des trucs à se dire, tous les deux… Aurore… C'est joli… Comme les aurores boréales.

Aurore est debout dans la cuisine face à la grande table. Après avoir débarrassé le repas de midi, elle sort un à un les ingrédients pour la garbure. Noël profite du feu qui crépite dans le côté salon pour se réchauffer en buvant son café.

La fin de cet après-midi est belle mais fraîche, la neige est encore présente sur les sommets entourant la vallée.

Noël porte la tasse à ses lèvres, souffle sur le liquide brûlant.

— Bon, Aurore, qu'est-ce que tu y mets, dans cette garbure d'Internet ?

— J'ai déjà fait tremper des haricots tarbais, j'ai un talon de jambon, oignons, chou vert, carottes, poireaux, pommes de terre, cuisses de confit…

— Très bien, on préparera un petit hachis d'ail et de lard à côté qu'on rajoutera à la fin.

Aurore sort le récipient dans lequel ont trempé les haricots blancs, pose sur la plaque de cuisson la cocotte en fonte.

Elle met le talon de jambon, l'oignon piqué de clous de girofle, des grains de poivre, du laurier et un peu de piment d'Espelette. Elle ajoute de l'eau, mouille les ingrédients et met la cocotte à feu vif. Elle surveille l'ébullition puis elle transfère la cocotte sur la plaque en fonte du poêle.

— On en a pour une heure et demie de cuisson pour le bouillon. En attendant, on va couper les carottes, faire blanchir le chou…

— Je suis ton commis ! Mais je surveille que tu ne fasses pas de bêtises.

— C'est un honneur d'avoir un commis de votre trempe, Noël.

Noël sourit, range la tasse dans l'évier et vient s'asseoir pour éplucher les carottes et les pommes de terre.

— Je vais emmener Nils à la pêche ce week-end, si tu n'y vois pas d'objection.

— S'il est d'accord, c'est bon pour moi.

— Ça nous fera du bien à tous les deux de prendre du temps au bord de l'eau. Qui sait, peut-être qu'on te rapportera quelques truites. Tu sais les préparer ?

— Quand même, Noël. Ça reste un poisson.

Aurore apprécie ce moment de connivence avec le vieil homme. Il semble renouer avec sa vie d'avant, lorsque Elise préparait les repas dans cette cuisine.

— Ça vous dit, un peu de musique ?

— Pourquoi pas… Mets ce que tu veux !

— « Nuages », de Django Reinhardt.

— Bon choix !

Après avoir allumé la platine vinyle, Aurore place le disque sombre sur l'appareil. Des crépitements accompagnent la pose du saphir sur le disque et dès les premiers accords elle reconnaît le style inimitable du guitariste jazz manouche. Il est de ces instants en apesanteur dans la vie, légers, éphémères, rares. En cela ils sont remarquables. Ce moment-là, Noël le vit pleinement. Comme elle paraît loin, sa matinée de doutes ! Aurore se laisse aussi cueillir par ce moment de grâce. Elle oublie les soucis, la dépendance de Noël, de plus en plus présente.

— Je t'ai déjà raconté comment j'ai rencontré Elise ?

Des dizaines de fois, pense Aurore en écho, mais elle le laisse raconter. Ces monologues à répétition rassurent le vieil homme et peut-être que ce souvenir-là telle une marotte sera le dernier, alors elle le laisse l'entretenir. Se remémorer de belles choses ne fait de mal à personne.

— Quand je suis descendu de l'autocar, j'ai vu un ange avec des cheveux bruns frisés…

Aurore l'observe tandis qu'il épluche les pommes de terre en parlant d'Elise, il a l'air heureux. Le jambon, le girofle et l'oignon commencent leur alchimie, l'odeur du bouillon embaume peu à peu la pièce. Il fait presque trop chaud avec le feu sous le poêle, qu'elle a dû augmenter pour la cuisson, avec les flammes dans la cheminée. Le rose vient aux joues d'Aurore, elle enlève son pull en laine. En débardeur, l'écumoire dans une main et le couvercle de la cocotte dans l'autre, elle ressemble à une cantinière.

La musique cesse d'un coup, Noël se lève pour changer de face le vinyle, repositionne le saphir. La musique accompagne ses pas lents à travers la pièce. Il s'arrête face à la cheminée, tisonne un peu la bûche, la chaleur ambiante ne nécessite pas d'en remettre une tout de suite. Aurore et Noël marquent une pause dans la préparation. Les légumes sont prêts, le bouillon pas encore.

Noël s'installe dans le fauteuil pour faire une petite sieste.

Aurore retire le chou de l'eau bouillante où elle l'a fait blanchir et le plonge dans l'évier sous un jet d'eau froide. Un *bip* sur son portable. Pierre. Elle sort pour lire le message.

Le soleil réfléchit partout sur la façade de la maison, Aurore s'assied sur le petit trottoir qui enserre la maison. Le portable au creux de la paume – il a remplacé les cigarettes dans les mains en manque d'occupation –, elle prend le temps de regarder le réveil printanier des jardins, les premiers insectes, elle hume les odeurs d'herbe coupée qui émanent de la tonte d'un des voisins. Mercredi après-midi, ni tout à fait week-end, ni tout fait semaine, les mères « abeilles » essaient de comprimer le temps, tentent de profiter, entre les allers-retours, des pauses ménagées par les activités de leurs enfants. Lutte vaine, inutile, agaçante, frustrante. Depuis que Nils a grandi, ce temps-là, Aurore se l'accorde sans scrupule.

— Coucou, tu es dispo pour que l'on se voie ?

— Pas possible, ce soir.

— Même pas pour un truc rapide ?

Aurore hésite à répondre du tac au tac, finalement se ravise. Liaison, voilà à quoi se résume sa relation avec Pierre. Elle ne s'attendait à rien d'autre, elle, femme mûre qui couche avec un homme plus jeune. L'idée lui plaisait, au début, le côté plan cul sans prise de tête aussi, mais pas ce soir, pas maintenant. La transition est un peu difficile, pour Aurore, entre la préparation de la garbure avec un vieux monsieur et l'échange de mails avec son jeune amant.

— Pas dispo ! Peut-être ce week-end.

— OK…

Rien d'autre. Pas « Bise », « Tu me manques », « Dommage, je t'appelle », non, juste ce « OK » et plus rien. Aurore ne s'attendait guère à grand-chose avec Pierre, en dehors du sexe, alors elle ne s'embarrasse pas de formules pour décliner ses propositions et ne s'offusque pas de ses réponses, tout aussi laconiques.

Jamais elle n'aurait cru entretenir une liaison avec un homme de quinze ans son cadet, ni avoir des aventures sans lendemain dans des hôtels, des coups d'un soir uniquement pour l'hygiène et par amour-propre. Elle avait rencontré son mari au lycée, s'était mariée rapidement à la fin de leurs études ; pour elle, alors, la vie amoureuse était toute tracée.

C'était sans compter l'incendie, Sabine Lefebvre, et qu'elle le veuille ou non la présence de Nils. Le rôle de mère célibataire est lourd à porter, surtout quand il se double d'un métier chronophage. Et la recherche du prince charmant est d'autant plus ardue… Elle a bien essayé les sites de rencontres mais en a vite fait le tour.

Assise face au soleil, le bouillon de la garbure terminant sa cuisson, Aurore dresse le bilan de sa vie amoureuse. Sexuellement presque comblée, sentimentalement aux fraises… Elle sourit. Après tout, elle s'en fiche, du moins à cet instant présent.

— Aurore ! Je pense que l'on peut ajouter les autres ingrédients ! crie Noël depuis la fenêtre de la cuisine.

— J'arrive !

Noël a déjà tout disposé sur la table, dont le fameux hachis d'ail et de lard gras.

— Bon, Noël, dites-moi à quoi sert cette mixture.

— Cela donne du goût en fin de cuisson. C'est un petit secret de fabrication qui vient de la famille d'Elise.

— Bon, montrez-moi !

— J'ai commencé à faire revenir le confit pour faire un peu de gras. Là, je le sors et je mets mes légumes à revenir, les carottes, navets, poireaux. Une fois que je les ai fait un peu suer, je les plonge dans mon bouillon. Je mets aussi les haricots blancs.

— Très bien, le chou et les pommes de terre ?

— Le chou, on le rajoute dans deux heures et les pommes de terre quasiment au dernier moment.

— Qu'est-ce qu'on fait, maintenant ?

— Il faut attendre deux heures à petit feu.

— On a le temps de se balader un peu, Noël ?

— Si tu veux, à ton avis je prends une veste ?

— Il vaut mieux, si le soleil descend on va avoir froid en rentrant.

Aurore a pris le bras de Noël, plus par habitude que par nécessité. Le vieil homme marche bien sans canne. Elle a envie de le garder contre elle, d'être proche de lui, de profiter de cette intimité pour lui parler.

Ils remontent le chemin, lentement, Aurore relève le col de la veste de Noël. Il la regarde avec tendresse, sans un mot, mais ses yeux laissent transparaître une vraie gratitude.

Même à ce rythme, Aurore sent le cœur du vieil homme s'emballer. Elle n'a pas besoin du rapport du cardiologue pour savoir que sa pendule déraille. Noël essaie de trouver son souffle, ne montre rien de son état de fatigue. Il veut savourer cet instant avec elle. L'air est frais mais agréable, la nature embaume, de cette odeur mêlée de torrent de montagne, d'herbes et de fleurs. La nature est en bourgeons, tout est en explosion, la renaissance du printemps s'annonce avec intensité. L'humidité est moins prégnante, mais elle est encore présente, sur la mousse, sur la roche nue, presque suante. En passant près du gros tilleul, Noël ne peut s'empêcher de toucher son écorce. L'arbre, deux fois centenaire, rassure la main calleuse du vieil homme. Aurore fait de même, enlace presque le tronc.

— Il y a quelques mois, j'étais tellement seul et désemparé par la progression de ma maladie que je ne voyais qu'une issue pour éviter l'hospice. Je voulais me faire adopter… Bizarre comme idée, non ? J'étais persuadé que c'était la seule possibilité qui s'offrait à moi… J'ai même collé une affiche dans un abribus du centre-ville…

Aurore laisse Noël se confier à cœur ouvert. Doit-elle lui dire en retour que c'est elle qui a trouvé l'annonce et qu'elle l'avait enlevée ?

— Le papier a disparu, je n'ai jamais eu de coup de fil concernant l'annonce. Quelqu'un de la mairie a dû l'enlever… Et puis tu es arrivée…

— Et c'est vous qui nous avez adoptés, mon fils et moi !

Le silence s'installe, Noël repart dans sa marche, le souffle est revenu, son cœur s'est apaisé, celui d'Aurore tambourine dans sa poitrine.

— J'ai lu quelques passages de votre carnet. Ceux de votre excursion dans les Pyrénées sont très drôles…

— Ah oui, c'est pendant le Tour de France, dans une vallée voisine, celle de Campan. J'étais dans la montée du Tourmalet et nous étions arrivés un peu avant, avec des amis, pour avoir une bonne place dans un des derniers virages du col. Quelques heures avant le passage des coureurs, je vois arriver un fourgon blanc avec un gyrophare orange, je me dis : Bizarre, la route est normalement fermée. Le véhicule s'arrête à une cinquantaine de mètres de notre petit groupe ; deux hommes descendent avec un pot de peinture à la main. Curieux, je me rapproche d'eux et je les vois discuter devant le dessin d'un pénis énorme... C'était la brigade d'effacement des zizis ! Ils transformaient chaque zizi en papillon, en chouette... En discutant avec eux, ils m'ont appris qu'ils faisaient toutes les routes du Tour avec quelques heures d'avance pour enlever tout dessin obscène pour qu'il ne passe pas à la télé. Et cette année-là ils avaient eu beaucoup de travail...

Noël a l'œil qui frise en racontant l'anecdote à Aurore.

— On va jusqu'à la bergerie et on fait demi-tour ?

— Pas de problème.

— Vous vous en sentez capable, Noël ?

— Tu vois, quand on est jeune, les limites sont les traits noirs d'une frontière que l'on s'amuse à franchir. Une fois vieux, ces limites sont comme des murs qui avancent, petit à petit, de tous côtés, jusqu'à se rejoindre et nous écraser comme dans un étau.

— Vous marchez encore bien, vous n'avez pas de canne.

— Les pires limites sont celles que l'on vous impose. Finalement on les prend comme étant une vérité et, une fois ancrées, elles dictent leurs lois à votre esprit. Tu sais, Aurore, les gens même bien intentionnés nous rabâchent tellement qu'on ne peut rien faire qu'on finit par le croire et tout se sclérose. Le corps, ensuite l'esprit. Je maudis cette perte de mémoire qui m'accompagne de plus en plus. Mais je crois que je vais me mettre à appréhender encore plus les moments de lucidité où je me rends compte de mon état...

Aurore garde le silence, elle fait partie des gens qui donnent ces limites, consciemment, inconsciemment.

Les premiers phares s'allument à travers les branches chétives des frênes du bord de route. Le retour se déroule dans le silence. Celui feutré d'une fin d'après-midi entre chien et loup, où l'odeur de feu de bois imprègne les hameaux. La nature se réveille doucement alors que les maisons s'allument, fument, ont le cœur qui bat.

Une petite lumière les suit sur le chemin et les dépasse. Nils, qui rentre de l'escalade. Le cliquetis des mousquetons sur son harnais lui sert de sonnette. Il les a rattrapés, s'arrête à leur niveau, les embrasse et prend les clés pour ouvrir la maison.

— Bon, nous aussi on ne va pas tarder à rentrer, nous avons une garbure à terminer.

— Oui, le chou en rentrant et les pommes de terre une heure et demie après.

— Et le confit ?

— Un quart d'heure avant de servir, histoire de le réchauffer et de parfumer un peu le bouillon.

Une fois tout le monde rentré, chacun connaît son rôle. Aurore met le chou à cuire et Noël se dirige vers la cheminée pour raviver les braises avec le bouffadou.

Nils pianote sur son portable sans trop prêter attention à ce qui l'entoure. Il a juste levé le nez pour savoir ce qu'ils allaient manger pour le dîner. La maison ronronne au rythme de la cuisson dans la cocotte et du crépitement des bûches.

Noël s'approche de Nils, il voudrait qu'il lui montre comment fonctionne Internet.

— Vous avez des bases en informatique, Noël ?

— Je sais allumer et éteindre un ordinateur.

— Bon, c'est mieux que rien. J'envoie mon message à un copain et on se cale ça.

Nils s'installe sur la grande table, ouvre l'ordinateur portable qu'il partage avec sa mère, Noël s'assied à ses côtés.

— Qu'est-ce que vous voulez savoir ? questionne l'adolescent.

— Comment aller sur Internet, comment acheter des choses…

— OK, donc, une fois l'ordi allumé, vous allez sur l'icône bleue en bas dans la barre d'outils, vous cliquez dessus et le moteur de recherche s'ouvre. Vous avez juste à écrire votre recherche dans la barre blanche en haut, ensuite vous cliquez sur cette flèche. Que cherchez-vous ?

— Une carte de pêche.

— Quoi ?

— Si tu veux pêcher avec moi ce week-end, il te faut une carte.

— C'est vrai ? Vous allez me montrer comment pêcher ?

— Je te l'ai dit. Tu me montres comment aller sur Internet et je te montre comment pêcher à la mouche.

— Cool… Bon, on tape par exemple « carte pêche ». Vous êtes pas obligé de tout bien écrire, juste les mots cible. Je clique. Là, le moteur de recherche me donne les résultats. Vous voyez, ça va vite… On est déjà sur le site de la fédération…

Aurore, qui garde un œil sur eux depuis le coin cuisine, leur lance :

— Vous êtes mignons, tous les deux.

— Nous déconcentre pas, maman, s'il te plaît. Donc, Noël, je reprends, nous sommes sur le site, je fais faire la carte.

— Tu en prends une à la journée. On y va samedi, ça te va ?

— D'accord. Je remplis mes coordonnées, je clique sur la date de samedi. Pour le règlement vous avez une carte bleue ?

— Oui, c'est ta mère qui la garde. Aurore ?

— Je vous entends, Noël, je vous la donne tout de suite.

— Ensuite, reprend Nils, on va sur « règlement ». Vous voyez c'est méga simple, et c'est pour tous les sites pareil. Vous rentrez vos chiffres de carte bleue, on clique sur « OK ». Et voilà, premier achat sur le Net. Attention aux sites fake.

— Aux quoi ?

— Les faux sites qui piratent les coordonnées de votre carte bleue.

— OK, tu m'expliqueras plus tard…

Une voiture vient de se garer dans la cour. Aurore ne sait pas à qui elle appartient car il fait déjà sombre. Ce n'est que lorsqu'elle voit apparaître sa silhouette à la fenêtre qu'elle reconnaît Maxime. Il frappe deux coups secs et entre sans attendre de réponse. Une habitude de ses tournées…

En un coup d'œil discret, Noël a remarqué qu'Aurore vient de replacer une mèche de cheveux derrière son oreille.

— Hum, ça sent bon ici, qu'est-ce que vous avez préparé ?

— Une garbure.

— Quelle bonne idée ! Vous en faites à emporter ? lance Maxime, tout sourire.

Noël s'approche, lui serre la main, le vieil homme dévisage le nouveau venu. Il le reconnaît mais a, semble-t-il, une absence, il a du mal à mettre un nom sur son visage.

— Vous êtes l'ami d'Aurore ? Enchanté, je suis Noël, je vis ici avec elle…

— Noël, s'exclame Aurore, c'est Maxime Verdier, le docteur !

— Ah oui, je me disais bien que je l'avais vu quelque part…

Maxime écarquille les yeux en direction d'Aurore et s'avance vers elle pour lui faire la bise.

— Ça ne s'arrange pas, la mémoire ! lui glisse-t-il à l'oreille.

— Nous avons passé une belle journée, lui répond Aurore. Noël m'a aidée à préparer la garbure et il a même appris à naviguer sur Internet avec Nils. Il doit être un peu fatigué.

— Je passais pour vérifier que tout allait bien.

Noël montre à Maxime l'alarme qu'il porte autour du cou.

— Je porte votre talisman toute la journée.

Aurore devine que Maxime est sceptique quant au maintien à domicile de Noël et qu'il cherche les failles.

— Tu veux rester dîner ? lui propose-t-elle. On pourra discuter tranquillement tous les deux.

— Avec plaisir, ça a l'air bon… Je termine ma tournée, je repasse chez moi chercher une bouteille et je reviens pour vingt heures. Ça te va ?

— OK, à tout à l'heure, Maxime.

Maxime a plus de vingt minutes de retard. Si la garbure est un plat qui peut attendre, l'appétit des vieilles personnes et des ados, non. La faim et la mauvaise humeur les taraudent. Nils prétexte ses devoirs à travailler pour manger et Noël fatigue. Aurore ne veut pas lutter contre ces deux bougons et la soirée se déroulera mieux s'ils ont quelque chose dans le ventre. Elle dispose deux assiettes à soupe en bout de table et apporte la cocotte en fonte. Elle a raison de les faire manger avant. Garder un ado à table contre son gré peut vite détériorer l'ambiance d'un repas. De plus, si Maxime et elle doivent parler de Noël, autant que ce dernier ne soit pas là.

Aurore, fébrile, occupe ses mains, remet une bûche dans la cheminée, prend un magazine et s'assied dans le canapé, le feuillette plus qu'elle ne le lit. Elle entend le bruit des cuillères raclant les dernières gouttes de soupe et ses hommes discuter, échanger à propos de pêche, de poissons, de la position du pêcheur sur la berge par rapport au courant… Nils écoute les conseils de l'ancien professeur. Le novice et le savant ont échangé leurs casquettes. Aurore a presque envie de se servir un verre de vin pour assouplir ses pensées, les rendre plus joviales. Raisonnable, elle patiente ; Maxime doit apporter une bouteille.

Le repas terminé, Nils débarrasse les deux assiettes et invite Noël à s'asseoir à côté de sa mère, il se charge du reste. Décidément, Nils est en train de changer, constate Aurore. Il est plus dur à manier, difficile à gérer, mais c'est aussi un ado plein d'altruisme, il a toujours eu cette inclination pour les personnes les plus faibles. De cela, Aurore est fière. C'est un vrai ado, qui révèle dans un océan d'égoïsme une jolie part de bienveillance.

Noël pioche dans les vinyles un disque et le met sur la platine. Miles Davis. La trompette comme suspendue s'élève dans le silence ; une musique élégante, les accords dissonants du jazz planent à travers la pièce.

— *Ascenseur pour l'échafaud*, tu connais, Aurore ?

La jeune femme se penche, prend la pochette du vinyle entre ses mains, regarde la photo de Jeanne Moreau dessus. Elle avait presque oublié combien l'actrice était belle.

— Le film, oui, la musique je n'y avais pas trop prêté attention, répond la jeune femme.

— Tu plaisantes ? Si ce film mineur est devenu célèbre c'est grâce à la musique de Miles Davis !

— Je me souviens de l'atmosphère, de Jeanne Moreau, superbe…

— Si tu te souviens de cela c'est grâce à la musique ! Elle est un personnage à part entière du film. Miles transporte à travers elle autant de mystère que de noirceur douce-amère. Il a enregistré la musique en une nuit. Louis Malle, le réalisateur, lui a montré des extraits du film, notamment la scène où Jeanne Moreau marche sur les Champs-Elysées, et de là a jailli sa musique. Après cette expérience, Davis a parlé d'une prise de conscience : tout devient possible en musique... Bon, tout devient possible si tu t'appelles Miles Davis ou Charlie Parker, pour d'autres, c'est plus difficile...

Nils se rapproche de sa mère, l'embrasse, pose ses mains encore humides sur ses joues. Aurore rentre sa tête entre ses épaules pour éviter ses chatouilles.

— Moi, je n'y connais absolument rien, à cette musique, lâche Nils.

— Je t'apprendrai, si Dieu me laisse un peu de temps, répond Noël.

Puis Nils quitte la pièce pour aller faire ses devoirs.

Aurore regarde son portable : pas de message de Maxime pour s'excuser de son retard. Elle aimerait bien qu'il arrive maintenant, qu'il puisse discuter avec Noël, voir qu'il va bien.

— Noël, j'aimerais bien que vous me lisiez le passage sur Athènes de votre carnet.

— Athènes... J'y suis allé ? Je ne me souviens pas... Le Parthénon, Pláka... Qui ai-je pu rencontrer à Athènes ?... Justo Martinez, l'homme qui construisait sa cathédrale tout seul ?

— Non, ça, c'est à Madrid... A Athènes, ce sont les hommes des sables, comme vous les appelez... Tenez, j'ai ouvert le carnet à la bonne page.

Noël met ses lunettes ; il a l'air de découvrir le récit. Il commence à lire tout haut les premières lignes, puis après quelques lignes, il interrompt sa lecture.

— C'est drôle, je ne me souvenais pas de ce passage... Pourtant Athènes m'a marqué... Athènes... Il est de ces lieux que l'on aime et dont on sait qu'on ne les reverra jamais plus. Ces rues, ces places que j'ai aimé photographier, ces lieux qui se sont imprégnés dans ma mémoire, associés aux rires, aux baisers, aux regards de ma femme. Cette ville, je m'en suis gorgé en pensant à l'éphémère des choses… Qu'il est étrange de parler d'éphémère parmi ces temples qui ont traversé les siècles… Peut-être que leur présence replace notre existence à l'échelle de l'humanité, lui redonne sa vraie valeur, celle d'un grain de sable… J'ai visité de nombreuses villes d'Europe, certaines où je ne voulais pas revenir car je n'ai rien partagé avec elles, d'autres où je reviendrais, et Athènes, où mon âme s'est sentie heureuse. J'avais trouvé la capitale majestueuse, généreuse et en même temps fragile, presque friable, en grattant ses pavés, ses artères, ses veines. Je savais pourtant que je n'y retournerais plus. J'éprouvais en arpentant ses rues une nostalgie immédiate, sans recul. Cette ville était comme toutes les zones dynamiques du globe doivent voir l'Europe : vide. C'est en plein quartier de Pláka, à Athènes, que j'ai rencontré les hommes des sables…

Des pas résonnent dans l'entrée.

— Je suis en retard, désolé, j'ai eu une urgence. Gastro-entérite d'un nourrisson.

Aurore salue Maxime d'un mouvement de tête et lui fait signe de s'asseoir dans le salon avec eux. Le docteur enlève sa veste, pose la bouteille de vin sur la table et vient rejoindre Aurore et Noël. La présence du nouveau venu ne perturbe en rien Noël, qui semble être tout à ses souvenirs. Il lit tout haut :

— « Les hommes des sables… Dans l'espoir de recevoir une pièce des passants, des Bulgares, immigrés venus en voisins, s'installent sur le trottoir et sculptent des chiens avec du sable pris sur les chantiers de la ville. Des chiens aux yeux mélancoliques, œuvres éphémères que les gens remarquent à peine, à même le sol et invisibles comme leurs maîtres. Ils les sculptent à l'aide de couteaux de cuisine en inox. Nicolaï a appris la sculpture à Sofia, avec un vieil homme qui lui a assuré qu'il pourrait gagner de l'argent avec cet art à l'étranger... Devant la façade d'un grand magasin, Nicolaï reste imperturbable au passage des gens, il relève à peine la tête à mes questions. Blouson daté, survêtement, tenue de camouflage urbain, les genoux protégés par un tapis en mousse lui évitant le contact direct du béton. Sont étalés devant lui des pinceaux, des billes pour les yeux... "Les gens ont l'air heureux, je vois des familles, des rires, moi je suis assis par terre, on dirait que je mendie et cela me gêne..." A côté de lui une personne âgée distribue des prospectus. Ici aussi, au paradis, les vieux sont obligés de travailler pour boucler les fins de mois... "On fabrique des chiens car personne ne nous en empêche, pas de bruit, on dérange personne... Une fois qu'on les a finis, on les détruit, pour en faire ailleurs... Il y a plusieurs chemins dans la vie, certains prennent le plus facile, d'autres le plus ardu, j'ai foi en Dieu... Tout ira bien, j'espère !" Je suis debout, lui est à genoux par terre... »

Noël s'arrête de lire, tourne deux, trois pages ; elles sont blanches. Le carnet s'achève sur ces mots, sur son ultime voyage.

— Il devait y en avoir d'autres... Le sort en a décidé autrement. Tu vois, Aurore, je ne me souvenais pas d'Athènes... Trop récent. J'ai dû perdre ce souvenir aussi... Le fil de ma vie avec Elise s'efface...

Aurore et Maxime se taisent, laissent Noël leur souhaiter une bonne fin de soirée et refermer la porte derrière lui.

— Tu vois, dit Aurore, il est bien en ce moment, un peu dépressif peut-être, mais il participe à la vie de la maison…

— Il prend ses antidépresseurs ?

— Je lui prépare le pilulier, je vérifie la prise du midi, mais pas celle du matin. Je suis déjà partie quand il se lève. Quand je reviens, vers midi, c'est vide.

— C'est la lassitude de la personne âgée lucide sur son état, c'est tout.

Après un silence, et sans transition, Maxime ajoute :

— J'ai apporté une bouteille de madiran pour aller avec la garbure.

— Sympa, je te laisse l'ouvrir. Je mets le couvert.

Aurore et Maxime ne se sont pas retrouvés si proches depuis la mort de Jean Estrade. L'émoi qu'ils ont fait naître ce soir-là les a maintenus éloignés.

Maxime a voulu prendre une longue douche et se préparer avec soin chez lui ; c'est cette pause qui justifie son retard, et non sa visite au nourrisson atteint de gastro-entérite.

Son parfum laisse quelques effluves à chacun de ses mouvements. Aurore aime son odeur – il sent l'homme, le bois, le minéral –, bien plus que le parfum de Pierre, plus frais, plus citronné, plus discret. Aurore se rend compte, tout en se persuadant du contraire, que le parfum même de Maxime met Pierre hors de course. Maxime, tout entier, surpasse Pierre. En le regardant évoluer un verre à la main, faire glisser de ses doigts les vinyles, puis effleurer le livre du poète Walt Whitman sur la table, elle qui croyait que la donne avait changé avec l'entrée en lice du jeune kiné réalise combien la présence du médecin la trouble ; depuis le soir où le corps de Maxime l'a frôlée pour la première fois. Comme si les étreintes de Pierre n'avaient pas existé depuis ce contact fugace.

Pour ne pas céder à son côté midinette, Aurore s'oblige à repenser au Maxime des premiers temps, lunatique, blessant, un peu porté sur la boisson. En même temps elle était comme lui, après l'incendie : triste, taciturne, inapprochable.

Maxime essaie d'évoquer d'autres sujets que Noël, de faire de ce rendez-vous informel un « joli » moment de partage. Alors il parle de tout, de rien. Les histoires ne commencent-elles pas ainsi, par une approche timide, une danse un peu gauche ?

Ils se mettent à table, Maxime déplace son assiette pour se rapprocher de la jeune femme.

— Cela ne te dérange pas si je me mets à côté de toi ? Je n'aime pas trop manger face à face. Trop formel.

Aurore sourit, sent les premiers effets du vin lui mettre le rouge aux joues. Dès qu'elle ouvre la bouche, Maxime l'écoute, ses yeux font le reste. Elle n'avait jamais remarqué qu'ils étaient verts. Il lui semble qu'elle n'avait rien remarqué de lui jusqu'à ce soir. Excepté son parfum. Ils discutent de tout sauf de sujets sérieux. Ils discutent comme le feraient deux adolescents qui pensent pouvoir refaire le monde avec des mots, et s'imaginent que leur histoire, même à son balbutiement, est exceptionnelle. Ils discutent comme deux adultes qui ont vécu mille vies et qui espèrent que la dernière sera la bonne. Aurore profite de cet instant, de cette ingénuité des sentiments, de la cour que lui fait Maxime, du charme qui opère entre eux. Cela la change de ses rapports avec Pierre. Elle se pensait forte, non disponible. Et cette dépose des armes subite, irréversible, la secoue, consciente que son trouble est visible.

Maxime sent qu'Aurore baisse la garde, il se fait plus à l'écoute de ses sentiments, il s'interroge : doit-il écouter son cœur ou la raison, qui le fait se tenir loin de la moindre once de sentiment envers Aurore ?

Le vin et la garbure ont délié les langues et fait tomber les pulls. Ils sont toujours dans le salon, sur le canapé. Elle détaille sa chemise, dont les deux premiers boutons se sont ouverts, s'imagine lovée contre lui regardant le feu. La première fois qu'elle a éprouvé de l'attirance pour Maxime, elle ne recherchait qu'une baise rapide, intense. Là, devant l'âtre, elle ne pense qu'à la force de ses bras autour d'elle, à son souffle, à son torse contre son dos. Maxime regarde Aurore, qui a attaché ses cheveux. Il n'avait jamais vu son cou, le creux de ses clavicules. Elle lui parle mais lui n'entend que des « chabadabada ».

La bouteille est vide, son verre aussi. Rien pour se donner une contenance. Il se sent nu face à elle. Depuis Myriam, son épouse, il n'avait jamais parlé aussi librement avec une femme. Celles qu'il fréquente habituellement se donnent dans l'instant.

Tous les deux connaissent ces premières soirées où on livre quelques confidences, où l'on s'intéresse à l'autre, aux vies d'avant. Là ils en éludent les meurtrissures les plus vives pour ne garder que l'expérience de vie. Ils échangent sur la musique, sur des films, s'aperçoivent qu'ils ont les mêmes références, liées à leur âge, à leur milieu social. Aurore s'enfonce de plus en plus dans le canapé. Elle se laisse bercer par la voix rassurante de Maxime, cette voix qu'elle croyait réservée aux autres, qui s'offre à elle et qui lui fait du bien. Elle en savoure la texture, la sensualité.

Le regard d'Aurore sur lui trouble Maxime. Ses yeux qui semblent tout contenir, ces mêmes yeux qui brillent quand elle parle à ses patients. Ce soir, il les voit posés sur lui avec une intensité nouvelle, une animalité suave qui l'émeut et le fait vaciller. Ses yeux invitent sûrement à autre chose, mais Maxime ne veut rien risquer prématurément. Aurore lui est trop importante pour tenter une approche maladroite. Il a envie de tomber amoureux, de sentir le manque, d'en souffrir presque. Il veut que leur premier rapprochement soit une évidence, une question de survie.

— Tu veux une tisane ?

Maxime est surpris par ce mot, « tisane », lui qui était perdu dans ses pensées de luxure. Ce mot le renvoie tout à coup à la réalité.

— Non, c'est gentil, je vais rentrer.

Aussitôt cette phrase formulée, Maxime la regrette.

Il se lève, prend son manteau, éprouve la pulsation hésitante de son corps amoureux ; quand on ne sait plus comment se comporter au terme des premiers rendez-vous. Monter l'escalier en disant bonsoir sur le palier ? Donner un tendre baiser ? Proposer un dernier verre ?

Aurore se lève à son tour, plonge ses mains dans les poches de son jean. Elle se sent fragile, vulnérable, comme dans ces fins de parade amoureuse où l'on baisse la garde, où l'autre a les cartes en mains.

Maxime ouvre la porte, descend la marche du perron, il est comme pris de vertiges. Il a la sensation de s'enfoncer dans le bitume du trottoir, il veut tendre la main, et qu'Aurore la saisisse, le sauve de la noyade. Postée dans l'embrasure de la porte, la jeune femme sent le mordant du froid caresser ses bras nus, elle frissonne. Maxime hésite à faire le pas et, finalement, préfère cultiver le regret.

— C'était sympa !

— Oui, c'était sympa. A refaire. C'est moi qui t'inviterai à manger, cette fois, glisse Maxime.

— Tu as mon numéro !

Aurore le regarde partir, referme la porte, s'approche de la cheminée, enveloppée de la ouate propre aux désordres amoureux. Elle rassemble les braises, croise les chenets et observe le feu. Il est comme son feu intérieur, elle préfère le laisser repartir doucement pour ne pas risquer l'incendie.

Plier le petit morceau de papier violet d'un geste précis, le mettre bout à bout avec d'autres, former le bouquet poétique de violettes qu'il dépose presque chaque jour sur la tombe d'Elise. Ce geste sera peut-être la dernière chose que Noël oubliera. Le spécialiste l'a confirmé : il souffre de dégénérescence lente mais continue. Noël ne sait pas ce qui le tuera en premier, le cancer de la prostate, le cœur ou la tête. En réalité il s'en fiche, il partira avant, avant d'être cloué au lit, sur un fauteuil. Ne plus venir ici le tuera avant, à petit feu. Plus efficace que le crabe.

Le manque d'Elise le fera succomber avant le reste, comme sa disparition lui a pris le goût des choses. On ne choisit pas le moment de sa mort mais, depuis l'arrivée d'Aurore, il a l'impression de mieux vivre ses derniers instants. Et cette partie de pêche cet après-midi avec Nils, Noël la guette avec l'impatience d'un enfant.

Assis comme chaque matin sur sa chaise pliante, le tracteur garé sur le parking du cimetière, Noël fait partie de ces êtres que l'on croise dans les cimetières, ombres silencieuses, quelquefois les yeux rougis, toujours recueillis. Noël n'a jamais fait vœu de silence en ce lieu – quitte à en choquer certains –, il parle, à sa femme, aux oiseaux, aux gens qui veulent bien lui répondre.

En fermant les yeux pour imaginer Elise ce matin, c'est le visage de celle qu'il a aimée à trente ans qui s'impose à lui, celui de leur mariage. Elle n'en voulait pas, lui non plus, mais la pression des proches à cette époque – pour un enfant qui ne viendra jamais – était telle que même pour des familles républicaines peu enclines à la religion il était d'usage de se marier. Avec Elise ils s'étaient promis que ce nouveau statut ne changerait en rien leur couple. Ils se mariaient pour contenter leurs proches. Ce fut une belle fête. Ils avaient choisi la date du départ aux estives des troupeaux et leur procession entre la mairie et l'église s'était déroulée au milieu des brebis montant à l'Arbizon. La journée était belle, comme peuvent l'être ces journées de printemps où le soleil est encore tendre et où le vent ne souffle plus sur les névés.

— Je t'ai dit que j'allais pêcher avec le gamin cet après-midi ? Est-ce que je sais encore… On verra bien, si on n'attrape rien je lui dirai que c'était pas la bonne heure ou qu'il y avait trop d'eau. Ou pas assez… Aujourd'hui, tu as presque trente ans… Tu es belle, moins qu'à quarante, mais belle… Pour moi, ça tient au fait qu'à quarante ans on s'accorde enfin un droit de vivre. Plus de soucis, plus de pression, on va à l'essentiel dans la vie et on se fout des autres… Surtout, on se fout des autres et on ne pense qu'à soi. Elise, je ne sais pas si je t'ai rendue heureuse, tu ne me l'as jamais vraiment dit, mais toi tu m'as rendu heureux… Merci, mon ange, merci pour cette musique qui a entouré ma vie, merci pour la douceur de tes gestes, ton regard sur moi, merci pour tes pas dans les villes que nous avons visitées, pour tes parfums, tes inspirations, pour les nuits blanches et les salles noires, pour le vent autour de tes jupes, pour l'eau fraîche autour de tes chevilles, merci pour les pommes que tu croquais à pleines dents, merci pour tes cheveux frisés dans les descentes à vélo, pour les rires après tes victoires dans nos jeux, merci d'avoir été ma boussole, mon horloge, mon baromètre, d'avoir été cette raison, cette passion, ce plaisir qui nous a dépassés, d'avoir fait le « nous », d'avoir tracé des frontières et de les avoir franchies, merci pour les châteaux de cartes et les montagnes, pour les flaques d'eau et la traversée des mers, pour les petits mensonges et les quelques larmes… Ces larmes que tu as fait couler quand je me suis cru, quand je me suis vu abandonné par toi… Je me rappelle chaque ligne du poème que j'ai écrit ce jour-là…

Il prend son carnet de voyage et commence à lire :

Me soumettre à ton souvenir,
de tes larmes offrir, de tes armes périr.
Attendre et ne plus rien penser,
laisser tomber cette nuit, pluie fine et sombre.
Opposer la lenteur de mes pensées, l'urgence de tes actes.
Les espérer une fois de plus, une dernière fois.
Supposer ta langueur, susurrer ton visage.
Pour moi, mes bras, tes reins,
me gorger une fois de plus, une dernière fois,
vider cette sève qui abonde en toi.
T'espérer, s'éprendre et de l'autre s'enivrer.
Ne plus rien sentir que cette satiété nouvelle.

De cette vie refuser la facilité
et y préférer, jusqu'à se perdre,
l'âpreté qui nous fait désirer ce corps à jamais perdu.
Toucher au firmament jusqu'à se brûler les ailes.
Tomber agonisant d'avoir voulu une fois de plus.
Des méandres de ton être je vacille, espère et succombe.
Prendre la quintessence et en humecter mes lèvres.
De ce fruit sucré se souvenir.
De cette saison que l'on abandonne peu à peu au profit d'une autre, moins enjôleuse.
Epouser ses latitudes sensibles,
laisser les vents nous prendre et nous poser, ici, là, peu importe.
Te survivre et se demander pourquoi, pourquoi la vie ?
Parce qu'elle est là et qu'elle n'attend que toi.
Labourer les nuages avec le soc de notre âme.
Laisser ce rapace écraser mes entrailles, laisser cette chape me recouvrir,
n'espérer que toi, impossible toi,
lever la main, penser pouvoir t'atteindre et te laisser partir à nouveau et n'avoir qu'un désir,
te retrouver, mon amour…

Elise, je ne me souviens même plus de notre adresse mais je me souviens à la virgule près de ce poème. Je l'ai écrit quand cet homme a failli t'enlever à moi et je l'ai ressorti quand la maladie t'a emportée. Les mots résonnaient des mêmes souffrances.

Je ne t'ai jamais montré ces lignes, tu n'as même pas su que j'étais au courant, pour toi et ce guide de montagne. Qu'est-ce qui a pesé dans la balance pour que tu restes avec moi ? Tu avais l'air si heureuse avec lui ;

lui aurait pu te faire un enfant… Tu m'as finalement choisi et on a vécu une existence fabuleuse. Peut-être de réaliser que tout est fragile, volatil, on met tout en œuvre pour le conserver… Je ne sais pas pour toi mais tu as été l'amour de ma vie, Elise.

Noël va poser son petit bouquet de violettes, plie la chaise et s'apprête à se diriger vers la sortie.

— Je t'ai dit que j'allais à la pêche avec le petit cet après-midi ?

Aurore frappe à la porte de Clotilde et, sans attendre de réponse, entre. Elle vient de voir la vieille dame en robe de chambre dans son jardin. La cuisine, comme d'habitude, sent bon le café et le pain grillé. Avant d'emménager chez Noël, Aurore prenait son petit déjeuner chez Clo, maintenant elle se contente d'un petit café pour lui faire plaisir, ce qui n'empêche pas Clo de lui proposer, à chacun de ses passages, une tranche de pain grillée, des gâteaux ou quelques crêpes. Sa gourmandise et l'idée de faire plaisir à Clo font souvent céder Aurore.

— Tu as bonne mine aujourd'hui, ma belle !

— Ah, pourtant, je ne me suis pas couchée très tôt. Hier soir, j'avais un dîner.

— Avec un homme ?

— Heu… non, pas spécialement, bredouille Aurore, surprise.

— Tu me mens, il n'y a qu'une soirée en amoureux qui laisse ce regard à une femme…

— C'était juste un repas sympa avec un copain, mais sans le moindre sous-entendu.

— Un simple copain qui te met le rouge aux joues et le regard qui pétille, poursuit Clo.

— Il est séduisant mais on en reste là pour l'instant. L'âge nous fait devenir raisonnables.

Aurore donne quelques indices pour satisfaire la curiosité de Clo, sachant que la vieille dame n'ira pas plus loin.

— Ça fait longtemps que je ne t'ai pas vu l'air aussi épanoui !

— N'exagérons rien, Clo, ce n'était pas non plus le feu d'artifice. Ne prêchez pas le faux pour savoir le vrai.

— Tu sais, il faut en profiter, après l'heure ce n'est plus l'heure.

— Clo ! C'est un peu compliqué avec lui, bien plus que le schéma classique homme-femme. Bon, je m'occupe de vous.

Elles se dirigent ensemble vers la salle de bains.

— Ça se passe toujours bien, avec Noël ? questionne Clotilde.

— Oui, il est gentil, la journée il fait son petit train-train et quand je rentre le soir il m'a préparé le feu, mis la table. C'est agréable de rentrer dans une maison allumée et chaude. En plus, il s'occupe un peu des devoirs de Nils. Cet après-midi, ils vont à la pêche ensemble.

— C'est bien ce que tu as fait pour lui, en plus, ça lui permet de goûter un peu à une vie de famille.

— Je sens que ça lui fait plaisir, il voit Nils comme un petit-fils, et mon fils, lui, apprend à côtoyer une personne d'une autre génération. Ça lui apprend la tolérance et la patience.

— Tous les gamins sont pareils, mais par rapport à d'autres ton Nils est toujours poli quand je le croise.

— Vous le voyez quand vous allez en ville ?

— Oh non, il passe quelquefois par ici avec une bande de copains, ils vont dans les prés au-dessus…

— Ils ne font pas de bêtises ? s'inquiète Aurore.

— A cet âge ils font toujours des bêtises, le tout est qu'elles ne soient pas trop grosses… Tu ne faisais pas de bêtises à quatorze ans, toi ?

— Oh si, mais justement, on pense qu'ils font les mêmes, voire pire, et on s'inquiète.

— T'en es pas morte ? rétorque Clotilde avec un grand sourire.

— Ben non…

— Alors laisse-lui croire que tu ne te doutes de rien. Tu sais, un garçon, ça fait mais au moins ça dit, une fille, c'est plus compliqué.

— Justement, Nils ne me dit rien… Plus rien du tout, j'ai un fantôme d'adolescent à la maison…

— Ça reviendra, il a besoin d'avoir confiance en toi.

— Pourquoi Nils n'aurait pas confiance en moi ?!

— Tu lui caches quelque chose peut-être, Aurore. Il ne sait pas quoi mais il le sent, et ça doit le bloquer…

— L'eau n'est pas trop chaude ? s'inquiète l'infirmière.

— C'est bon, tu peux utiliser le gel à la fleur d'oranger.

— J'adore cette odeur, elle me rappelle mon enfance, s'extasie Aurore.

— Moi aussi, j'ai l'impression d'être une pâte à crêpes, mais j'aime bien.

— Vous mettez de la fleur d'oranger dans les crêpes ? Moi, je mets du rhum.

— Ça dépend.

— Vous me donnez des envies, avec vos crêpes, Clo, je crois que je vais faire ça à mes pêcheurs pour le goûter tout à l'heure. Vous avez une serviette propre quelque part ?

— Derrière toi ! répond la vieille dame.

— Pour la robe, Clo, je choisis ?

— Je te fais confiance. Je t'ai dit que la veuve de Jean Estrade vient manger avec nous au club en ce moment ? Ça fait du bien de la croiser.

La veuve de... C'est ce que serait Aurore dans l'esprit des gens si elle n'était pas partie. La veuve d'un mec qui la trompait et qui est mort à cause de cela. Si elle était restée là-bas, sa vie aurait été étiquetée ? Des années de féminisme, d'émancipation pour être présentée comme « la veuve de » ! Est-ce que Noël se fait appeler « le veuf d'Elise Potier » ? Non, lui c'est Noël Potier. Sans aucune allusion d'appartenance à la personne décédée. Aurore se félicite que personne ici ne connaisse son histoire. Ici, elle est Aurore, l'infirmière, mère de Nils, peut-être séparée du père de son enfant. Il n'y a que Nils qui évoque avec ses copains le décès de son père.

— A quoi tu penses ? demande Clo.

— A rien de spécial, à ma journée, à mon fils...

— C'est ce que je t'ai dit qui t'inquiète ?

— Non, Clo, je sais qu'il est avec ses copains, ils rôdent partout dans le village.

— Et puis tant qu'il y a des filles... A part faire les malins devant elles, ils ne font pas grand-chose.

— Il y a des filles ? s'étonne l'infirmière.

— Oui, trois ou quatre, elles sont sacrément mimi...

— Oh, je vois lesquelles !... La coiffure, ça vous plaît ?

— Très bien, merci, Aurore.

— Je vais chez Mme Verdier, après. Avez-vous besoin que je lui apporte quelque chose ?

— Non, c'est bon, je la vois demain au club des aînés.

— Bon, Clo, à plus tard, bonne journée.

— Bonne journée, Aurore, bon courage avec les hommes de ta vie…

— …

— Eh bien ! Ton fils et Noël !

— Ah, ceux-là ! Ne vous inquiétez pas, je les gère ! conclut Aurore dans un sourire.

Devant le domicile de Mme Verdier, Aurore reconnaît la voiture de Maxime. C'est normal de le trouver ici à ce moment de la journée, il a l'habitude de boire le café chez sa mère vers dix heures entre deux visites. A vrai dire, elle espérait tomber sur lui.

En descendant de la voiture, elle sent son cœur battre à se rompre. Elle est tellement troublée qu'elle oublie de frapper à la porte de la maison. Maxime est en train de discuter dans la pièce voisine avec sa mère. Personne n'entend venir l'infirmière. Avant de les rejoindre, elle veut écouter la voix de Maxime, jamais la même. Elle aime son timbre, elle ferme les yeux et l'écoute. Les paupières closes, l'odeur de son parfum dans l'air, elle a l'impression d'être à ses côtés, de lui voler un instant d'intimité.

— Aurore ne devrait pas tarder, tu restes un peu ou tu préfères partir quand elle sera là ?

— Je vais vous laisser tranquilles…

— Elle est si gentille avec moi !

— C'est normal, maman, c'est un peu son boulot d'être gentille et de soigner les gens.

— Oh, il y en a qui sont plus rustres que d'autres. Prends sa collègue, eh bien, avec elle, ça se passe moins bien.

— Elle est pourtant bien, Magali ?

— Aurore est beaucoup plus jolie.

— La gentillesse n'a rien à voir avec la compétence, rétorque Maxime.

— Moi, je dis juste qu'elle est gentille et jolie.

— Maman, je te vois arriver avec tes gros sabots ! Je t'arrête tout de suite, elle n'est pas mon genre.

— Comment ça, brune, pétillante…

— Elle manque d'élégance, elle est mignonne mais elle n'est pas très classe… La dernière fois que je l'ai vue, elle portait une robe un peu trop serrée. Je ne sais pas si elle s'en rend compte… Après, je ne dis pas qu'elle n'est pas attirante mais bon c'est pas mon genre.

— Je ne suis pas d'accord avec toi, elle sait se mettre en valeur. A quarante ans, peu de femmes sont encore comme elle. Même toi, tu vieillis et à moins de prendre une jeunette, ça risque de devenir compliqué…

— Et puis, elle n'est pas très intéressante…

— Tu ne lui parles jamais, tu ne peux pas savoir !

— Je la croise chez les patients, ça me suffit.

— Bon, ça ne sera pas elle non plus…

— Maman, ne t'inquiète pas pour moi, j'ai quelqu'un de très bien en ce moment. Elle est juriste dans une boîte à Toulouse.

— Moi, tout ce que je veux c'est ton bonheur…

— Je sais, arrête juste de te faire des idées au sujet d'Aurore. Ne lui raconte pas d'histoires. C'est compris ?

Aurore entend leurs pas qui se dirigent vers le jardin. Adossée au buffet en formica dans la cuisine, elle a l'impression de n'entendre que le mouvement du rideau à lanières de plastique. A travers les longues franges, elle distingue la silhouette de Maxime, devine entre deux ondulations ses chaussures. Elle croyait en avoir terminé avec cette douleur qui déchire le ventre, cette douleur intense propre aux chagrins d'amour.

Le cœur et l'amour-propre empalés, elle est comme en catalepsie dans la cuisine. Elle doit vite se reprendre, faire croire qu'elle vient d'arriver. Mais comment ?

Comment revenir sur ses pas, pousser le rideau, entrer en scène dans le jardin, sourire, embrasser Lucie, serrer la main de son fils, le regarder dans les yeux, lui qui vient de la crucifier en trois phrases ? Elle a beau se convaincre que le spectacle continue, elle a mal à son être tout entier. Elle se sent comme une poupée vaudoue dans laquelle on a planté des aiguilles. A la tête, au cœur, aux tripes.

Le bruit d'une chaise en métal que l'on déplace la fait revenir à elle. Dans un réflexe, elle se détache du meuble, se repositionne à l'entrée, frappe à la porte. Elle se donne une contenance en prenant une grande inspiration, s'avance.

— Bonjour... Il y a quelqu'un ? lance-t-elle d'une voix mal assurée.

— Entre, Aurore, on est dans le jardin, nous profitons des rayons du soleil.

— Oh, vous avez l'air bien ici... Bonjour, Maxime.

— Bonjour, Aurore, vous allez bien ?

Aurore marque un temps pour ne pas céder à ses émotions trop vives.

— Ça va toujours, vous savez, je me satisfais de peu.

Maxime est surpris par la réponse mais ne le montre pas.

— Bon, je vous laisse travailler… Maman, je repasse cet après-midi pour les courses, d'accord ?

— D'accord.

— Je viendrai après les consultations, donc pas avant cinq heures.

Discrètement, en quittant les lieux, Maxime essaie de capter le regard d'Aurore, qui semble le fuir.

Elle commence les soins, mais n'a en tête que les paroles de Maxime. Son travail achevé, et après avoir embrassé Lucie, elle sait qu'elle va pleurer des larmes de rage, de frustration. C'est ce qu'il y a de mieux à faire quand on a le cœur brisé, que l'on ait dix, vingt, ou quarante ans.

Maxime, lui, ne se doutant de rien, lui a envoyé un message sur son portable.

J'étais content de te revoir après notre soirée.

Aurore ne répond pas. Elle préfère faire signe à Pierre, lui propose un créneau libre dans son emploi du temps : entre midi et deux. Avec l'opportunisme des lâches, Pierre accepte de satisfaire l'envie de sexe d'Aurore et reporte à plus tard son approche de séduction auprès d'une autre maîtresse. Le besoin naît d'une intime déception, Aurore croyait ne jamais plus avoir à ressentir ce sentiment pour un homme. La vie lui aura appris à nouveau qu'il n'existe aucun vaccin, même homéopathique, au chagrin d'amour et à la blessure des mots.

Aurore dira adieu à Pierre. Elle va lui avouer qu'elle a eu envie de lui une dernière fois, pour ne pas avoir de regrets.

Malgré tout, le temps de ce rapport avec Pierre, cette sensation d'un autre homme en elle lui fait réaliser combien Maxime compte pour elle.

Oui, la plaie vive qu'il a ouverte va mettre beaucoup de temps à se refermer.

Le silence accompagne les deux compagnons depuis près de trois quarts d'heure. Nils n'ose le rompre pour ne pas effrayer d'éventuelles proies et Noël pense que l'adolescent réserve ses mots, sa conversation pour ses copains. Les yeux rivés sur la surface agitée, ils réalisent qu'ils apprécient leurs présences respectives. Noël sait pourtant combien il est difficile de rester mutique en présence d'un autre ; une gêne peut s'installer, avec ce besoin irrépressible de combler le silence avec du vent.

— Nils, tu es un accordeur de silences. Tu as un don pour les épurer.

Le jeune homme regarde Noël, surpris par ces mots, « accordeur de silences ». Noël sourit.

— Chaque silence est une musique en gestation. Ne parle que pour raconter de belles histoires.

— J'en ai pas de belles, des histoires.

— Si, on en a tous. Cette fille qui te fait perdre la voix, voilà une belle manière d'accorder ce silence et de lui raconter des histoires.

— Comment vous savez, pour la fille ?

— Il faut savoir regarder, Nils. J'avais le même regard que toi à quinze ans quand je regardais Elise. A cet âge-là, fini, les amourettes de l'enfance. Elle me rendait fou, elle fricotait avec d'autres garçons, me répétant que j'étais un copain et non son petit copain, et moi je réprimais mes sentiments, je me persuadais : C'est Elise, c'est juste une copine… C'était dur.

— C'est ce que je ressens aussi en ce moment. Sibylle, c'est ma copine et en même temps… Vous comprenez ?

— Bien sûr, mon grand, on a tous ressenti cela un jour.

— Et ?…

— Eh bien, tu es dans le pétrin !

— C'est ça, votre conseil ?

— Je t'ai dit que je te comprenais. Pas que j'avais la solution.

— Et vous, Noël, qu'est-ce que vous avez fait ?

— Je me suis planté, puis rattrapé plusieurs fois. Finalement je me suis marié avec elle.

— Et moi, je fais quoi ?

— Que veux-tu faire ?

— Je tiens à elle, quand elle est avec quelqu'un d'autre ça me rend fou, comme lorsqu'elle est sortie avec ce type de Saint-Lary…

— Alors raconte-lui une histoire… Attention, ta canne penche trop, redresse-la !

— Quel genre d'histoire ?

— Quand je dis « histoire », je ne te demande pas de lui raconter des mensonges. Fais-la rêver, emmène-la dans des endroits qui deviendront les vôtres ensuite.

Etablis un petit rituel rien qu'à vous, fais en sorte qu'elle se sente spéciale pour toi.

— Mais si, pour elle, je ne suis qu'un bon copain ?

— Raconte-lui des histoires et tu verras si elle les aime.

— Vous, Noël, vous lui avez raconté quoi à votre femme ?

— Tu sais, c'était compliqué car elle connaissait tous les coins par cœur et on en avait arpenté quelques-uns ensemble en bons copains. Le jour où j'ai décidé de l'embrasser, je l'ai emmenée dans un lieu spécial, assez secret, que j'avais découvert en cherchant des champignons avec mon père. Tu vois où habite Mme Baziège ?

— Oui, à peu près…

— Le point de vigie du vieux hêtre, on l'a tous connu pour faire des bêtises… Eh oui, mon grand, cet arbre a vu plusieurs générations de cigarettes échangées et de premiers flirts, bref… Tu montes en laissant le hameau sur ta droite, tu récupères un sentier, tu continues jusqu'à un petit col. Tu en as pour dix minutes ; ensuite, tu redescends en suivant le GR. A un moment tu vas quitter le GR sur la gauche et prendre une sente qui semble se perdre dans les bois… Tu la suis pendant cinq minutes.

— C'est une randonnée que vous me faites faire !

— Non, de chez Clo tu en as pour une vingtaine de minutes. Ça te laisse le temps de discuter. Commence à préparer le terrain. A un moment tu récupères un petit cours d'eau, tu le remontes jusqu'à un pont et c'est là.

— Votre endroit, c'est un pont ?

— Pas uniquement, il y a des vasques naturelles, une végétation foisonnante, des mousses, des fougères, une cascade. On se croirait en Amazonie. Il faut y aller l'été, quand il fait bien chaud dans la vallée. C'est un coin de paradis.

— Ça a l'air cool comme endroit… Et votre rituel, c'était quoi ?

— Les fleurs… Tous les matins j'allais lui chercher des fleurs des champs. Le premier bouquet c'était des violettes… Le jour où je l'ai emmenée sur le pont, j'avais cueilli des violettes. C'était fin février, il faisait un froid de loup ce jour-là, la neige était tombée en abondance quelques jours auparavant et l'endroit, très ombragé, avait gardé une bonne épaisseur de blanc. Personne n'était passé, hormis des lapins et des biches, qui avaient laissé des traces délicates le long de la rive. Sur les bords, les tiges d'herbe étaient recouvertes de glace, leur donnant l'aspect de sucre d'orge… Je ne sais plus ce que j'avais prétexté pour la faire venir seule, mais j'étais bien décidé à l'embrasser pour lui montrer mes sentiments. Je ne me souviens plus de quoi nous avons parlé. De toute façon, les paroles dans ces moments-là ne sont pas importantes, elles sont, voilà tout. Tout se joue dans les attitudes, les regards, les sourires… Je me souviens juste de cet instant… Nous gardions les yeux fixés sur le petit ruisseau qui se frayait un chemin entre la glace et la roche, je m'étais approché d'elle pour lui montrer un oiseau de l'autre côté de la rive. Elle a ri, en se retournant vers moi, elle m'a regardé en se remettant une mèche de ses cheveux frisés derrière l'oreille. Ce sourire et son regard, j'ai su que c'était le signal, je me suis avancé et j'ai posé mes lèvres sur les siennes. Pas embrasser, juste poser mes lèvres… C'était la chose la plus douce que mon corps ait jamais touchée…

— J'ai déjà embrassé des filles… C'est bien, mais ce n'est pas non plus le truc ultime.

— C'est parce que ce n'était pas la bonne.

— Et vous êtes restés tout le temps ensemble depuis ce baiser ?

— Oui et non… Nous avions douze ans et même si tu sens au fond de toi que c'est la bonne personne, c'est difficile de se mettre un fil à la patte.

— Les origamis, c'est un rituel aussi ? demande Nils.

— Oui, quand les fleurs viennent à manquer, ça les remplace.

— Trop chelou, cette canne sans moulinet ! Je croyais qu'il y en avait un, pour la pêche à la mouche…

— C'est une canne Tenkara. Une canne japonaise, c'est très pratique quand tu pêches dans des petits cours d'eau comme les torrents de montagne. Et puis, tu as moins de risques d'emmêler la bobine de fil. Il faut que tu sois souple, que ton avant-bras ne fasse qu'un avec la canne. Entraîne-toi à poser délicatement ta mouche en premier. La distance et la précision, ça viendra avec l'expérience.

— On va attraper du poisson avec ça ?

— Ici, depuis le temps qu'on mascagne[1] l'eau, on a dû les faire fuir… Nous allons changer de côté. Une fois que tu te seras bien exercé, on pêchera vraiment… Voilà, mets délicatement ta mouche. Très bien.

— Ça commence à venir, j'ai compris le mouvement…

— Attends, passe-moi ta mouche, je vais la graisser un peu pour qu'elle flotte mieux.

Au bout de quelques lancers, Nils parvient à caresser l'eau et à poser la mouche sans trop taper la surface.

1. Mascagner : remuer avec brutalité.

— Tu vois, ça vient assez rapidement et puis, vous, les jeunes, avez la chance d'apprendre vite. Nous, les vieux, nous avons le malheur de désapprendre encore plus vite. Quand j'étais jeune j'avais l'impression que tout ce que j'apprenais au fil du temps se mettait en place en une fraction de seconde. Vieillir, c'est prendre conscience qu'on perd ce qu'il nous a été donné de découvrir au cours des années : les gestes, les visages, la vue, l'ouïe. Maintenant quand je me réveille, je me demande ce que j'ai oublié pendant la nuit, ce qui est parti à jamais…

— Vous savez plein de trucs, Noël. Vous m'apprendrez à faire des origamis ?

— Si tu veux, le bouquet de violettes est simple à faire. On va faire une pause et je te montre…

Noël enroule le fil autour d'une bobine en liège et accroche la mouche.

— J'ai toujours une petite feuille violette sur moi, on ne sait jamais… Regarde, d'abord, tu rabats ce bord, puis l'autre, et ensuite tu plies en deux à partir de là…

Nils regarde le vieil homme aux doigts gourds plier un minuscule bout de papier avec la même dextérité que lorsqu'il a attaché la mouche au fil de nylon. Nils trouve les mains de Noël belles, à la fois épaisses et fragiles. Elles glissent, épousent le papier, le transformant en une fleur délicate.

— A toi, maintenant.

Nils prend une feuille et suit les conseils de Noël pas à pas, faisant naître lui aussi la poésie entre ses mains.

— Vous avez raison, ce n'est pas compliqué. Merci, Noël.

— De rien. Tu auras appris plusieurs choses ce matin. Pêcher, faire des origamis et raconter de belles histoires…

— C'était bien, de passer du temps avec vous. On pourra recommencer ?

— Bien sûr. Tu sais, il y a quelqu'un qui aimerait partager plus de temps avec toi. C'est ta maman.

— Elle vous l'a dit ?

— Oui, nous en avons un peu parlé. Elle aimerait bien que vous partiez ensemble en randonnée, un de ces jours.

— C'est vrai ? Pourquoi pas ? Ça serait cool.

— Bon, on avance un peu et ensuite on remet les cannes à l'eau ?

— OK. Noël, je peux vous poser une question ?

— Oui, si je peux te répondre.

— Pourquoi vous n'avez pas eu d'enfants ? Vous n'en vouliez pas ?

— Avec Elise, nous en voulions plus que tout, mais cela n'a pas été possible, c'est comme ça…

— C'est le destin qui l'a voulu !

— Non, laisse le destin, le bon Dieu et tout le reste de côté, c'est la vie, c'est la nature qui nous a faits ainsi.

— Avec maman, nous sommes votre famille en quelque sorte, lui répond l'adolescent.

— Une famille d'adoption. Ça te plaît de vivre avec un vieux ?

— Ouais, ça le fait ! En plus, ma mère est plus zen depuis qu'on est chez vous.

Noël s'arrête, regarde la base d'un peuplier avec surprise.

— Oh, des morilles ! Au moins si nous n'attrapons rien, on aura toujours des champignons à faire cuire…

L'air est encore un peu frais au bord de l'eau et Noël commence à frissonner.

— Vous avez froid ? s'inquiète Nils. Nous pouvons rentrer, si vous voulez. C'est pas grave si on ne rapporte rien aujourd'hui.

— Tu as raison, l'heure de la pêche à la mouche est passée et il y a un peu trop d'eau aujourd'hui. Nils, quand tu rentreras de la pêche bredouille, trouve toujours une excuse, le vent, l'eau… Bref, trouve toujours des circonstances atténuantes à tes piètres prestations de pêcheur.

Après son rendez-vous avec Pierre, Aurore a la sensation de flotter entre deux eaux tumultueuses. Le corps encore rempli de secousses post-orgasmiques et la tête noircie des mots volés à Maxime.

Aurore a le sentiment d'être le jouet des hommes depuis qu'elle est en âge de les approcher. Maxime joue avec son cœur pendant que Pierre – même si pour cette dernière fois elle menait le jeu – joue avec son corps. Les mots de Maxime sur le pas de la porte, elle les a captés bruts, sans filtre, mais ne sait pas comment les interpréter réellement. Car la voix de Maxime, le ton employé, les termes, tout sonnait faux, comme l'envoi du SMS.

De retour chez elle, en se jetant dans son canapé, la tête en arrière, le regard au plafond, Aurore pense à voix haute :

— Quel besoin ai-je des hommes pour me retrouver ainsi, le corps souillé et l'âme triste ? Quel besoin ai-je des hommes pour souffrir à nouveau de leur manque alors que leur présence me blesse ? Quel besoin ai-je des hommes alors que ma vie sans eux est déjà compliquée et qu'ils ne me sont d'aucune aide… Tu n'en as pas assez, ma grande, de morfler à cause d'eux ?

En passant la main sur le tissu du canapé, ses doigts frôlent la couverture d'un hebdo, un de ces magazines où l'on expose le bonheur des corps, les réussites et les histoires amoureuses alambiquées. Elle prend le magazine et le balance à travers la pièce. Son geste est vain, mais nécessaire pour évacuer sa colère. Quand ils traversent une déception amoureuse, les hommes ont le droit de se saouler, de vomir, de se battre, de baiser avec la première venue, les femmes, elles, balancent des magazines et pleurent. En cela aussi il y a deux poids, deux mesures. Elle aimerait faire de même, crier, boire jusqu'à s'évanouir et se réveiller avec une énorme gueule de bois, même si cela ne sert à rien.

Aurore tourne dans la maison, espérant que quelqu'un arrive bientôt, avant qu'elle ne fasse une bêtise. Laquelle ? Justement elle cherche. Quand on n'est pas habitué à en faire, il y a un léger manque d'inspiration, un retard à l'allumage.

En ouvrant le placard de la cuisine, Aurore passe tout en revue : bouteilles d'huile, bouteilles de rhum pour les gâteaux, épices, le tout disposé dans un désordre évident. Le pot de pâte à tartiner lui semble être le meilleur refuge, sa seule douceur consolatoire, qui ne la laissera pas saoule à quatre heures de l'après-midi alors que son fils et un vieillard ne vont pas tarder à rentrer… Aurore ouvre le tiroir, saisit une grosse cuillère et reprend sa position sur le canapé, assise en tailleur avec le pot d'un kilo de pâte à tartiner aux noisettes calé entre ses cuisses.

Au même moment, Nils et Noël font leur entrée dans la maison, les joues fraîches et le sourire aux lèvres. Sourire qui s'efface un peu du visage de Nils quand il découvre sa mère plongée dans le pot.

— Qu'est-ce que tu fais, maman ? Tu craques ou quoi ?

— C'est juste du chocolat ! Tu aurais préféré me retrouver avec une bouteille de Negrita ou de Tabasco ?

— Quoi ?

— Laisse tomber, c'est une idée comme ça !

Aurore reconnaît que sorti du contexte son propos est stupide.

— Vous avez attrapé des poissons ?

— Walou ! Ce n'était pas la bonne heure et il y avait trop d'eau !

Noël envoie un clin d'œil discret à Nils.

— Mais nous avons trouvé des morilles.

— Super…

Aurore a du mal à masquer son manque d'intérêt et ne voit d'autre issue que de piocher à nouveau dans la pâte à tartiner. Nils décide d'aller se chercher une cuillère et de s'asseoir à ses côtés.

— Tu m'en laisses un peu ? Au fait, pour la rando dimanche c'est une bonne idée, ça fait longtemps qu'on n'a pas marché tous les deux.

— De quelle randonnée tu parles ? Je n'y avais pas pensé mais maintenant que tu le proposes, pourquoi pas ? On pourrait aller faire un peu de ski de randonnée au départ de Piau.

— Tu… Mais c'est Noël qui m'a dit que ça te ferait plaisir !

— Ce n'est pas ce que tu m'as dit, Aurore ? J'ai dû mal comprendre.

Noël se tourne vers l'âtre de la cheminée pour ne pas montrer un léger sourire de satisfaction sur son visage.

Aurore glisse sa main dans les cheveux de son fils.

— Tu les laisses pousser ? C'est la mode ?

— Maman…

— OK, je te laisse tranquille… Nils ?

— Oui.

— C'est chouette de faire une balade ensemble dimanche.

— Ouais, c'est cool…

— Tu as passé un bon moment avec Noël ?

— Oui, il m'a appris plein de trucs.

— Tu vois, les vieux, ce n'est pas si nul, ils ont plein de choses à partager, il faut juste prendre le temps de les écouter, conclut Aurore.

Nils prend la télécommande de la télé comme pour court-circuiter sa mère. Aurore sait son temps de parole écoulé et s'en satisfait. Elle en profitera demain. En attendant, elle pose sa tête contre l'épaule de son fils. Cette épaule qui se transforme en épaule d'homme, épaisse et musclée. Aurore se dit que finalement, son homme, elle l'a déjà.

En prenant son petit déjeuner ce dimanche matin Aurore préfère songer à la journée qui s'annonce qu'à la nuit qui vient de s'écouler. Nuit pleine de tristesse et d'amertume, pensées noires obsédantes entre autopersuasion : Oui, Maxime est un pauvre type ; et autoflagellation : C'est vrai, après tout, je suis banale et vulgaire.

Il fait encore nuit et la maison résonne déjà de bruits de tasses et de tartines qui sautent du grille-pain. Noël s'est levé et, malgré l'insistance d'Aurore pour qu'il aille se recoucher, reste pour assister au départ des randonneurs. En attendant que le café soit prêt, il allume le feu et regarde la météo sur Internet.

— Vous avez fait des progrès, Noël !

— Plus que tu ne crois, je sais même faire des achats et comparer les différents sites.

Aurore sourit en découvrant ses yeux émerveillés. Dans le couloir, les frottements du tissu Gore-Tex annoncent l'arrivée de Nils. Aurore lance un regard admiratif à son fils, dans son sous-vêtement technique moulant, les cheveux en bataille. Elle trouve qu'il ressemble aux mannequins des marques de snowboard. Il s'assied à table, regarde son bol vide.

— Qu'est-ce que tu veux pour ton petit déjeuner, Nils ?

— Oh rien, je n'ai pas trop faim.

— Mange quelque chose, on se fait neuf cents de dénivelé positif quand même !

— Je prendrai une barre ou deux dans la montée.

— Comme tu veux, tu bois quoi ?

— Un lait chaud.

Aurore boucle son sac dans un silence religieux. Noël est assis devant la cheminée, attentif à son monde, tandis que Nils sort péniblement des limbes de sa nuit, les yeux rivés sur sa cuillère qu'il fait remuer dans le lait chaud. Il observe avec attention les petits tourbillons que le mouvement provoque.

— Tu mettras les peaux à tes skis avant de partir, ça nous fera gagner du temps au démarrage.

— Oui, maman. Il va faire froid ?

— Au départ en fond de vallon, on risque d'avoir un peu froid. Ensuite une fois qu'on aura bien monté, et avec le soleil, un tee-shirt technique devrait suffire.

— Je prends juste une polaire et mon coupe-vent ?

— Oui, je fais pareil. La montée et la descente se font au soleil. Prends les couteaux, au cas où il y aurait un peu de vent.

— OK.

Après avoir avalé son lait, Nils va chercher deux barres à la pâte d'amande qu'il met dans son sac à dos. Bonnet sur la tête et gants aux mains, Aurore et Nils souhaitent une bonne matinée à Noël. Le vieil homme les regarde partir avec une certaine fierté, heureux du coup qu'il leur a joué.

Le sol est dur, gelé, les herbes luisent dans la lumière des phares. Nils devine les silhouettes de deux biches dans le pré d'en face. Elles lèvent la tête mais ne s'attardent pas sur les deux lève-tôt.

Aurore actionne le dégivrage du pare-brise et tend le grattoir à son fils.

— C'est toi, l'homme !

— C'est trop facile, ça !

Depuis sa place, elle regarde son fils gratter les vitres de la voiture. Cette idée de randonnée avec son ado lui plaît. Cela fait tellement longtemps qu'ils n'ont pas partagé un vrai moment ensemble ; elle conçoit cette virée comme une chance. Elle ne peut pas remplacer un père pour les activités physiques, mais pour le ski de randonnée elle tient encore la route ! Elle a l'expérience et Nils l'écoutera sans problème.

— Ça y est, tu as fini ?

— Oui, vas-y, démarre, ça caille grave !!

Nils tourne le bouton de la soufflerie à fond et place ses mains sous ses cuisses pour les réchauffer.

— La voiture de la mère de Tom a des sièges chauffants !

— Et ?

— Eh, je dis juste ça comme ça !

— Ah bon, je croyais que c'était un reproche que tu faisais à cette super voiture.

— Non, elle est bien, cette voiture… Bien… pourrie !!

— Nils ! Elle me suffit pour ce que j'en fais.

Les geais, en cette heure matinale, prennent leurs aises sur la route. Il est encore tôt et les stations de ski n'ouvrent que dans trois heures. La route brille de givre à certains endroits, obligeant Aurore à rester vigilante malgré ses pneus d'hiver. La montée au tunnel s'effectue sans problème et ils parviennent assez rapidement sur le parking du départ. L'air est sec et froid, quelques voitures sont déjà garées et des skieurs sortent leurs skis des housses. Aurore les salue poliment, Nils les toise, sans un mot. L'idée de ne pas être seul l'agace.

— Je te préviens, Nils, on ne monte pas comme des fous pour être les premiers au sommet. Ça ne sert à rien, tu ne feras pas ta trace de toute façon, il n'a pas neigé depuis un moment et c'est déjà bien marqué.

— OK… après, c'est quand même sympa d'être tout seul au sommet.

— On va voir par où partent les premiers et on ira de l'autre côté, si tu veux.

Aurore et Nils enclenchent les fixations avant des skis, le groupe de skieurs part à gauche. Eux iront donc à droite.

Aux premiers instants, le corps cherche un rythme, le glissé du ski heurte un peu puis au bout d'un quart d'heure, les premières conversions faites, les organismes sont chauds et le geste plus précis, plus efficace.

Nils s'arrête pour enlever une couche de vêtement, Aurore fait de même, et en profite pour boire une gorgée d'eau à la pipette.

— Ça va, Nils ? Il fait déjà bon.

— J'avais oublié que c'était si pénible. Les télésièges, c'est mieux quand même.

— Pour avoir la chance d'évoluer dans un cadre pareil, il faut se la gagner.

— Ce n'est pas faux.

— Ça s'est bien passé hier avec Noël ?

— Oui, plutôt, on a parlé de plein de trucs, de la pêche mais pas que.

— Il n'était pas trop confus, parfois ?

— Non, il était plutôt bien. Maman, c'est vrai que tu veux l'emmener en Norvège en voyage ?

— C'est lui qui s'est mis cette idée dans la tête, c'est compliqué. Il a quand même beaucoup de moments d'absence. A l'étranger ça peut vite devenir un problème.

— Alors tu lui mens ?

— Non, mais je retarde les choses. Je sais que ça lui fait du bien de se projeter, ça le stimule.

— C'est pas cool pour lui, il va être trop déçu.

— Nils, ne lui dis rien. Je le laisse s'en rendre compte tout seul. En attendant, je ne le contrarie pas.

— Tu fais pareil avec tous tes vieux ? C'est pas juste, de leur mentir comme ça.

— Je ne fais pas ça « avec tous mes vieux », comme tu dis, s'impatiente Aurore. Uniquement avec Noël, car on vit avec lui, et puis je ne lui mens pas.

— Tu fais quoi alors, tu lui caches la vérité, c'est pareil.

— Nils !

— Quoi ?

— On ne va pas commencer à s'engueuler !

— N'empêche, c'est pourri comme plan ! En plus, il cherche des infos sur Internet, je l'ai vu dans l'historique.

Nils a accéléré le rythme et malgré sa technique et sa condition physique Aurore a du mal à suivre et à argumenter en même temps.

— Eh, Nils, tranquille, il n'y a personne devant, nous serons les premiers en haut.

La montée est belle, régulière, le vent se lève légèrement dans l'ascension, mais il ne devrait pas être gênant au sommet. Ayant pris de la hauteur, ils distinguent le parking en contrebas où arrivent d'autres voitures. Dans quelques heures, l'endroit sera moins calme. Aussi pour l'instant Aurore profite de cet instant privilégié, cette impression d'être seule au monde. La neige est bonne, elle est encore un peu gelée mais le temps de descendre elle sera parfaite, un peu dure sur le dessus et souple ensuite. Nils, comme tous les jeunes, est dans l'effort, Aurore, davantage dans le plaisir. Un chapelet de randonneurs les suit à une certaine distance. Aurore les observe, et rassure Nils. Les randonneurs marchent avec des raquettes, ils ne les rattraperont pas dans la montée et ne les gêneront pas dans la descente.

Le silence s'installe entre eux, celui que l'on respecte, celui de l'endurance, de la contemplation. Le sommet est en vue, la face exposée au vent et à la transformation de la neige révèle tout un pan presque bleu et glacé qui n'augure rien de bon pour la descente. Aurore sait qu'il faudra rester de ce côté-là pour éviter de dévisser, autant à la montée qu'à la descente.

Depuis le col, le panorama est magnifique. Nils est arrivé dix minutes avant sa mère et l'attend assis sur un rocher, une barre énergétique dans la bouche. Aurore le rejoint, le visage radieux.

— C'est beau ! C'est quoi, maman, en face ?

— La Gela, Barroude.

— Cool !

Aurore enlève ses skis et s'assied aux côtés de son fils. Elle le trouve beau, ne sait plus s'il ressemble à son père. Sûrement.

Ici, face à l'éternité des montagnes, elle se rend compte combien son fils a grandi. Noël lui a offert l'opportunité de parler en tête à tête avec lui, elle doit la saisir.

— Nils, je t'ai déjà raconté ça, la tristesse incommensurable à la mort de ton père, l'impression de perdre la personne la plus importante de ma vie, car je ne savais pas encore que tu grandissais en moi… Tout ça s'est envolé quand j'ai appris qu'il n'était pas seul dans la maison. Mais avec une autre femme.

Nils observe sa mère, n'ose rien dire, sidéré par ces révélations inattendues.

— Un sentiment de trahison a éteint subitement et irrémédiablement le brasier de mon cœur, le chagrin et la possibilité d'aimer, d'éprouver. Je te l'ai toujours caché pour que tu gardes l'image idyllique d'un père que tu n'as pas connu… Et cela à mes dépens. J'ai fait comme s'il me manquait à moi aussi, mais c'était faux. Il m'avait laissé la plus belle chose qui soit, un enfant, mais sa mort ne m'importait plus. C'était dur de te mentir, de faire comme si j'étais une veuve inconsolable. Si depuis tout ce temps je n'ai pas refait ma vie c'est pour toi, pour que tu continues à croire que je l'aimais encore. Et à défaut de l'avoir avec nous, en entretenant son souvenir. Je me suis laissé enfermer dans le mensonge, tu avais l'air si heureux de penser à ce père, et puis c'était notre moment à nous, de complicité, quand je te racontais comment il était, comment était la vie avant… Dans l'incendie j'avais tout perdu : films, photos, textes, tout. Il ne restait plus que cette photo que tu gardes si précieusement. Je n'ai jamais osé descendre ton père de son piédestal…

— J'étais au courant, maman.

— De quoi ?!

— L'incendie, la femme avec lui… J'étais au courant.

— Mais… comment…

— Internet.

— Pourquoi tu ne m'as jamais rien dit ?

— Je n'avais pas envie de gâcher nos moments. Je pensais que tu l'aimais encore, comme tu n'as jamais trouvé personne…

— Je n'avais pas forcément envie de me caser avec n'importe qui, à l'époque. Ce n'était pas si simple, et maintenant c'est encore plus compliqué.

— Tu rigoles, tu es supercanon pour ton âge ! Je suis sûr qu'il y a plein de mecs qui seraient intéressés.

— Tu es gentil, mais…

— Je suis sûr que si je faisais un sondage auprès des pères de mes potes tu arriverais largement au-dessus des autres mères !

— Tu vas éviter de faire ça, Nils. Bon, on dépeaute[1] et on descend tranquillement !

— OK !

— Nils ?

— Oui.

— Tu grandis, tu sais…

— Eh oui, tu avais déjà du mal à me rattraper, mais là c'est mort…

Nils s'élance dans la pente. Aurore ne cherche pas à le suivre. Elle le regarde prendre des courbes parfaites, se pencher dans les virages, sûr de son ski. Elle est heureuse de le voir évoluer dans ce cirque blanc, heureuse de la vie qu'elle a choisie pour tous les deux, heureuse et soulagée d'avoir évoqué son passé. Aurore ne sait pas si cela lèvera des barrières, mais elle savoure ce moment de confidences qui libère tout : en effet, tout lui semble possible, léger, doux…

La neige est telle qu'elle l'avait imaginée, craquante sur le dessus et fondante dessous. Un bonheur de glisse. Le vent frôle ses joues, le seul bruit perceptible

1. Dépeauter : débarrasser ses skis de randonnée des peaux qui permettent d'avancer sur la pente sans reculer.

est celui de ses patins sur la neige, elle savoure ces sensations.

Il y a peu, elle aurait vécu ce moment en pensant qu'il allait forcément s'arrêter. Aujourd'hui, elle se dit qu'elle n'en espérait peut-être pas autant.

La douceur de la vallée contraste avec le froid piquant des Aiguillettes. Il est de ces toutes fins de périodes hivernales où l'on a l'impression de changer de saison en une même matinée, où l'on passe du blouson au tee-shirt en l'espace de quelques minutes et du blanc immaculé aux prairies fleuries en quelques foulées.

En arrivant à la maison, Aurore sort les skis de la voiture et les met à sécher contre la façade ensoleillée. Son fils, complètement décalé dans l'image, traverse le terrain au milieu des pâquerettes dans sa tenue de ski.

Aurore est surprise que Noël ne vienne pas à leur rencontre ; son tracteur est garé et la porte entrouverte. Elle entre, laisse son fils décharger la voiture, lance d'abord un appel timide à l'intention de Noël. Pas de réponse. Elle s'avance, réitère son appel un peu plus fort, toujours rien. Il est une heure de l'après-midi, d'habitude Noël fait sa sieste devant la télévision. Aurore lui avait laissé un plat à réchauffer, mais il n'y a pas touché. La table n'est pas mise, le feu est éteint, les bûches se sont cassées en deux mais il ne les a pas rassemblées. Si les tiroirs du buffet n'étaient pas ouverts, si des papiers n'étaient pas éparpillés sur la table, elle aurait pu penser que Noël était parti en même temps qu'eux.

En s'approchant des documents, elle constate qu'il a sorti des vieux comptes, des lettres, des quittances. Il semble avoir tout éparpillé dans l'unique but de chercher un papier, mais sans savoir vraiment quoi. Aurore connaît ce comportement compulsif, il est symptomatique de troubles cognitifs assez fréquents chez les personnes âgées. Ce qui l'inquiète ce n'est pas le désordre mais l'absence.

Aurore appelle son fils et l'informe de la situation.

— Par où êtes-vous passés hier en rentrant de la pêche ?

— Par le chemin qui longe la Neste en suivant la voie ferrée.

— Nous allons commencer par là. Souvent les gens désorientés retournent dans les derniers endroits fréquentés, ceux où ils ont l'habitude d'aller. Nous allons remonter jusqu'au village, ensuite on ira au cimetière.

— Pourvu qu'il ne soit pas tombé dans l'eau, cela serait horrible de le trouver dans la Neste ! s'alarme le jeune garçon.

— Ne pense pas au pire, Nils. Nous allons le chercher sans paniquer, et si nous ne le trouvons pas au village j'appellerai les gendarmes… S'il se met à faire des fugues ça risque de se compliquer.

Après s'être changés promptement, Nils et Aurore s'engagent d'un pas rapide sur le chemin, jusqu'au village, en regardant le torrent en contrebas. Ils espèrent ne rien y voir, souhaitent juste qu'il soit en ville, à la terrasse d'un café, au cimetière. Partout, dans un lieu sûr mais pas au bord de ce cours d'eau qu'il affectionne tant, inanimé, le corps doucement ballotté par le flot.

En pénétrant dans le bourg, ils questionnent les gens qu'ils croisent. Personne n'a vu le vieil homme.

Aurore essaie d'imaginer d'autres endroits où Noël aurait pu aller, se demande s'il ne serait pas parti vers l'aval – peu de chance –, mais elle ne peut tergiverser plus longtemps. La mort dans l'âme, elle se résigne à appeler la gendarmerie. Elle sait que s'ils le retrouvent il risque d'y avoir une enquête ; un dossier sera ouvert concernant de possibles troubles mentaux, la disparition parviendra aux oreilles de Maxime, qui n'en attend pas plus pour placer le vieil homme en Ehpad. Finie la vie ensemble, finie la vie tout court pour Noël.

— Maman, attends avant d'appeler les gendarmes. Je crois savoir où il peut être…

— Je t'écoute. Où serait-il, d'après toi ?

— Au-dessus du pré commun, à côté de chez Clo Baziège.

— Pourquoi il serait là-bas ?

— Il m'en parle souvent, c'est un coin tranquille, à côté du vieux hêtre… Pour observer le village.

Nils part à grandes enjambées, Aurore n'essaie pas de le suivre, elle le rejoindra en haut. Il monte rapidement la côte et pénètre dans le champ, il ne le voit pas du premier coup, mais Noël est bien là, assis sur l'herbe.

Le garçon ralentit, reprend sa respiration. Rassuré, il s'approche du vieil homme.

— Noël, nous étions inquiets, pourquoi êtes-vous parti de la maison sans laisser un mot, même sans fermer la porte ?

Noël le regarde, semble faire peu de cas des paroles de Nils.

— Oh, Noël, je vous parle ! Pourquoi êtes-vous parti comme ça ?

— Je n'en sais rien, j'avais envie de me balader.

— Vous balader ? Vous ne pouviez pas attendre que l'on rentre ou nous prévenir ? On s'est fait du souci, avec maman…

— Vous m'avez trouvé !

— On a failli appeler les keufs ! T'imagines, c'est pas bon pour ton dossier, tout ça, s'énerve Nils.

— Il m'en fallait un !

— Un quoi ?

— …

— Ho, un quoi, Noël ?

— Un trèfle.

— Des trèfles… Y en a plein à la maison…

— Oui, mais pas des trèfles à quatre feuilles, il n'y en a qu'ici. J'en avais trouvé un, quand Elise et moi attendions le résultat de nos examens.

— C'était il y a un siècle… Ils ont dû disparaître, depuis.

— Non, je suis sûr qu'il y en a. Aide-moi au lieu de râler.

Nils reste coi un instant puis se penche lui aussi vers l'herbe. Après une marche pleine d'inquiétude, Aurore les a rejoints. Elle les observe, un peu en retrait, adossée au tronc noueux de l'arbre, soulagée d'avoir retrouvé Noël sain et sauf, soulagée de ne pas avoir à appeler la gendarmerie.

Elle se demande bien ce qu'ils peuvent faire là-bas, à fouiller le sol. Et en même temps elle s'en fiche un peu, l'important c'est d'avoir retrouvé Noël.

Nils fait un signe à sa mère pour la rassurer et retourne à sa recherche auprès de Noël.

— Comment on les reconnaît ?

— Nils… C'est facile, ils ont quatre feuilles… Tu m'inquiètes, parfois.

Le garçon éclate de rire à la repartie de Noël, à la stupidité de sa question. Noël rit aussi de bon cœur.

— Je vous dis qu'il n'y a aucune chance d'en trouver…

— Cherche… Si tu ne cherches pas, tu ne trouveras pas, c'est certain.

Nils passe sa main sur le tapis de trèfle, ne voit que des spécimens à trois feuilles. Noël lui raconte des histoires et il se les laisse conter. Centimètre carré par centimètre carré, il scrute sa zone. A force de fixer l'herbe, il a l'impression de ne plus voir qu'une masse verte devant lui. Il entend au loin sonner quatre heures au clocher, il préférerait être avec ses copains en ville plutôt que de chercher un hypothétique trèfle à quatre feuilles.

— Noël, les trèfles à quatre feuilles c'est comme les leprechauns au bout d'un arc-en-ciel, ça n'exis…

Nils s'arrête, son doigt vient de toucher la tige d'un trèfle légèrement plus haut que les autres. Un, deux, trois et quatre feuilles…

Il recompte, il y en a bien quatre ! Il n'en croit pas ses yeux.

— Noël, j'en ai un !

— Je te l'avais dit, prends-le, il est à toi.

— J'aurais juré que ça n'existait pas…

— Si, ça existe, ils sont plus rares et plus difficiles à trouver que les autres, alors tout le monde pense que ça n'existe pas. Ce n'est pas parce que tu ne le vois pas que cela n'existe pas ; ce n'est pas comme le père Noël.

— Maman, on a trouvé un trèfle à quatre feuilles !

— Super ! Bon, on rentre maintenant, je suis crevée. Noël, il y a du bazar à ranger.

— Quel bazar ?

— Tous les papiers que vous avez sortis, il faut les ranger.

— Mais je n'ai rien sorti… Aurore, cela t'embête si nous nous arrêtons, toi et moi, au cimetière avant de rentrer ?

— Si vous voulez, mais d'habitude vous voulez y aller seul.

— Il faut que je te présente quelqu'un.

C'est la première fois qu'Aurore accompagne Noël jusqu'à la tombe d'Elise. D'habitude, elle l'attend à l'entrée du cimetière, le laisse profiter de ce moment d'intimité avec son épouse.

Aujourd'hui elle lui tient le bras, marche en silence à côté de lui. Les cimetières intimident ceux qui n'ont pas l'habitude de les arpenter.

Le bruit des graviers sous leurs chaussures rythme leurs pas, même Noël, si prolixe d'habitude, ne dit rien.

Le lieu lui paraît hors du temps, elle qui n'a plus mis les pieds dans un tel endroit depuis l'enterrement de son mari. Hors du temps. Elle doit sûrement connaître beaucoup de monde enterré en ce lieu, le dernier était Jean Estrade. Elle a assisté à ses obsèques mais n'a pas suivi le cortège à travers les allées du cimetière.

Noël s'arrête face au tombeau de la famille d'Elise.

— Elle est enterrée avec ses parents. Quand ce sera mon tour, je leur dirai de me faire une petite place… De toute façon, je serai le dernier à entrer ici. Après moi, la porte sera définitivement fermée.

— Pourquoi m'avez-vous amenée ? Pourquoi aujourd'hui ?

— Il fallait que je te présente à Elise avant qu'il soit trop tard.

— Trop tard pour quoi ?

— Un jour je ne pourrai plus venir ici… Et j'ai peur que ce jour ne soit pas si lointain, alors je prends les devants.

Noël s'avance, saisit le bouquet de violettes en papier déposé hier matin, le montre à Aurore.

— Elise, je t'avais dit que j'allais te présenter quelqu'un aujourd'hui, voici Aurore, la jeune femme qui a bien voulu adopter un vieux machin comme moi.

— Bonjour, Elise, lance timidement Aurore, j'espère que vous vous souvenez de moi car moi, je ne vous ai pas oubliée…

— Chaque semaine, enchaîne Noël, j'ai l'impression de perdre un peu de mes souvenirs d'elle, mon esprit efface peu à peu les kilomètres de vie que nous avons faits ensemble, il ne me reste plus grand-chose. Chaque matin, je m'assieds ici, pile à l'endroit où tu te tiens, je ferme les yeux et son visage m'apparaît. Toujours beau, lumineux mais de plus en plus jeune. Il y a quelques jours elle avait trente ans, aujourd'hui vingt. Elle était magnifique, c'est pourtant la période où je l'ai moins vue. Nous étions tous les deux étudiants, c'est aussi la période où elle a eu un amant, un guide de la vallée. Cette période où j'ai failli la perdre, celle des passions, de l'amour qui brûle, qui fait mal, qui étreint, celle des sentiments contraires, où l'on s'aime autant que l'on peut se détester et se blesser. Je n'achète plus le journal, plus rien ne m'intéresse, je commence à en avoir assez de faire du rab ici. Toute ma vie j'ai transmis mes connaissances à des enfants qui ciraient les bancs de l'école. J'ai transmis ma part d'éternité à des tas d'écoliers. Je n'ai pas eu la chance d'avoir des enfants, ni des petits-enfants. Mais aujourd'hui il y a toi, et Nils, et j'en suis heureux. C'est pour cela que je voulais que tu viennes, pour qu'elle te voie.

Aurore est émue par les paroles pleines de sincérité du vieil homme.

— Tu vois, Aurore, de ces petits morceaux d'éternité que l'on sème durant une vie, on se demande bien ce qu'il va rester, de ces souvenirs, de ces moments qui font une existence d'homme, des étoiles filantes en quelque sorte. Qu'est-ce qui va perdurer dans l'esprit des gens qui nous ont côtoyés ? De cette vie qui s'accroche, de ces rêves, de cette réalité crue, des amertumes et des bouffées d'air frais, qu'est-ce qu'il restera, qu'est-ce qu'il restera de nous ? Quand on a des enfants, on sait qu'on a un bout d'éternité. Notre éternité est faite de transmissions. Mais quand on n'a pas de descendance, que se passe-t-il ? Heureusement, il y a toi, et Nils.

Aurore n'a pas les mots, elle pleure de voir Noël ainsi, si fragile. Le plus dur dans ces moments de faiblesse, de lucidité, c'est de savoir qu'il y a les autres moments. Elle s'approche, lui prend le bras et se serre contre lui. Elle sent qu'il grelotte. Le soleil a disparu et son petit pull ne suffit plus à lui tenir chaud.

— On rentre, Noël, vous reviendrez demain matin, vous allez prendre froid.

— Tu es sûr que c'est comme ça qu'il faut faire ?

— Oui, Noël me l'a montré, il faut d'abord fouetter au-dessus de l'eau, comme si la mouche volait, et ensuite la poser délicatement sur l'eau…

— Tu as regardé un tuto sur YouTube, c'est peut-être mieux qu'un vieillard qui perd la boule, pour apprendre à pêcher !

— Ta gueule, Thomas, il perd pas la boule ! Tu ne le connais même pas, alors ne parle pas de lui comme ça.

— Pardon, je disais juste…

— Des conneries. Maintenant tu te tais et tu regardes, la pêche c'est aussi du silence.

— La pêche, c'est relou.

Nils avance de quelques pas en amont par rapport à son ami, lui fait signe de se taire en montrant l'eau. L'ombre noire d'une truite ondule au niveau d'un rocher. Il s'approche, lance sa ligne un peu devant et laisse la mouche dériver au fil du courant. Il garde le poisson dans son champ de vision, au moment où l'appât passe au-dessus de lui, la truite se jette dessus et le gobe.

Nils doit faire vite car l'hameçon n'a pas d'ardillon et s'il ne la ferre pas elle partira pour de bon. D'un geste rapide, Nils tend sa ligne, il ne sent pas tout de suite que le poisson est pris, puis la canne commence à se tendre, à vibrer sur les tentatives de fuites de la petite truite. Il crie à son ami d'apporter l'épuisette au plus vite, Tom arrive en courant dans l'eau, Nils souffle, se calme. Il doit la ramener avec douceur pour ne pas blesser sa proie, pour ne pas risquer de casser la canne ou rompre le fil.

La truite se laisse faire. Peut-être sait-elle d'instinct le combat perdu ?

Nils place l'épuisette sous le corps du poisson et la remonte. La truite semble s'abandonner dans les mailles du filet, elle ne bouge plus. Les deux garçons sortent de l'eau, Thomas avec l'épuisette, Nils avec la canne.

— Pose-la doucement.

— Elle va pas se barrer. Elle est accrochée à l'hameçon et dans un filet… Tu veux quoi de plus ? Lui mettre un boulet aux nageoires ? ironise Thomas.

Nils pose la canne sur le côté, ouvre délicatement l'épuisette et découvre la truite. Elle cherche une eau qui lui échappe. Il caresse de sa main le flanc de la truite, elle est froide, visqueuse. Les doigts légèrement fermés autour du poisson, Nils la sent si fragile, c'est la première fois qu'il éprouve ce pouvoir de vie ou de mort sur un être vivant. Certes, il a déjà tué des fourmis, des gendarmes, mais jamais d'animal aussi gros.

Il observe le poisson, lui retire délicatement l'hameçon.

— Je suis sûr qu'elle fait largement la maille ! s'exclame Thomas.

Nils s'en fiche, il sait qu'il ne la gardera pas. Pas le courage, pas l'envie de la priver de sa liberté, de son torrent.

— Qu'est-ce que tu fais, tu vas pas la relâcher ? s'inquiète Thomas.

— Si, on a pas besoin d'elle.

Noël a appris à Nils à pêcher mais aussi à respecter la vie et à raconter des belles histoires. Après avoir relâché la truite, il la regarde. Elle hésite à bouger et d'un coup se met en branle. Nils remonte sa canne, range le fil, l'enroule autour du liège et plante l'hameçon.

— C'est tout ? On arrête la pêche pour aujourd'hui ?

— Oui, j'ai un truc à faire...

— Tu vas où ?

— Je t'expliquerai.

— T'as un rencard ?

— Je t'expliquerai, Thomas... A demain.

Nils enfourche son vélo et remonte le petit chemin vers le village, une seule idée en tête : voir Sibylle.

Aurore ignore combien de temps vivra encore M. Alexandre. La vie le quitte peu à peu, mais la mort l'a semble-t-il oublié, le laissant là, entre deux rives, l'esprit ailleurs mais le corps présent. Le kiné le mobilise, pour lui éviter les raideurs, lui fait des drainages bronchiques quand cela est nécessaire, Aurore effectue, en lien avec les aides-ménagères, la toilette, la prévention des escarres... Et cela depuis plusieurs années. M. Alexandre a de la chance – si on peut l'exprimer ainsi –, sa peau n'est pas trop sensible et ne se désagrège pas rapidement.

Ce qui surprend quand on s'occupe de patients dont l'esprit s'égare, c'est la volonté qu'a le corps de s'obstiner à vivre. Aurore a tellement vu de personnes se laisser mourir. Abandon devant la maladie, lassitude de vivre. Mais, même si la volonté est au point zéro, les réflexes demeurent. L'instinct de conservation semble toujours le plus fort.

Aurore continue de parler au vieil homme comme s'il pouvait entendre ses paroles. En fait, elle n'en sait rien et parler quelquefois de lui sans filtre, aussi crûment avec Fabienne, l'aide-ménagère, ou le médecin la gêne. Elle se dit que s'il recouvrait un jour la parole et qu'il commençait à énumérer toutes les choses entendues, confidences, grossièretés, secrets médicaux, les siens ou ceux des autres, ce serait terrible. Même au seuil de la mort, Aurore préfère agir comme s'il était un patient comme un autre, c'est une forme de respect, une barrière professionnelle qu'elle s'impose.

Aurore finit d'habiller son patient, le coiffe, le parfume. Même s'il garde la bouche ouverte et le regard fixe, cela n'entache en rien son application d'infirmière. Elle veille à bien accorder les vêtements, à le raser avec soin, à lui faire conserver une image digne ; pour les gens qui le côtoient et pour ceux qui l'aiment.

La porte d'entrée frotte sur le sol.

— Fabienne, tu es en retard ce matin, j'ai terminé !

— Eh non, ce n'est pas Fabienne.

Une voix d'homme, celle de Maxime, elle la reconnaîtrait entre mille. La voix douce du Maxime qui l'a séduite l'autre soir chez elle, pas celle de la conversation volée. Aurore se ressaisit, elle ne veut pas laisser entrevoir la moindre faiblesse. Elle garde bien en tête les blessures assassines.

— Bonjour, Maxime.

— Bonjour, Aurore.

Le docteur s'avance, Aurore se laisse embrasser sur la joue sans la tendre pour autant. Maxime perçoit la réticence de la jeune femme, essaie de ne pas en faire cas.

— J'ai vu ta voiture, alors je me suis arrêté.

— Ce n'est pas ton jour de visite chez M. Alexandre, pourtant, aujourd'hui.

— En effet, c'est parce que j'avais envie de te croiser.

— C'est gentil mais tu vois j'ai du boulot. Tu m'excuseras de pas trop te parler mais je suis un peu lente et je ne sais pas faire deux choses en même temps…

— Euh… si tu veux… En fait j'ai l'impression que tu m'évites depuis le dîner chez toi. J'ai fait quelque chose qui t'a déplu ?

— Non, j'ai cru avoir été inintéressante dans mes sujets de conversation et je ne voulais pas accaparer trop de ton temps ensuite…

— Aurore, j'ai passé une soirée très agréable en ta compagnie et je ne comprends pas ce que tu veux me dire…

Aurore ne peut s'empêcher de baisser ses yeux sur M. Alexandre, la bouche encore entrouverte, allongé entre eux deux.

— On ne va peut-être pas parler de ça ici…

— J'ai l'impression que tu m'en veux. Qu'est-ce que j'ai fait pour mériter cela ?

— Allons dans la pièce à côté.

Maxime suit Aurore dans l'ancienne chambre qui sert de réserve pour les sets de pansements, les protections et les compléments alimentaires liquides.

— Quel lieu romantique !

— Maxime, tu n'es pas obligé de faire semblant.

— Comment ça ?

— Me parler, faire le mec sympa. Si tu estimes que je suis une pauvre fille, vulgaire, inintéressante, qui fait un peu pute dans sa façon de s'habiller, tu n'es pas obligé de faire du social avec moi. Je m'en sors très bien toute seule.

— Mais d'où tu sors ça ?

— Je t'ai entendu avec ta mère, l'autre jour, quand tu discutais sur la terrasse avec elle… j'étais là.

Maxime, le visage défait, dérouté, essaie de trouver ses mots :

— Aurore, je… je ne pensais pas ce que je disais, c'était pour qu'elle me foute la paix. Si je lui avais dit vraiment ce que je pense de toi, que j'avais passé une des plus belles soirées depuis des années, que ton sourire m'émeut, que tes yeux me font fondre, ma mère ne m'aurait plus lâché…

— Tu n'avais pas à dire ça ! Même si tu ne le penses pas, tu m'as profondément blessée.

— Je suis désolé, Aurore.

Maxime s'avance, la prend dans ses bras. Aurore sent son cœur s'emballer, son torse contre elle, son parfum, tout l'enivre.

— Maxime, je ne sais pas… Je suis perdue avec toi. Un jour tu es l'homme le plus doux, un autre tu me pourris…

Maxime pose sa main sur la joue d'Aurore et l'embrasse. Tendrement, comme pour s'excuser d'avoir été cet homme-là. Il a cessé de lutter contre tous les principes qu'il avait érigés entre eux comme autant de barrières. Pour une fois, faire ce qu'il veut vraiment.

— On ne devrait pas… Ça va devenir compliqué…

— Ça l'est déjà, Aurore, j'aurais dû le faire depuis longtemps, depuis l'autre soir chez toi… J'en ai marre de me mentir, j'ai envie de toi…

— Maxime, je ne sais pas…

— C'est pas le meilleur endroit, c'est sûr ! Il y a mieux, comme cadre, pour un premier baiser…

— Si tu m'avais embrassée l'autre soir, ça aurait été bon, c'était le moment. Là, depuis tes paroles j'ai l'impression…

— Je t'ai dit que je ne le pensais pas. Bien au contraire, j'ai besoin de toi, ces derniers temps l'idée d'être avec toi m'a aidé à vaincre de vieux démons, mes addictions à l'alcool, mes prédispositions aux relations toxiques, à l'autodestruction…

— J'ai peur que tu me fasses souffrir, confesse Aurore… Si j'écoute mon corps je m'abandonne à toi sur-le-champ, le problème c'est ce que tu peux être quelquefois…

— Aurore, je ne suis pas cet homme.

Aurore tremble de tous ses membres, d'une fureur retenue, elle veut maîtriser coûte que coûte la colère des mots de peur de les regretter ensuite.

— J'en ai marre des relations compliquées, j'aspire à la simplicité. L'amour ce n'est pas ça pour moi, Maxime. Tu le sais comme moi, la passion détruit, trompe… Je n'ai plus envie de cela, j'en ai assez vécu pour ne plus le vouloir, même avec toi.

— Aurore, laisse-nous une chance…

— La chance, nous l'avons eue, nous ne l'avons pas saisie, ni toi ni moi. Un jour peut-être mais pas là, pas maintenant.

Aurore sent l'étreinte de Maxime se relâcher, lentement elle se détache de lui et sort de la pièce, le dévisage longuement.

— Maxime, tu as cassé quelque chose en moi et je dois me protéger.

— Je suis désolé, Aurore…

— Pas autant que moi.

Aurore s'en va en fermant la porte pour rejoindre et saluer M. Alexandre. Maxime reste là un instant, encore rempli de son parfum. Il ne sait si tout ce qu'il vient de vivre est réellement arrivé. Quand il a senti son corps contre lui, quand Aurore lui a échappé. Le baiser presque volé, ce tout léger baiser d'amour, et puis la fuite de l'infirmière.

Il ferme la porte sur la scène qu'il essaie de revivre, salue M. Alexandre et sort à son tour. La voiture d'Aurore a quitté les lieux ; son portable clignote.

Je suis désolée, je l'aurais voulu plus que tout mais j'ai peur. Laisse-moi du temps, redonne-moi confiance. Aurore

Nils range son vélo contre le mur de la maison de Sibylle, sonne au portillon et attend devant l'interphone. Il sait qu'on l'observe par la caméra, il entend des bruits de pas et de clés puis la porte finit par s'ouvrir, découvrant la jeune fille.

— Salut, Nils, qu'est-ce que tu fais là ?

— Tu ne voudrais pas te balader un peu ? Il fait beau et j'ai des fourmis dans les jambes.

— Tes copains ne sont pas dispos ?

— Euh, non il n'y a personne, et puis ça fait un petit moment qu'on s'est pas vus, tous les deux.

— Qu'est-ce que tu as, Nils ? Ces derniers temps, dès que j'arrive tu pars, comme si tu ne voulais pas me voir.

— Mais non, tu te fais des idées, ça se trouvait comme ça, c'est tout. Tu viens ? je t'attends.

— On va où ? demande la jeune fille. J'ai besoin de mettre des chaussures de grimpe ?

— Non, juste des baskets qui ne glissent pas.

— C'est loin ?

— Tu verras.

— Juste pour prévenir ma mère…

— Il y en a pour deux heures, peut-être un peu plus, prévient Nils.

— OK, je me chausse et j'arrive.

Sibylle referme la porte de sa maison derrière elle. Nils retrouve son vélo et attend son amie. Cinq minutes plus tard, Sibylle arrive. Elle a enfilé le sweat que Nils aime bien, elle le sait, il le lui a déjà dit. Il remarque qu'elle a mis du parfum et rajouté du gloss sur ses lèvres. Ces détails, il ne les remarquait pas avant… Avant quoi, il ne sait pas trop… Peut-être avant d'être sûr de ses sentiments pour la jeune fille. Nils pense que c'est cela, être amoureux : faire attention aux détails, perdre ses moyens devant l'être aimé, et préférer se taire de peur de passer pour un baltringue.

Sibylle se décide à rompre le silence :

— Tu m'emmènes où ? Parce que là, on part vers le vieux hêtre et je connais déjà… T'as pas décidé de m'emmener là-bas pour sortir avec moi ?

Nils sent qu'il rougit.

— N'importe quoi ! Je vais te montrer un endroit dont m'a parlé Noël, c'est un peu plus haut.

— Noël, c'est le vieux qui habite chez toi ?

— C'est ça. Il m'a parlé d'un coin sympa dans un vallon au-dessus et j'ai envie de le découvrir avec toi.

En attachant son vélo, Nils ne sait pas ce qu'il va trouver là-haut mais il est décidé à le découvrir avec elle. Il vérifie qu'il a bien emporté des feuilles violettes, essaie de se remémorer rapidement les premiers pliages, commence à avancer dans le chemin, Sibylle se fiche un peu de l'endroit où ils vont, elle espérait juste ce tête-à-tête-depuis… Peut-être à partir du moment où les rapports fille-garçon basculent, se compliquent, signant la fin de l'innocence et des jeux d'enfants. Comme beaucoup d'adolescentes, Sibylle aime l'idée du prince charmant, et chaque garçon rencontré nourrit un peu ce rêve.

Avec Nils, c'est différent. Ils se connaissent depuis la maternelle, alors pourquoi a-t-elle le cœur qui bat si fort en lui emboîtant le pas maintenant ? Elle essaie de ne pas trop s'emballer. D'ailleurs peut-être que Nils ne va rien tenter, il veut juste se promener avec elle, en bons copains, pour le plaisir de la balade. Elle doit se faire des idées. Elle a beau essayer de s'en persuader, son corps se refuse à la tiédeur des sentiments, elle tremble mais n'a jamais été aussi heureuse.

Les deux adolescents s'enfoncent dans les bois au-dessus du village, la montée jusqu'au petit col est ardue, leurs souffles sont courts.

— Tu sais où tu vas, Nils ?

— Oui, t'inquiète, il faut suivre le GR, le chemin est bien marqué à travers les buis.

Parvenu au col, Nils marque une pause, pour que son amie reprenne des forces aussi. Il observe le poudingue rouge qui affleure des arbres dans le vallon en face. Les arbres qui s'élèvent entre ces notes pourpres donnent aux lieux des airs de forêt orientale. Bien qu'encore visible en contrebas, la route est suffisamment éloignée pour qu'on n'entende plus le trafic.

— Ça va, le rythme n'est pas trop rapide pour toi ?

— Tu plaisantes, Nils, tu as toujours été moins fort que moi en sport !

— Crâneuse !

— Nils… Je suis contente de me balader avec toi en montagne. Ça faisait longtemps et ça m'a manqué.

Les joues toutes rouges, le garçon dévisage son amie, lui sourit. Cette proximité avec elle lui manquait aussi mais il ne le lui avouera pas.

Ils redescendent d'un pas tranquille en suivant le GR. Au silence de la montée a succédé une longue discussion sur les potins de l'école, la saison de ski qui s'achève. Nils bifurque à droite à l'endroit indiqué par Noël. Au bout de quelques mètres, l'air se fait plus frais, la mousse et les fougères plus présentes. Nils reconnaît le petit coin d'Amazonie que lui a décrit le vieil homme. La fraîcheur et le manque de soleil ont conservé sur le sol des traces de neige, du givre épais recouvre les herbes. Des stalactites de glace semblent vouloir rejoindre l'eau libre qui serpente dans le torrent ; une brume légère stagnant au-dessus crée une ambiance de lande écossaise.

— C'est super beau ici, mais il fait grave froid !

— Je t'avais dit que ça valait le coup.

— En plus ce n'est pas trop loin, on pourrait venir se baigner dans les vasques d'eau en été !

— C'est clair.

Nils regarde Sibylle évoluer dans le paysage, le faire sien. Elle paraît frigorifiée mais semble s'en accommoder, désireuse de profiter encore de la quiétude et de la beauté qui les entourent. Le garçon a discrètement sorti une petite feuille violette et commencé un origami. Il constate à l'agilité de ses doigts, malgré l'engourdissement dû au froid, combien l'entraînement avec Noël a porté ses fruits et en moins de trois minutes une petite fleur vient se loger dans le creux de sa main.

Sibylle le rejoint sur le rocher où il est assis.

— Qu'est-ce que tu fais, dans ton coin ?

Nils ouvre la main et laisse apparaître la fleur.

— Tiens, Sibylle, c'est pour toi !

— Merci, c'est super gentil.

Sibylle embrasse tendrement sa joue. Mais il n'aime pas ce contact artificiel sur sa peau, le gloss l'empêche de vraiment sentir les lèvres de son amie. D'un geste rapide, il se frotte la joue.

— Tu n'aimes pas mon baiser ? demande Sibylle.

— Ce n'est pas le baiser que je n'aime pas…

Il se penche vers elle et passe son doigt sur les lèvres de la jeune fille.

— C'est le gloss !

Sibylle se rapproche du visage de Nils, il hésite puis l'embrasse. Au contact de ses lèvres sur les siennes, Nils ne sait pas s'il a déjà touché quelque chose d'aussi doux. Même le duvet d'un petit poussin lui paraît moins doux que ses lèvres caressantes. Elle a fermé les yeux, lui les a gardés ouverts, même s'il sait que ça fait loucher. Il ne peut s'empêcher de détailler son visage, il réalise qu'il est en train d'embrasser Sibylle tendrement.

Ses mains entourent le visage de la jeune fille, il sent les boucles brunes se poser délicatement sur ses doigts. Les lèvres s'assouplissent, s'habituent les unes aux autres, sa langue vient chercher celle de Sibylle. C'est la première fois qu'il embrasse une fille, Sibylle doit s'en rendre compte mais il s'en fiche un peu.

Puis, après cette première tentative, Sibylle décolle son visage, vient se lover contre lui.

— J'ai froid. Tu me prends dans tes bras ?

Nils l'étreint. Cette drôle d'envie de fuir quand on sort pour la première fois avec une fille, il ne la ressent pas. Il est bien, avec Sibylle contre lui. Nul besoin de raconter des histoires, lui, l'accordeur de silence, agit à merveille. Le regard perdu vers le ruisseau, le corps effleuré par une odeur, une couleur, une température, une émotion semblable au premier matin du monde, il voudrait que le temps s'arrête.

Nils ne craint pas ce qui va arriver après, quand ils quitteront l'endroit, devenu leur endroit, sa main dans celle de Sibylle. Cette fois, il n'appréhende pas les fadaises des échanges post-premiers baisers. Ils ont déjà leur histoire, leur amitié. Certes il faudra vaincre cette timidité nouvelle, mais les habitudes reviendront, cette complicité qui les lie depuis toujours.

Pour l'instant, il la regarde manipuler la petite violette avec délicatesse. Il n'a plus qu'une envie, goûter encore à ses lèvres et la serrer tout contre lui.

— Ce n'est pas parce que l'on sort ensemble que je vais te laisser gagner à la compète ce week-end ! lance Sibylle avec un grand sourire.

— Je n'ai pas besoin de ça. Ce week-end, je te bats !!!

— Il a pensé à mon anniversaire…

Aurore tient un bouquet de jonquilles dans ses mains. Encore humides de rosée, elles ont dû être ramassées dans un champ il y a peu.

Maxime n'a laissé qu'une simple carte avec écrit dessus *Bon anniversaire.* Quand ils se croisent, ils se saluent, s'embrassent comme deux collègues. A son regard, Aurore devine qu'il espère encore. Mais pour elle, l'envie lui est passée. Elle a certes des regrets, éprouve toujours une attirance physique pour lui, mais elle n'a plus assez confiance. Les deux hommes de sa vie l'occupent déjà à plein temps. Pas besoin donc d'en ajouter un troisième.

Nils est différent depuis la randonnée, depuis cette partie de pêche avec Noël. Il est plus attentionné, plus à l'écoute, peut-être que cela vient d'elle aussi. Aurore ne sait pas trop.

Sa vie tient sur un équilibre fragile qu'elle ne veut pas mettre en péril par la portée de ses actes.

Son choix de garder Noël avec elle était impulsif, inconsidéré. Mais elle ne le regrette pas, il lui apporte bien plus que la satisfaction d'avoir aidé un vieil homme à poursuivre sa vie dignement chez lui. Elle ne lui a pas parlé de l'annonce sur l'abribus, elle n'en trouve pas l'utilité. Chaque action – quand elle est réfléchie – doit être nécessaire. Cela ne changerait rien d'en parler, et, à vrai dire, la situation a été profitable à tous, chacun a adopté l'autre. Perdue, elle l'était autant que lui. Sinon plus.

Ce voyage en Norvège qui sert de moteur à Noël, Aurore ne sait comment en faire comprendre l'impossibilité au vieil homme. Ses moments d'absence sont de plus en plus fréquents, de plus en plus longs. Il se rend compte de son état, mais pour combien de temps encore ? La dernière fois, il s'est perdu en rentrant du cimetière en tracteur ; elle l'a récupéré dans la direction opposée de la maison, vers les montagnes. Et puis il fatigue, son cœur aussi, et le cancer insidieusement fait son chemin.

Elle se demande s'il sera encore là pour les fêtes de fin d'année. Tout va tellement vite avec les personnes âgées ; ils sont comme des oiseaux sur une branche.

A quarante et un ans, aujourd'hui, sa vie ne lui a jamais semblé aussi floue, mais elle s'en moque. Elle ne cherche plus le développement personnel prôné dans les magazines et dans les livres, elle écrit sa propre histoire, lentement, à tâtons, jalonnée d'instants fragiles pleins d'espoirs qui succèdent aux aiguilles des doutes, aux coups bas. Elle est consciente que la perfection n'a pas de prix et que la rechercher peut détruire.

L'important est d'entretenir la flamme pour reprendre feu, le moment venu. Garder l'espoir, l'irrépressible espoir, s'accrocher à des détails et se consumer jusqu'au bout.

Ce soir, après sa journée de travail, elle sait qu'elle aura droit à son repas d'anniversaire. Nils et Noël lui ont posé plein de questions ; ce dernier a même réclamé sa carte bleue pour faire un achat pour elle sur Internet. Elle est touchée par le vieil homme, campé en face de l'écran bleu, curieux malgré tout de cet outil, lui qui n'achète plus le journal depuis que l'actualité glisse sur lui. Même la rubrique des chiens écrasés, même les infos locales.

Noël est parti tôt ce matin, « des tas de choses à faire », comme il l'a précisé à Aurore. Elle ne lui a pas demandé où il allait. Il a pris son tracteur comme d'habitude. Il ne passe pas inaperçu et s'il s'écarte de son chemin il y aura toujours quelqu'un pour en informer Aurore.

Depuis quelque temps, Nils part plus tôt au collège, le sourire aux lèvres. Ce sourire, Aurore le connaît, c'est celui du premier amour. Aurore patiente, laisse son fils venir à elle, lui en parler. Elle est sûre qu'il le fera. La confiance est revenue entre eux et c'est le plus important.

Avec le début du printemps, les jours qui rallongent, Aurore sent les gens aller mieux. Ses patients, comme toutes les personnes faibles, sont d'humeur changeante, attendant avec impatience le retour des beaux jours.

Aurore apprécie de plus en plus sa vallée d'adoption. Si elle ne sera jamais considérée comme une personne d'ici, son fils, lui, l'est déjà. Elle aime ses habitants, ils ne posent pas de questions, ils aident leur prochain de façon sincère, altruiste, ils déposent un pot de confiture sur le rebord de la fenêtre, une soupe chaude sur la table, ils donnent un coup de main pour rentrer le bois, pour déneiger une allée en hiver. Et si, un jour, ils ont besoin de l'aide d'Aurore, elle leur rendra la pareille sans rien exiger en retour.

Entrer chez les gens, les toucher, les soigner, les écouter, Aurore sait combien son métier est à part, spécial, et c'est pour cela qu'elle l'aime. Elle est heureuse de l'avoir choisi car il lui a permis de s'installer où elle le souhaitait : pas de fil à la patte, pas de lieu de travail imposé.

Ce lieu lui aura permis de trouver une vérité intime dont elle semblait s'être éloignée et qui, fécondée par sa maturité de femme, semble la rendre aujourd'hui irrésistible. Les travaux sur la départementale ont repris, on profite de l'intersaison pour agrandir les routes, les accès aux stations. Et tout cela pour que les gens parviennent plus vite là-haut, au détriment d'une logique visuelle et environnementale. Elle doit calculer le temps perdu devant ces feux de chantier qui égrènent leur compte à rebours lumineux. Aurore observe, impassible, les engins de la DDE, leurs va-et-vient, l'agitation des hommes sur les chantiers, la faculté de certains à masquer leur inefficacité. Elle qui doit optimiser chaque action pour pouvoir s'occuper de tous ses patients et se garder un peu de temps.

Le feu passe à l'orange clignotant, elle s'engage, remonte la vitre de sa voiture pour éviter le nuage de poussière grisâtre soulevé par les engins.

Autrefois, on rongeait la montagne pour en extraire l'ardoise et le marbre, aujourd'hui c'est pour en faire jaillir des routes. L'économie et l'aspect des vallées fluctuent en fonction des activités humaines.

Aurore s'enfonce dans le corridor vert et ne prête plus attention aux ouvriers du chantier. Ses yeux sont braqués vers les sommets encore blancs, vers le vol de deux vautours, qui, jouissant de courants ascendants, partent effectuer leur ronde macabre.

Sur le pont à l'entrée du village, des pêcheurs profitent de la récente ouverture de la pêche pour tenter d'attraper quelques jeunes truites dans le cours d'eau.

Près du collège, elle voit les élèves en pause, elle aimerait être une petite souris pour espionner son fils.

Nils, lui, vit une journée de doutes comme celles qui émaillent l'existence d'un adolescent. L'interrogation surprise en français n'a certes pas facilité les choses, mais les racines du mal sont bien plus profondes. Difficile de choisir entre ses amis et sa copine… Même si Sibylle le laisse souvent à ses copains, il se sait redevable. Même Thomas semble lui faire payer sa trahison d'être avec Sibylle. Trop naïf pour déceler la jalousie de son meilleur ami, Nils vit dans la douleur du tiraillement.

Sibylle et Nils sortent ensemble depuis un mois et cela fait quinze jours que leurs copains sont au courant. Nils en a parlé à Thomas. Deux heures après le collège entier en faisait des gorges chaudes. Si Nils fait peu de cas des ragots, il est miné par les sous-entendus de ses copains. « Tu préfères rester avec ta nana », « Ouais, tu ne peux pas venir car tu vas te lover avec elle »… Nils a envie qu'on le laisse tranquille et il est conscient que rompre avec Sibylle calmerait la situation. Or il tient énormément à elle et ne veut en aucun cas la sacrifier pour une paix illusoire. Aujourd'hui, il doute et, comme tout adolescent qui doute, il a l'impression de ne pas s'en sortir, que les chansons tristes qui passent à la radio lui sont destinées, même le poème de Paul Eluard, « L'aventure », qui était l'objet de l'interro, semble avoir été écrit pour lui, avec ces évocations de digues qui se rompent, de processions du temps, de ce « visage sans raison »...

Les vers d'Eluard lui font penser à Sibylle. Même le dessin de Man Ray qui sert d'illustration au poème lui évoque la jeune fille, tout ce qu'il perdrait en la jouant contre ses copains.

Le sac sur les épaules, la tête sous sa capuche, assis sur le banc en béton, Nils se tient loin de tous : de Sibylle, des copains, de Thomas... Ils ont l'air de bien s'amuser sans lui. Pour Sibylle, il se ment ; si elle ne vient pas le voir, la mort dans l'âme, c'est parce qu'il lui a répété trois fois de le laisser seul.

Elle l'observe, regrette cette mise à distance. Il sait combien il la rend triste, mais il est dans ces jours où l'on aime faire venir la mélancolie. A tout âge, l'être humain a besoin d'apprivoiser cette vieille amie et d'en faire jaillir la quintessence : les poèmes, les chansons, les actes les plus beaux naissent sous son emprise.

Nils rédige quelques lignes sur un petit papier qu'il plie. En passant devant Sibylle, il lui prend la main, y dépose le petit papier puis rejoint ses copains.

Il rigole avec eux, retrouve sa place dans le groupe, son équilibre. Elle le voit heureux, son cœur pleure, elle n'ose ouvrir sa main. A quoi bon ? Nils a choisi et ses rires la blessent.

Mais, poussée par la curiosité, Sibylle découvre au creux de sa paume un petit papillon en origami. Elle l'ouvre et lit quelques phrases vite griffonnées.

Ne pas choisir n'est pas faire preuve de lâcheté. Je tiens à toi, mais ne me demande pas de te choisir plutôt qu'eux. Ils sont mon équilibre comme tu peux l'être aussi. On se retrouve au vieil arbre tout à l'heure. Me laisser de la liberté n'est pas me la rendre totalement.

Ces mots sont-ils de lui ou les a-t-il empruntés à une chanson ? Elle s'en moque. Ils la touchent et c'est là l'essentiel. Elle ne se doute pas qu'ils proviennent du vieil ami de Nils, qui a connu pareilles circonstances bien des années auparavant.

Les deux ados n'en ont pas conscience sur le moment, mais ils viennent de traverser leur première tempête sentimentale.

Il y en aura d'autres, mais, de celles-ci, peu en réchappent.

Noël est rentré de sa promenade matinale. Déposer une fleur, un regard, une pensée une dernière fois, profiter de l'air frais et du soleil sous les arbres qui frémissent des premières salves du printemps, écouter, attentif, le bruit des graviers sous les chaussures, les cris des enfants de l'école primaire qui jouxte le cimetière… Ce matin, il a nettoyé la mousse accumulée dans les coins, entre la stèle et la plaque, a placé un bouquet de violettes en papier. D'un baiser de la main sur la tombe, il a dit à bientôt. Ce matin, pour la première fois depuis longtemps, il revoit le visage d'Elise à douze ans quand elle attendait l'autocar, ses cheveux frisés noirs en cascade sur ses épaules, les joues rouges d'avoir couru jusque-là. Elle rit, comme rit un enfant, sans retenue, sans avoir peur de heurter la bienséance. Lorsque Noël rêvait de l'enfant qu'ils auraient eu ensemble, il se le représentait avec ce visage-là d'Elise.

Noël ferme la grille du cimetière, se retourne comme s'il avait oublié quelque chose puis s'en va. Traversant le bourg sur son tracteur, il s'arrête à la boulangerie acheter une tarte aux myrtilles pour Aurore, qui les adore. Puis il se rend chez le boucher prendre deux belles entrecôtes. Il a promis à Aurore de préparer le repas avec Nils. Viande grillée et pommes de terre sautées est le seul menu qu'il se risque à réaliser.

De retour chez lui, Noël gare son tracteur avec précaution dans le petit hangar, il défait la bougie, ferme l'arrivée d'essence, comme pour le mettre en hivernage, et met la bâche dessus.

Après avoir rangé les courses, Noël part se promener. Il n'a pas faim et décide de pousser jusqu'à la Neste.

A midi, pour sa pause, Aurore remarque que Noël est bien rentré de sa balade matinale. Le tracteur est sous la bâche et l'alarme de Noël est posée sur la table. Pourtant, le vieil homme n'est pas dans la maison.

Noël inquiète de plus en plus Aurore, ces derniers temps. A cause de son état de santé, de ses fonctions cognitives, mais aussi, au détour de certaines conversations, en raison de son penchant suicidaire ou, comme il dit, de ce souhait de « partir quand je l'aurai décidé ».

Elle enfile d'autres chaussures et sort sur ses traces. Elle commence à en avoir assez de le chercher à travers les champs et les chemins. A chaque fois, elle se dit que c'est la dernière, qu'elle va le placer en maison de retraite, qu'il est trop difficile à gérer ; à chaque fois elle y renonce, se persuade que les bons moments sont jusqu'à présent plus nombreux que les mauvais.

Elle sait où il va quand son esprit déraille. Il remonte le chemin jusqu'à la Neste et reste là, sur la grosse pierre, à attendre Dieu sait quoi. D'après Nils, c'était l'un de leurs lieux de rendez-vous, avec Elise. Son fils lui a même confié qu'ils y avaient fait l'amour pour la première fois.

Aurore remonte le cours d'eau, large et bruyant en cette période. Les précipitations et la fonte des neiges l'ont fait gonfler. Il n'est pas rare de le voir déborder.

Des papiers descendent la rivière comme de petits bateaux blancs, chahutés, abîmés, s'échouant par endroits. Elle s'approche, en saisit un, reconnaît l'écriture de Noël. C'est un passage du carnet de voyage, celui sur Madrid. Noël disperse ses souvenirs en amont.

« Si tu veux connaître l'avenir, observe toujours en amont, ma grande, l'aval c'est le passé. »

Aurore rejoint le vieil homme, l'air grave. Noël n'aime pas ce regard, rempli de tristesse et de désapprobation.

— Noël, qu'est-ce que vous faites ?

— Ce sont des vieux textes inutiles, ce carnet ne sert plus à rien.

— Mais si ! J'aime bien le lire, et puis il nous reste encore des voyages à faire.

— Pour cela nous avons uniquement besoin de pages blanches, il en reste. Pour les pages déjà écrites, quand je serai parti elles n'intéresseront plus personne.

Aurore saisit le vieil homme par le bras.

— On rentre, Noël !

— Regarde, Aurore, tous ces papiers blancs, comme c'est beau sur l'eau…

Aurore retient ses larmes. Aujourd'hui c'est son anniversaire, elle ne doit pas pleurer, Noël ne comprendrait pas, lui qui a fait les courses ce matin pour lui faire plaisir.

— Depuis quand êtes-vous là, au bord de l'eau ?

— Je n'en sais rien, c'est toi qui m'as déposé tout à l'heure.

Aurore constate que la mémoire du vieil homme s'égare encore…

— Noël, pourquoi le cahier ? C'était l'une des plus belles choses que vous aviez gardées d'Elise.

— Elise est partie, et moi je n'en ai plus pour longtemps. Personne ne sera là pour se souvenir de nous.

— Moi, je suis là.

— Tu te souviendras de moi, vieux, chiant, avec quelques bons moments mais pas de « nous », celui de la photo dans la cuisine. Même moi je ne m'en souviens plus vraiment.

Aurore s'est promis de ne pas pleurer, « le jour de mon anniversaire ».

— Allez, Noël, on rentre, il faut préparer la fête pour ce soir.

— Quelle fête ?

— Eh bien, mon anniversaire !

— Ah parce que c'est aujourd'hui…

— Mais… Vous avez acheté un gâteau, vous ne…

— Je te fais marcher… sourit le vieil homme.

— Hé, Nils, j'ai bien aimé ton petit message en scred ! lui glisse Sibylle dans la queue de la cantine.

— T'as vu le papillon, il était bien réussi ! Et puis, ça change des petites fleurs.

— J'aime bien les petites fleurs aussi, c'est le premier origami que tu m'as fait. Je le garde sur mon bureau.

— Tu veux passer à la maison ce soir ? J'aimerais te présenter Noël.

— Ça ne va pas faire bizarre si je viens chez toi ?

— Non, ma mère te connaît, elle va rentrer tard, et comme c'est son anniversaire elle va être super occupée. Je lui dirai que t'es venue chercher des devoirs, c'est tout.

— Je ne sais pas, ça me gêne…

— Allez, Sibylle, juste un moment, viens. Je te présente et ensuite je te raccompagne à vélo jusque chez toi.

Sibylle prend son plateau, jette un coup d'œil au réfectoire et rejoint ses amies à table. En passant près d'elle, Nils lui effleure volontairement le dos, elle tourne la tête et lui sourit. Lui reste comme statique mais répond au signe de Thomas, qui lui indique une place libre à ses côtés.

Depuis tout petits, ils sont cinq copains, toujours les mêmes, à se retrouver pour manger chaque midi, observant les mêmes rituels pour aller chercher de l'eau, les mêmes petites manœuvres pour avoir du rab, les mêmes blagues potaches…

Autant Sibylle trouve Nils charmant seul, autant elle ne le supporte pas avec sa bande. Car son petit copain n'est pas le dernier à faire des choses puériles avec ses amis. Des bruits avec sa bouche, se taper dessus, cracher dans ses frites pour éviter qu'on lui en pique… Sibylle ne veut même pas savoir jusqu'où ils peuvent aller et s'en fiche. Elle doit accepter cette facette de Nils, si elle veut le garder un peu pour elle. Il a besoin de cette liberté.

— Je croyais que tu n'étais plus avec elle ! lance Thomas à son ami.

— Pourquoi ? Je suis bien avec Sibylle !

— T'es pas drôle quand elle est là. Tu te retiens trop, tu vas exploser.

— Qu'est-ce que tu racontes… Elle n'est pas loin, là, et ça m'empêche pas de déconner avec vous.

— OK, mais c'est pas comme d'hab.

— Tu veux du sel ?

— Oui, passe !

Thomas secoue vivement la salière au-dessus de ses pâtes. Trop occupé à toiser Sibylle, il n'a pas vu Nils lui faire son mauvais coup en douce : dévisser légèrement le bouchon de la salière.

— Oh, putain, mais t'es vraiment trop nase…

— Je t'avais dit que ça ne m'empêche pas de faire des conneries !!

Toute la tablée éclate de rire, Thomas verse le contenu de son assiette dans celle de Nils, les deux garçons commencent à chahuter gentiment, ce qui n'est pas du goût du surveillant.

— Nils, Thomas, vos cahiers de correspondance ! Débarrassez vos assiettes, c'est terminé !

— Mais on vient juste de commencer…

Les deux amis se lèvent, traversent le réfectoire sous les regards de leurs camarades, Nils se rapproche de la table de Sibylle et lui lance un clin d'œil. Elle prend un air désapprobateur, mais son visage empourpré trahit ses pensées.

— A toute… Tu viens à la maison ce soir, promis ?

— Je verrai, Nils…

Lorsque l'on travaille le jour de son anniversaire, on vit une situation un peu compliquée, comme pour les veilles de fête ou de vacances. L'esprit est pris entre deux feux : garder le sérieux de la journée de travail tout en se projetant vers l'événement à célébrer…

Les patients ont tous eu une petite attention pour elle. Clo a même préparé son gâteau, celui dont Aurore aimerait avoir la recette. Elle sait que Clo met du rhum, beaucoup de rhum, « pour parfumer ».

Elle en a mangé une petite part avec le café ce matin et a emporté le reste pour son petit déjeuner du lendemain. Nils en raffole lui aussi depuis qu'il est tout petit. Avant il ôtait le sucre glace en soufflant dessus car il n'aimait pas sentir son contact sur la langue, maintenant il trempe allègrement le morceau dans son bol de chocolat et regarde le sucre se détacher du gâteau, flotter lentement à la surface. Le gâteau de Clo sera sûrement l'une de ses plus jolies madeleines d'enfance.

De retour chez Noël, après sa journée de visites, Aurore repense à l'absence de Noël à l'heure du déjeuner, au carnet. Elle appréhende son retour, espère qu'il n'a pas fait de nouvelle bêtise. Nils doit rentrer plus tôt du collège. Il a dû arriver juste après la sieste du vieil homme. Aurore a conscience qu'il est de plus en plus compliqué de laisser Noël seul en journée ; et l'enfermer est totalement exclu.

La table est déjà mise, le bouquet de fleurs de Maxime qu'elle avait laissé dans l'évier est déployé dans le vase. Noël a dû avoir pitié de ces jonquilles. Il est assis dans le fauteuil face à la cheminée, il lui sourit, lui demande si elle a passé une bonne journée. Aurore acquiesce d'un signe de la tête.

— Nils est rentré ? demande-t-elle.

— Oui, il est dans sa chambre avec une amie.

Aurore se fige, prend un air surpris et répète à voix basse :

— Une amie ?

— Oui, une charmante jeune fille.

Aurore remarque la doudoune rouge à côté de la veste de Nils sur le canapé.

— Ah, c'est Sibylle, c'est sa copine d'enfance.

— C'est juste une amie alors ?

— Oui… Je pense… Vous croyez que… ?

— Je n'en sais rien, tu sais, nous les hommes, on ne remarque jamais rien.

Et, sur ces derniers mots de Noël, Nils sort de sa chambre, suivi de Sibylle.

— Salut, maman, Sibylle est là. Elle est venue chercher les devoirs qui lui manquaient.

— Salut, Sibylle, ça faisait longtemps que je ne t'avais pas vue.

En l'embrassant, Aurore reconnaît l'odeur qui a remplacé depuis quelques semaines celle du tabac sur les habits de son fils. Elle a presque envie de la remercier d'avoir supplanté la cigarette sur les lèvres de Nils.

— Tu sens très bon, Sibylle, c'est quoi, ton parfum ?

— Merci, je le pique à ma sœur de temps en temps. C'est un parfum de Guerlain, *La petite robe noire*, je crois.

— Ah je l'ai déjà porté, celui-là, mais il fait plus sucré, plus fruité.

— Je pense que c'est une déclinaison plus légère que le classique.

— Ça va, je ne vous gêne pas trop ?

— Oh, Nils ! On peut discuter entre femmes, non ?

— Ta mère a raison, on peut se parler un peu, renchérit Sibylle.

— Sibylle allait partir, je peux la raccompagner à vélo ? Elle n'est pas trop rassurée.

— Pas de problème. C'est bien d'être galant, mon fils.

— Maman, ça n'a rien à voir, je la raccompagne simplement.

Sibylle se dirige vers Noël pour l'embrasser.

— Enchanté d'avoir fait votre connaissance, mademoiselle.

— Pareil pour moi, monsieur, répond-elle d'une voix un peu forcée.

— Noël n'est pas sourd, tu sais, tu peux lui parler normalement, lui dit Nils.

— Oui, mes oreilles, c'est peut-être la seule chose qui fonctionne encore à peu près correctement !

Sibylle rougit, s'excuse et se rapproche alors de Noël.

— Merci pour les violettes en papier et pour l'endroit secret, lui glisse la jeune fille.

C'est au tour de Noël de rougir. Les deux adolescents enfilent leur veste et s'apprêtent à sortir.

— Dépêche-toi, Nils, ou c'est moi qui viendrai te chercher ! lance Noël, avec un regard complice.

— Je la raccompagne et je rentre.

La porte se ferme, Aurore ne dit rien mais devine le sourire de Noël.

— Noël, qu'est-ce que…

— Chut, un secret…

— Bon, on s'ouvre une bonne bouteille en attendant ?

— Au fait, pendant que j'y pense, la clé pour aller à la cave est cachée sous le plateau dans le vaisselier.

— Pourquoi vous me dites ça ?

— Je ne sais pas… Si j'oubliais, un de ces jours.

Noël descend à la cave, choisit une bouteille de l'année d'Aurore, un pessac-léognan, un des trésors de sa cave. Ceux que l'on range pour les laisser vieillir un peu et que l'on finit par oublier au fil des ans. Il doit lui rester une dizaine de petits trésors cachés, mais un seul marque l'année de naissance d'Aurore. Elle sera parfaite pour ce soir. En remontant, Noël entend les notes d'« April in Paris », de Louis Armstrong et Ella Fitzgerald.

Aurore a éteint quelques lumières, allumé des bougies. Noël pose la bouteille sur la table, puis l'ouvre délicatement.

— Il faut attendre un peu avant de le boire.

— Alors nous avons le temps de danser un peu. Noël, voulez-vous danser ?

— Avec plaisir, madame.

— Du pessac, en plus de mon année de naissance !

— C'était la seule…

— Merci, Noël !

— Merci à toi, Aurore, pour tout ce que tu as fait pour Elise, pour moi.

— C'est normal.

— Non, ce n'est pas normal, c'est exceptionnel.

Le silence plein de douceur qui s'installe donne un écrin aux notes feutrées de la musique.

Nils est revenu. Il est posté devant la porte du salon. La scène pourrait lui sembler ridicule, pourtant il la trouve touchante et n'ose entrer, pour laisser Noël et sa mère profiter de l'instant.

— Aurore, il est temps de t'occuper de toi.

— Ne vous inquiétez pas pour moi, je vais très bien.

— Tu en es où, avec Maxime ?

— Comment savez-vous ?

— J'y vois mal mais je ne suis pas aveugle.

— C'est compliqué…

— Comment ça ?

— C'est compliqué, on a loupé le moment.

— Tu sais, Nils le trouve sympa…

— C'est encore une de vos petites manigances, comme cette idée de la randonnée ? demande Aurore, les yeux brillants.

— Ça n'a pas marché, la randonnée ?

— Si, ça a marché, plus que bien même !

— Aurore, je pense que Maxime est un mec bien, et des mecs bien ça ne court pas les rues, contrairement aux tocards…

— Pour les tocards vous avez raison, pour le mec bien, je vous promets d'y réfléchir.

— Promis ?

— Promis !!

— Bon, on boit un petit coup.

— Avec plaisir.

— Bon anniversaire, Aurore.

— Merci, Noël !

Nils fait son apparition au même moment, tout sourire.

— Bon, on mange et après on ouvre les cadeaux !

Nils a déposé cinq bougies sur la tarte aux myrtilles.

— Quatre pour les dizaines et une pour l'unité.

— Merci, à vous deux pour cette soirée, c'est trop mignon…

— Attends, maman, c'est pas fini, il y a les cadeaux. Tiens, voici le mien.

Nils tend le paquet à sa mère. Noël se lève et se dirige vers sa chambre.

— Je reconnais le paquet ! Quelqu'un t'a aidé à choisir ?

— Non, tout seul…

— Aïe ! J'ai peur.

Aurore ouvre le paquet, elle regarde son fils, amusée.

— C'est le même parfum que celui de Sibylle ?

— Non, celui-ci c'est le classique.

— Ah tu veux dire celui pour les vieilles ?

— …

— Je plaisante, mon fils, c'est adorable. J'aime beaucoup le porter.

Noël revient dans la pièce avec une enveloppe. Sa main tremble, son visage est blanc.

— Joyeux anniversaire, Aurore.

— Merci, Noël, vous allez bien ?

— Ça va, ne t'inquiète pas.

Aurore ouvre l'enveloppe et en sort deux pochettes Air France.

— Des billets d'avion ?

— Oui, pour Oslo.

— Merci, Noël. Nous allons faire ce voyage ensemble alors…

Aurore a eu du mal à masquer son inquiétude en découvrant les billets. Elle se sent prise à son propre piège, ne sait pas comment s'en sortir.

— Aurore, je vais prendre l'air, la nuit est magnifique et j'ai envie de profiter des étoiles.

— Couvrez-vous bien, Noël, je vous rejoins dès que j'ai terminé de ranger.

Depuis l'entrée, elle jette un œil à l'extérieur pour vérifier que Noël ne tombe pas dans la nuit presque noire. Elle le voit adossé sur le banc en granit, la lune découpe sa silhouette.

Tout en remplissant le lave-vaisselle et en nettoyant la cuisine, Aurore réfléchit à la possibilité de partir en Norvège avec Noël. En veillant bien à tout, en prenant beaucoup de précautions, elle pense maintenant le projet réalisable. Cela fait une vingtaine de minutes que Noël est dehors. Elle enfile son blouson pour le rejoindre.

— Maman, viens voir.

— Qu'est-ce qu'il y a, Nils ?

— Les billets pour la Norvège…

— Oui, qu'est-ce qu'ils ont, les billets ?

— Eh bien, il y en a un pour toi et l'autre…
— Oui, il est pour Noël.
— Non, pour moi !

Aurore remonte son col de veste, s'approche doucement du banc, observe les cheveux chenus de Noël qui filtrent le clair de lune. Le glapissement d'un renard ponctue le silence de la nuit. Elle s'assied, saisit la main du vieil homme, sent la fraîcheur de sa peau. Elle se rapproche tout contre lui, serre ses doigts, le regarde. Il donne l'impression de s'être endormi. Aurore savoure l'instant, regarde les étoiles, le ciel est immense, habité. En ville, la pollution lumineuse empêche cette sensation incroyable de se sentir poussière au milieu de l'infiniment grand.

— Belle soirée, Noël…

Aurore devine que le silence sera son seul compagnon, ce soir.

Elle le trouve beau, endormi, jusqu'au bout digne, son visage tourné vers ses montagnes. Depuis qu'elle s'est assise, elle a remarqué l'enveloppe dans sa main gauche.

Elle sait bien qu'il ne dort pas, qu'il est parti rejoindre Elise, mais Aurore veut profiter encore de la présence de cet homme qui lui a donné tant de bonheur.

Elle veut s'accorder encore un peu d'intimité, même illusoire. Lui dire adieu, seule avec lui.

Elle a besoin de vivre ce moment avant de prévenir tout le monde. Que Noël lui appartienne encore quelques instants.

— C'était bien, Noël… Malgré tout, ce fut bien.

Après quelques minutes de recueillement, Aurore prend son téléphone.

— Allô, Maxime… C'est Aurore.

— Tu as une voix bizarre, qu'est-ce que tu as ?

— Maxime… Il est parti.

— J'arrive.

Aurore,

Tout d'abord, je te prie de m'excuser d'avoir choisi de partir le jour de ton anniversaire. C'est très égoïste mais j'avais envie de vivre une dernière journée exceptionnelle. Depuis le moment que je retardais l'échéance, je ne pouvais plus attendre, surtout après la matinée qui vient de s'écouler. Je pense qu'il me restait plus de mauvais que de bons moments à vivre… Enfin surtout pour vous, car ma tête partant à vau-l'eau je ne me serais rendu compte de rien. Il était temps de m'inviter au banquet de mes souvenirs et de revoir enfin mes fantômes.

Pour les billets, j'espère que c'est une belle surprise. Pour dire vrai je n'ai jamais vraiment pensé partir en Norvège, je voulais partager avec vous ce projet mais j'ai bien vu l'inquiétude dans tes yeux. Et puis, ne te vexe pas mais les voyages sans Elise n'ont aucun intérêt pour moi.

J'ai usé de subterfuges pour récupérer ma carte de crédit et vos cartes d'identité, à Nils et à toi. J'ai pu acheter les billets grâce à Internet.

C'est grâce aussi à Internet que j'ai, semble-t-il, réussi mon euthanasie. Il y a des sites qui t'expliquent comment le faire (ne t'inquiète pas, j'ai utilisé des somnifères que j'avais stockés avant que tu viennes habiter avec moi). C'est grâce à Internet aussi que j'ai fait les démarches pour te léguer la maison. Oui, elle est à toi dorénavant. Je sais que tu y resteras, que tu ne lui fermeras pas les yeux, contrairement à un hypothétique petit-neveu qui en aurait hérité… Je ne sais même pas si j'ai encore de la famille quelque part !

Bon, j'en ai fini avec ces préoccupations terre à terre.

Etais-tu au courant pour la petite annonce que j'avais posée sur un abribus ? Je trouve la coïncidence de ton arrivée tout sauf fortuite. Nous n'en aurons jamais parlé et c'est peut-être mieux ainsi. Je ne veux pas verser dans le pathos alors je vais juste te dire merci. T'exprimer la gratitude d'un homme dont tu as égayé les derniers mois d'existence. Tu m'as donné la chance d'avoir une famille, même par procuration, une fille, un petit-fils. J'ai pu transmettre un peu de mon éternité à mon tour.

Excuse-moi d'être parti sur la pointe des pieds mais je voulais choisir mon moment. La vie sans Elise était trop dure. Plus envie, le sentiment de faire du rabiot inutile… La vie est belle mais quand tout est derrière toi, que tu ne vis plus que dans tes souvenirs et que ceux-ci s'effacent au fil des jours… Je voulais partir avant de l'avoir complètement oubliée. J'espère que tu me comprendras quand tu liras cette lettre. Régalez-vous bien en Norvège, j'espère aussi que tu auras la chance de voir des aurores boréales. Moi, j'en ai eu une qui a illuminé mes derniers jours…

Aurore

« Malgré tout ce fut une belle vie… » Cela pourrait être mon épitaphe.

Adieu,

Noël

Epilogue

Assise sur le lit, Aurore caresse de son doigt les perles de condensation au coin d'un carreau. Elle se lève, replace l'édredon, ouvre la fenêtre et respire le parfum de terre humide, de tourbe. Ce parfum d'ailleurs qui peut surprendre le voyageur au lendemain de son arrivée.

Elle sent sur le bout de ses doigts, sur ses joues, la fraîcheur d'une matinée de printemps proche du cercle polaire.

Le blanc de la neige a laissé place au brun, au vert intense des bourgeons. Ceux-ci ont attendu pendant plusieurs semaines que la température augmente, que les jours rallongent pour exploser. Le vert tendre est partout, la nature a si peu de temps pour s'exprimer qu'elle le fait avec frénésie au printemps revenu.

Nils dort encore dans la chambre à côté. Elle glisse un petit mot sous sa porte :

Je suis partie me balader sur le port.
Rejoins-moi après ton petit déjeuner.

Aurore allume son portable, deux messages clignotent sur l'écran.

L'un de son opérateur pour lui indiquer qu'elle est en Norvège, l'autre de Maxime, comme pour signifier « Je suis là, ne m'oublie pas ».

Aurore sourit ; les hommes amoureux se croient toujours obligés d'en faire des tonnes pour qu'on les remarque. Paris étant sur le même fuseau horaire que Tromsø, il doit déjà être à ses visites, elle l'appellera plus tard.

Elle laisse un message sur son portable :

Merci, bien dormi, même sans ma bouillotte. Bonne matinée, je t'appelle en fin de matinée. Je t'embrasse.

Aurore descend, ouvre la porte du gîte qu'elle a loué avec son fils pour la semaine. En touchant le bois rêche de l'embrasure, elle réalise combien le fjord est un endroit magnifique mais hostile pour les matériaux et les hommes.

Arrivée de nuit hier, elle n'a pas pu se rendre compte des couleurs de la Norvège.

Elle l'imaginait toute blanche, elle est surprise par le vert, le brun foncé, le rouge et le bleu des maisons peintes. En suivant le port, elle se sent comme jaugée par les falaises du fjord ; elle comprend les Vikings et leur envie de mer, d'espace.

Tout semble se réveiller de la torpeur d'une longue nuit polaire. Les hommes poncent, clouent, réparent ce que des mois d'hiver ont abîmé, craquelé, gercé.

Elle marche, les yeux rivés sur le phare, à l'exact opposé de l'anse, comme s'il fallait donner un but à ses pas. Un homme promène son chien sur les galets de la plage, il salue Aurore en l'apercevant. Elle lève le bras dans sa direction, elle aimerait que cet homme soit Noël. Elle sait pourtant qu'il n'aurait jamais fait le voyage. Pas sans elle, Elise. Ils ont mené tous les deux un jeu de dupes et Noël a finalement gagné à ce poker menteur.

Algues, goémon, bois flotté, séquelles de tempête sur le goudron intense de la jetée.

Aurore marche au-dessus de ces longs cheveux noirs enroulés sur les plots rouillés, de ces bois pétrifiés à la blancheur de squelettes.

Loin de toute activité humaine, elle n'entend plus que le ressac, les cris des oiseaux têtus jusqu'à rester avec les hommes pendant l'hiver, le souffle du vent d'est dans les cordages.

Depuis le phare, le village semble fragile, entre l'ombre des montagnes et la lumière de la mer. Lequel est le plus protecteur ? Le plus accueillant ? Cela doit dépendre des jours, des points de vue. Aujourd'hui la mer est calme, uniquement hérissée de petits moutons d'écume ; demain, peut-être, d'autres murs se dresseront.

Ici en Norvège, prise entre la falaise et la mer déchaînée, la vie n'est pas si différente de celle des vallées de montagne, on se sent protégé, à la fois lové et écrasé par les roches, les yeux cherchant dans le ciel des réponses et des présages.

Dans sa marche, Aurore dérange à peine un phoque allongé contre un des bâtiments du phare, et elle avance, le regard perdu vers cette mer infatigable. Au large, un grain semble vouloir arroser les îles couleur rouille pour y faire pousser quelques arbres.

Elle est loin de tout, de l'agitation du port, de celle des hommes, de sa vie d'avant.

Noël l'aura amenée là où elle ne se serait jamais crue capable d'aller, en Norvège, avec son fils, mais aussi dans son existence.

Elle regarde le ciel s'ouvrir au-dessus d'elle, comme le ferait le soc d'une charrue dans la terre, laissant apparaître les rayons d'un soleil timide. Aurore reçoit cette lumière, douce, presque palpable pour une épiphanie de Noël.

Fixant l'homme au chien sur la plage, tout à coup nimbé de cette clarté brumeuse, elle aimerait tant qu'il soit Noël pour ce dernier voyage.

Composition et mise en pages
Nord Compo à Villeneuve-d'Ascq

MIXTE
Papier
FSC FSC® C003309